JN173813

イラスト

アダプテッド・スポーツ概論

植木　章三・曽根　裕二・髙戸　仁郎
伊藤　秀一・梅崎　多美・金子　勝司
佐藤　敬広・髙橋　春一・竹内　　亮
秦　希久子・古林　俊晃・安田　友紀
著

東京教学社

■■著者紹介

【編著者】

植木　章三（うえき　しょうぞう）［第1章・第11章11.1］
大阪体育大学・教育学部・教育学科・教授・博士（医学）

曽根　裕二（そね　ゆうじ）［第4章・第7章］
大阪体育大学・教育学部・教育学科・准教授

髙戸　仁郎（たかと　じんろう）［第5章・第6章］
岡山県立大学・保健福祉学部・現代福祉学科・教授・博士（障害科学）

【著　者】

伊藤　秀一（いとう　しゅういち）［第10章］
リハビリテーション体育士

梅崎　多美（うめざき　たみ）［第2章］
国立障害者リハビリテーションセンター学院・リハビリテーション体育学科・主任教官

金子　勝司（かねこ　しょうじ）［第13章］
大阪体育大学・教育学部・教育学科・教授

佐藤　敬広（さとう　たかひろ）［第3章］
東北福祉大学・総合福祉学部・社会福祉学科・准教授

髙橋　春一（たかはし　はるかず）［第9章］
国立障害者リハビリテーションセンター学院・リハビリテーション体育学科・教官

竹内　　亮（たけうち　りょう）［第11章11.2］
大阪体育大学・教育学部・教育学科・教授・博士（学術）

秦　希久子（はた　きくこ）［第14章］
鎌倉女子大学・家政学部・管理栄養学科・准教授

古林　俊晃（ふるばやし　としあき）［第8章］
東北文化学園大学大学院・健康社会システム研究科・教授・博士（医学）

安田　友紀（やすだ　ゆき）［第12章］
神戸女学院大学・体育研究室・准教授

まえがき

スポーツは，“あらゆる人々”が享受するための人類共通の文化であり遺産である．その意味で，身体能力に優れた人々が競い合うことだけがスポーツとはいえない．また，身体能力には個人差がある．疾病や障害，加齢によりその差が大きくなることは想像に難くない．そうした“個別性”に応じて，誰もが“楽しめる”，あるいは“競い合える”スポーツにするためには何かしらの工夫が必要となる．

近年，障がい者や高齢者，低体力者や幼児など，幅広くスポーツの持つ恩恵を享受してもらうために，用具やルールを工夫したスポーツ，「アダプテッド・スポーツ」の存在が知られるようになってきた．従来の「障がい者スポーツ」の枠を超え，様々な要因で「運動が苦手」という人々にスポーツの楽しさを体験してもらうという発想においては，正に，Sport for Everyoneの概念に合致している．

（公財）日本障がい者スポーツ協会が，2013年に策定した「障がい者スポーツの将来ビジョン」の内容からも，産官学が一体となり，障がい者スポーツの推進に向かって社会全体が動き出していることが垣間見られる．この機会を好機到来ととらえて，学生にとどまらず広く一般の人々への啓蒙と，アダプテッド・スポーツへの関わりを持つことになった方々への入門的専門書が求められると考えた．

本書では，近年，アダプテッド・スポーツを必要とする人々の中で，喫緊の対応が求められる事案が多いと考えられる人々に絞り，それぞれの対応に長けた専門の先生方に執筆をお願いした．執筆するにあたり，各著者には，目の前にいる障がい者・高齢者などがスポーツをする際，具体的にどうすればよいのか，彼らの特性を理解した上でその手立てを示すことを依頼した．その結果，アダプテッド・スポーツの総論から特別に配慮が必要な人々の特性別に章立てを行い，全部で14章にまとめることができた．

なお，本書では，基本的に「障がい」という表現を使用することにしたが，団体名や学術的な用語において「障害」を用いている場合には，そのまま「障害」という表現を使用した．また，本書の執筆にあたり，多くの専門図書や学術論文を引用・参考文献として活用させていただいた．本文中および巻末に明記したが，ここに関係の各位に謝意を表するものである．

本書が一人でも多くの方々の目に留まり，アダプテッド・スポーツの理解と実践に活かされることを願ってやまない．

2017年1月

編著者代表

植木　章三

目　次

第3章 脳血管障がい者とアダプテッド・スポーツ *(35)*

第9章　発達障がい児のアダプテッド・スポーツ (*113*)

図・イラスト：梅本　昇，櫻井結実子
表紙デザイン：Othello

第 **1** 章　アダプテッド・スポーツ総論

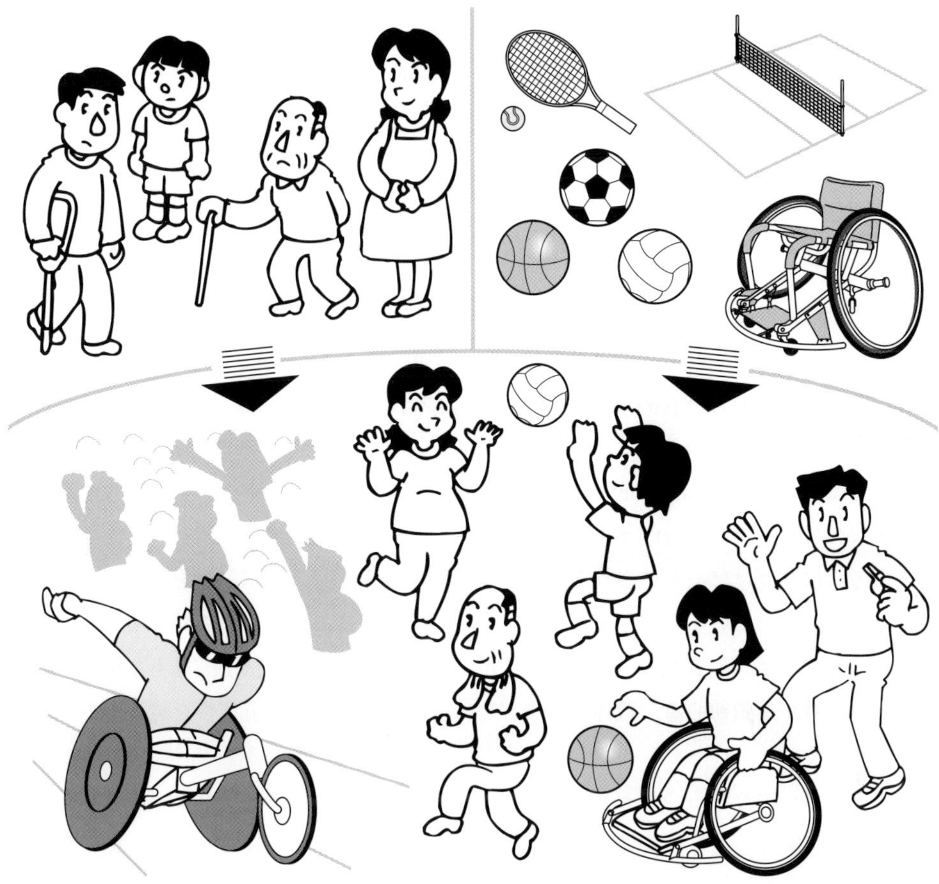

スポーツという言葉を耳にしない日はない程，私たちの生活の中にスポーツは浸透しています．新聞やインターネットのニュースで，最初にスポーツ欄に目を通すという人も少なくありません．私たちの生活の中で，スポーツはごく身近なものであり，かつ，魅惑的で生活を豊かにしてくれるものといえます．

今では，そのスポーツも様々な人々を対象としたものが創案され拡がりを見せています．障がい者や高齢者を対象としたスポーツがそれです．「アダプテッド・スポーツ」はそうしたスポーツの総称としてとらえられています．

本章では，「アダプテッド・スポーツ」とはどのようなスポーツであるか，また，それが持つ社会的な意義と可能性について，その発展の経緯を踏まえながら学びます．

1.1　アダプテッド・スポーツとは

1)「アダプテッド」なスポーツとは

私たちの日々の生活の中にすっかり定着したスポーツとは，そもそもどのようなものなのだろうか．スポーツの語源は，ラテン語の「デポルターレ（deportare）*1」とされており，一時的に仕事から離れて行われる「気晴らし・楽しみ・遊び」にあたる活動を意味している．

＊1　"de"は「away（離れる）」，"portare"は，「carry（運ぶ）」である．物を運ぶことは重労働であり，やらなければならない仕事を指している[1]．

現在では，スポーツ（sport）は「身体的な活動の総称」として用いられ，特に，ルールに則り実施されるゲームを指す場合にはsportsが用いられている[1]．

1975年に採択された"Sport for All（みんなのスポーツ）憲章"は，全ての人がスポーツの恩恵を受ける権利を有することを明確にした．さらに様々なニーズを持つ人々，1人ひとりを念頭においた"Sport for Everyone"（誰もが参加できるスポーツ）の理念を考えれば，本来のスポーツ（sport）が持つ広義性を理解しておく必要がある[1]．

この考えに基づけば，どのような障害を有していようとも，スポーツを実践する機会が誰にでも保障されている必要がある．スポーツの恩恵には，スポーツの持つ楽しさ，健康や体力の維持増進への貢献のみならず，スポーツで培われた指導法が，様々な対象（障がい者，高齢者，運動初心者，低体力者など）に対して還元できる可能性を持っていることもあげられる．

スポーツの恩恵をあらゆる人々が享受するためには，一般に実施されているスポーツをそのまま提供することだけでは実現しない．そこにはスポーツ側に対する何らかの配慮が必要になる．すなわち，スポーツをする側に応じてスポーツを適応（adapt）させる，アダプテッド（adapted）なスポーツや運動，身体活動が提供されることが必要なのである．

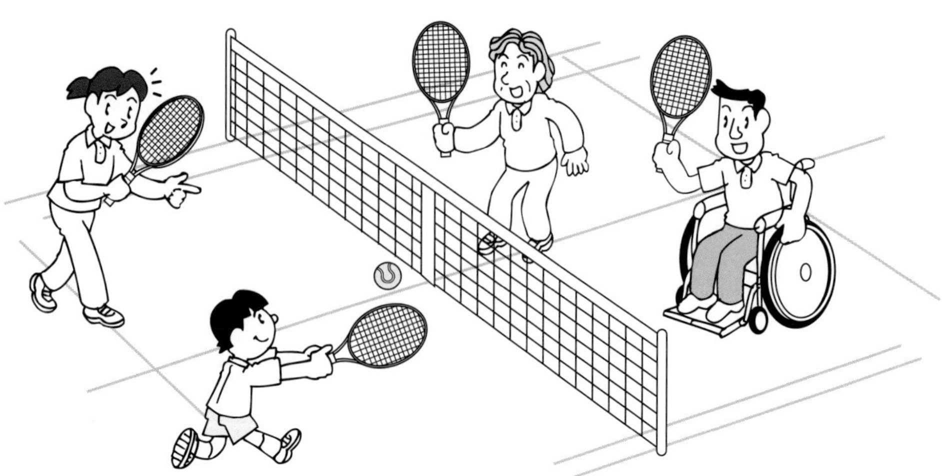

2) アダプテッド・スポーツとは何か

(1) APAとAPEの定義

様々な身体運動を実施対象者の特性に応じてアダプテッド（adapted）することを考慮した概念には，**アダプテッド・フィジカル・アクティビティ**（Adapted Physical Activity, APA）や**アダプテッド体育**（Adapted Physical Education , APE）がある．

APAとは，次のような学際的知識の集まりと定義されている．

- 生涯を通じた精神運動性の諸問題の検証と解決
- 健康的で活動的なライフスタイルと余暇，高品質な体育指導，スポーツ・ダンス・水中運動への生涯を通じた関わりのための平等なアクセスの支援
- インテグレーション（統合）とインクルージョン（包含）を支援する学校，地域サービスの提供

したがって，APAはある特定の障がい者のみを対象にしたものではない[2)]．

英語圏の国々では，1970年代頃から，このAPAが障がい者の体育やスポーツのことを指して使われるようになり，APEが発展したものととらえることができる．このAPEには，体育をする上で特別な支援が必要な子どもたちに合わせた遊び，運動，ゲーム，リズム運動やスポーツを創造する多様なプログラムが該当する．また，体育学の下位区分として，特別な支援が必要な学生が安全かつ満足できるように工夫され，計画された指導も含まれる[3)]．

APAもしくはAPEの関わる学問分野や専門領域には，運動療法・スポーツ療法・精神運動療法，医学，社会学，建築学，レクリエーション，歴史学，スポーツ科学・運動科学・運動生理学，マネージメント，心理学，教育学・社会教育・総合教育，リハビリテーション・理学療法があげられる[4)]．

これら専門領域や学問分野が，体育・スポーツ，レジャー，リハビリテーションなども含めた，全ての人々の身体活動へのアクセスを実現するためのものである（図1-1）．

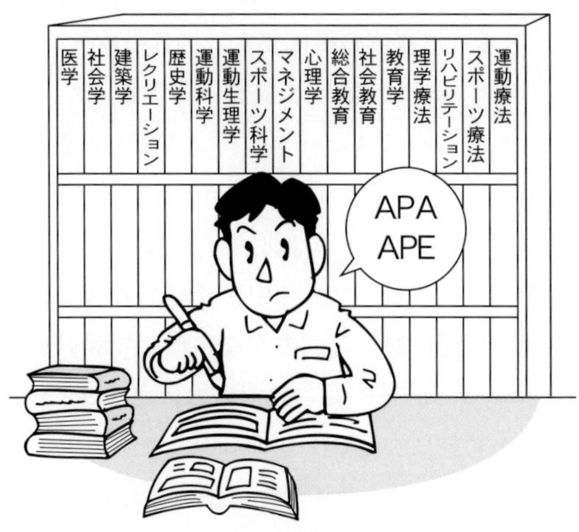

図1-1　APAとAPEに関連する学問分野や専門領域

(2) アダプテッド・スポーツの定義

アダプテッド・スポーツ（adapted sport）とAPAやAPEとの関係性を整理し，「アダプテッド・スポーツ」の定義を試みる．

米国では，「アダプテッド・スポーツとは，何らかの工夫もしくは個人特有のニーズを満たすように設計されたスポーツの実践や成果により構成されているものであり，実践する上で，障がい者と健常者とが交流する統合された環境や障がい者のみで行われる分離された環境の両方で実践されることが想定される」と紹介されている[3]．

わが国では，アダプテッド・スポーツについて，「障害のある人がスポーツを楽しむためには，その人自身と，その人を取り巻く人々や環境をインクルージョンしたシステム作りこそが大切であるという考え方に基づく」こと，さらに，「どのような障害があってもわずかな工夫をこらすことによって，誰でもスポーツに参加（Sport for Everyone）できるようになる」こと，「スポーツのルールや用具を障害の種類や程度に適応（adapt）させることによって，障害のある人は勿論のこと，幼児から高齢者，体力の低い人であっても誰でもスポーツに参加できる」と紹介されている[5]．つまり，「アダプテッド・スポーツ」を障がい者や高齢者のスポーツの総称としてとらえ，具体的なスポーツの有り様を含め示されている．それに対し，APAは，対象に限らず，全ての人々のスポーツを含めた身体活動への平等なアクセスを支援するための理念と，プログラムの提供のための多様な学問分野や専門領域の学際的知識体系とされている．

つまり，「アダプテッド・スポーツ」とは，「身体に障害がある人などの特徴に合わせてルールや用具を改変，あるいは新たに考案して行うスポーツ活動」であり，身体に障害のある人だけではなく，高齢者や妊婦など，健常者と同じルールや用具を使用してスポーツを行うことが困難な人々がその対象である．それに対し，APAはその上位概念であり，スポーツのみならず，リハビリテーションや治療目的の運動なども含めた身体活動全般をさしている[6]．

以上のことから，「アダプテッド・スポーツ」とは，スポーツを行う人々が，自身の特性や置かれた環境を勘案し，スポーツ自体の構成要素（用具やルール）や，取り巻く環境――人（家族，友人，指導者，ボランティアなど），施設（体育館，グラウンドなど），社会（組織，法律，制度など）――を，本来のスポーツの持つ本質を可能な限り損ねることなく，工夫し改変された，いわゆる「人にやさしいスポーツ」といえる．したがって，「障がい者スポーツ」＝「アダプテッド・スポーツ」では必ずしもなく，スポーツの持つ広い概念を活かすとすれば，「アダプテッド・スポーツ」の中に，「パラスポーツ（障がい者スポーツ）」が含まれる．高齢者や幼児，妊婦に適した工夫がなされたスポーツ，さらには，一時的な怪我からの復帰を目指すリハビリテーションのためのスポーツ，治療目的の体操や運動，精神障害や知的障害の人々を対象にしたレクリエーション・スポーツなど，その範囲を広くとらえる必要がある．スポーツを広く身体活動の総称としてとらえれば，前述のAPAもAPEの概念をも含めた身体活動全般を「アダプテッド・スポーツ」の範疇に含めることも可能と考えられる．

全ての人々が同じ環境下で同じスポーツに興じることには限界があるものの，ある程度の公平性や安全性などが担保されれば，様々な特性を持つ人々が一堂に会してスポーツを実践し，心を1つにすることが目指すべき「アダプテッド・スポーツ」の理想像と解釈できる．

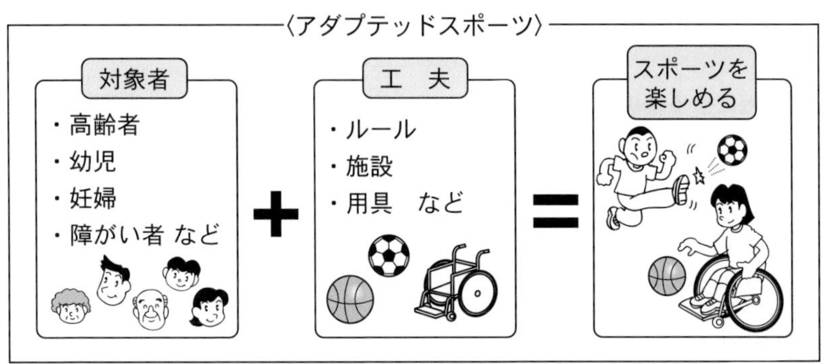

1.2　アダプテッド・スポーツの変遷

これまでスポーツは，身体運動を楽しみや気晴らしに活用し，ルールや用具により規制することで公平性を保ち，運動技能を競い合いスリルと達成感を味わうものとして行われてきた．人がスポーツに適応するように技術や体力を向上させるための鍛錬を積んできた歴史がある一方で，スポーツの方が実施する人に歩みよることで，誰もがスポーツに親しむことができる世の中に変わろうとしている．ここでは，これまでのアダプテッド・スポーツの変遷について，世界の情勢からわが国の情勢を概観する（詳細は巻末資料1，p.191を参照）．

1）世界のアダプテッド・スポーツの取り組み

(1) アダプテッド・スポーツの起源――運動療法・医療体操の発展と普及

アダプテッド・スポーツに関する起源については，障がい者スポーツや医療体操などに関する情勢について知られ始めたのが近年になってからであるが，大昔から傷病者に運動を行わせる運動療法や治療体操が行われてきたらしい．その運動療法や医療体操が体系的に行われるようになったのは，18世紀を過ぎてからで，フランスやドイツで運動療法が実施され，スポーツの活用も行われたようである．19世紀に入るとスウェーデンで医療体操が発展し，アメリカでも医療体操が疾病予防や健康増進のために利用され，特別支援教育でも感覚運動トレーニングが行われていた．このように，運動療法や医療体操としてAPAやAPEがヨーロッパからアメリカに広がり世界中に広まっていった．

(2) 競技団体の設立とスポーツ大会の開催

1888年，世界で最初の障がい者スポーツクラブとして，ドイツのベルリンで「聴覚障害者スポーツクラブ」が設立されたのを皮切りに，19世紀後半からスポーツの大会やクラブの設立といった動きが始まった．第一次世界大戦後，1924年に「国際ろう者スポーツ委員会」（ICSD）が設立され，世界初の国際的な障がい者スポーツ組織が発足するなど，ヨーロッパを中心に障がい者の競技団体やスポーツ大会が開催されるようになった．

(3) 世界大戦による傷病兵の増加とリハビリテーションとしてのスポーツの導入

第一次世界大戦以後，多くの傷病兵が生まれたことで，彼らの治療の一環としてのスポーツへの関心が高まった．その後，第二次世界大戦の戦火が激しさを増すと，増加する傷病兵を収容するために，イギリスではストーク・マンデビル病院に脊髄損傷科が開設され，初代科長に**グットマン博士**が就任した．彼は，脊髄損傷者の治療にスポーツを積極的に導入し，例えば，車いすに乗ったままの脊髄損傷者同士が，パンチボールを打ち合いリハビリテーションのための訓練[7]としたことはよく知られている（図1-2）．

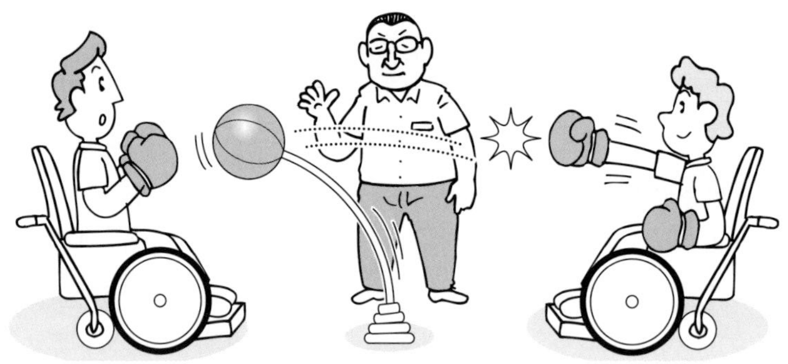

図1-2　脊髄損傷者同士のパンチボールを利用したリハビリテーション

(4) 国際的なスポーツ大会の開催

肢体不自由者の国際的なスポーツ大会のさきがけは，1948年，グットマン博士が，ロンドン・オリンピックに合わせて，ストーク・マンデビル病院内で16名の車いす患者によるアーチェリー大会を開催したことであり，これが**パラリンピック**[*2]の原点といわれている．1960年，「国際ストーク・マンデビル大会委員会」（ISMGC）が設立され，グットマン博士が初代会長に就任した．この年，オリンピック開催のローマで，「国際ストーク・マンデビル大会」が開催された（第1回パラリンピック）．そして，1964年，「国際身体障害者スポーツ機構」（ISOD）が結成され，その年，東京オリンピック直後に「国際ストーク・マンデビル大会」を開催し，同時に全ての身体障がい者を対象とした「国内特別大会」を開催した（第2回パラリンピック）．1985年，「**国際オリンピック組織委員会**」（IOC）は，オリンピック年に開催する「国際身体障害者スポーツ大会」をパラリンピックと名乗ることに同意し，1988年，「ソウル・パラリンピック大会」で初めて，オリンピック会場でパラリンピックを開催した．翌1989年，多くの「障害者スポーツ競技連盟」を統括し「**国際パラリンピック委員会**」（IPC）が設立された．この時から，パラリンピックは，「機会均等と完全参加」と「障がい者のスポーツのエリート性」を表す言葉となり，障害があってもスポーツにおける卓越した能力を競い合う機会となった．

＊2　このパラリンピックという名称は，日本のマスコミが「Paraplegic（対麻痺者(ついまひしゃ)）」＋「Olympic」＝「Paralympic」という発想から名づけた愛称が始まりで，のちにParallel＋Olympicと解釈されるようになったものである．

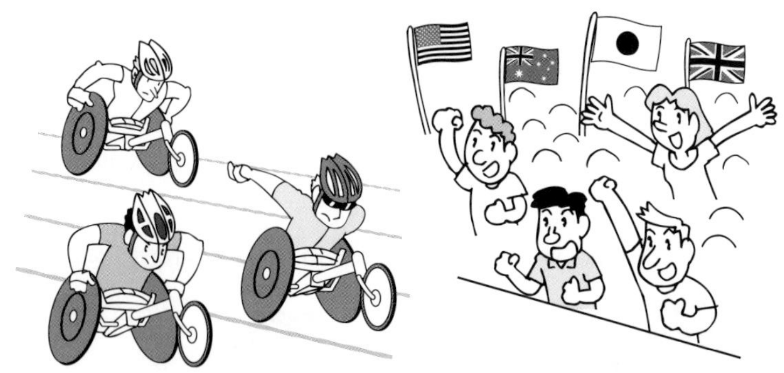

(5) インテグレーション（統合）への流れ

障がい者スポーツと健常者のスポーツが別々に実施されてきた流れが，大きくインテグレーション（統合）に向けて変わり始めた．2001年，IOCとIPCは，①オリンピック組織委員会はパラリンピックも担当する，②オリンピックで使用する会場は，可能な限りパラリンピックでも使用する，この2つのことに合意した．

2) わが国のアダプテッド・スポーツの取り組み

(1) わが国の障がい者スポーツ振興と環境の変化

わが国では，大正期に視覚障がい者や聴覚障がい者を対象にしたスポーツ大会が開催され，1928年には，全日本盲学校体育連盟が設立されている．ちょうどこの頃が，わが国に基礎的な大会や組織が芽生えた最初の時期と考えられるが，欧米のような広がりは見られなかった．

太平洋戦争の激化に伴い戦傷病者が増え，臨時陸軍病院では入院患者の職業訓練の一環で，縄跳び，自転車乗り，登山，体操や剣術，野球，バスケットボールなどが実施されている．戦争による障がい者を対象に，リハビリテーションの手段の1つとしてスポーツが利用されたのである．

1963年，厚生省（現在の厚生労働省）から「身体障害者のスポーツ振興」を推進することや運営の予算補助を行うことの通知が出され，ほとんどの都道府県で「身体障害者スポーツ大会」が開催されるようになる．1965年，「日本身体障害者スポーツ協会」が設立され，「身体障害者の機能回復と社会の障害についての理解を深めること」を目指した「全国身体障害者スポーツ大会」が，国民体育大会秋季大会の直後に開催されるようになる．

1974年，大阪市に全国で初めて在宅の障がい者を対象とした「大阪市身体障害者スポーツセンター」が開設され，その後，全国に次々と障がい者スポーツセンターが建設されて，各種競技団体も設立された．それに伴い，各種競技の紹介，普及，大会が開催されてきた．国際大会も国内で開催されることになった．

指導者の養成については，1966年より「身体障害者スポーツ指導者講習会」が始まり，1985年には，「**（財）日本身体障害者スポーツ協会公認障害者スポーツ指導者制度**」が創設された*3．それにより，これまでに全国身体障害者スポーツ大会の都道府県・政令指定都市予選や全国大会の審判や補助員として数多くの有資格者が関わることになった．そして，1991年，「国立身体障害者リハビリテーションセンター」の学院に，総合的なリハビリテーション体育専門職を養成する課程が設置され，卒業生が全国の施設や専門機関で活躍している．

＊3　2014年に「（公財）日本障がい者スポーツ協会公認障がい者スポーツ指導者制度」に改正された．

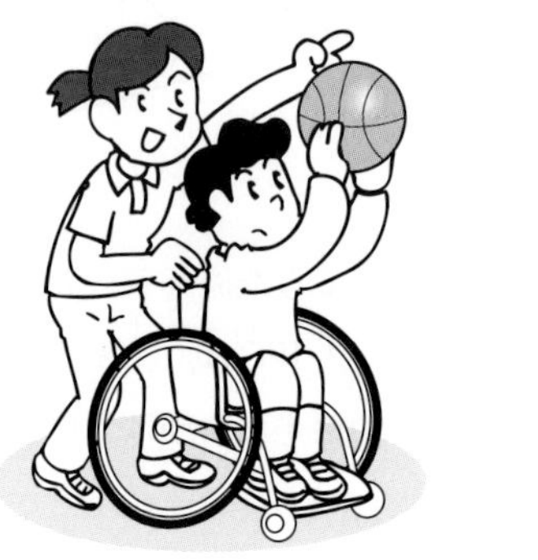

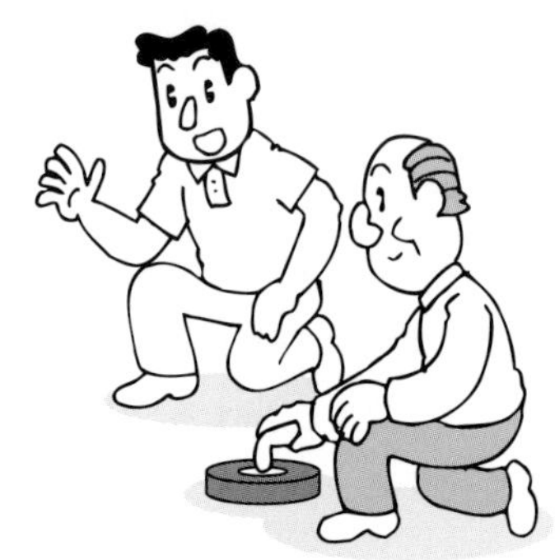

(2) さらなる障がい者スポーツの振興と発展

1991年に長野での冬季パラリンピックの開催が決定すると，わが国でも競技力向上のための強化事業が始まった．長野パラリンピックの開催時期が近づくと，新聞にも記事が掲載される機会が増えるとともに，これまで社会面で掲載されていたものが，スポーツ面で掲載されるようになった．それにより，国民が広く障がい者スポーツへの理解を深め，競技者の鍛錬とそのパフォーマンスの高さを知ることになった．

1992年，「国連・障害者の10年」の最終年記念事業として，「第1回全国精神薄弱者スポーツ大会」（ゆうあいピック，のちの全国知的障害者スポーツ大会）が東京都で開催された．1999年，「日本身体障害者スポーツ協会」から「日本障害者スポーツ協会」に名称を変更し，「日本パラリンピック委員会」が設立され，2000年には，日本障害者スポーツ協会が日本体育協会に加盟することになる．そして，2001年，「全国身体障害者スポーツ大会」と「全国知的障害者スポーツ大会（ゆうあいピック）」が合併し，「第1回**全国障害者スポーツ大会**」（宮城県）が開催された．2008年には，精神障がい者バレーボールが全国障害者スポーツ大会の正式競技となり，3つの障害の選手が集う全国大会へと生まれ変わった．

2011年，これまでのスポーツ振興法に代わりスポーツ基本法が成立した．その基本理念の中で障がい者スポーツの振興に関する言及が見られ，これまで文科省の管轄外とされてきた障がい者スポーツも，一体的に広く国民のスポーツの普及・振興をはかることが明記され，インテグレーション（統合）の象徴的なものとしてとらえられる．そして2015年，**スポーツ庁**の設置により，健康スポーツ課に障害者スポーツ振興室とオリンピック・パラリンピック課が設けられ，障がい者スポーツの裾野拡大と競技力向上が取り組みとして掲げられている（図1-3）．

2020年開催が予定されていた東京2020オリンピック・パラリンピックが，COVID-19の世界的な汎流行のために延期され，1年後の2021年に無観客での開催となった．しかし，大会は日本のメダルラッシュに沸き，国民に広く「パラスポーツ」が拡大・浸透することを加速させ，大会後の2021年10月，「(公財）日本障がい者スポーツ協会」は名称を「(公財）日本パラスポーツ協会に変更することになった．

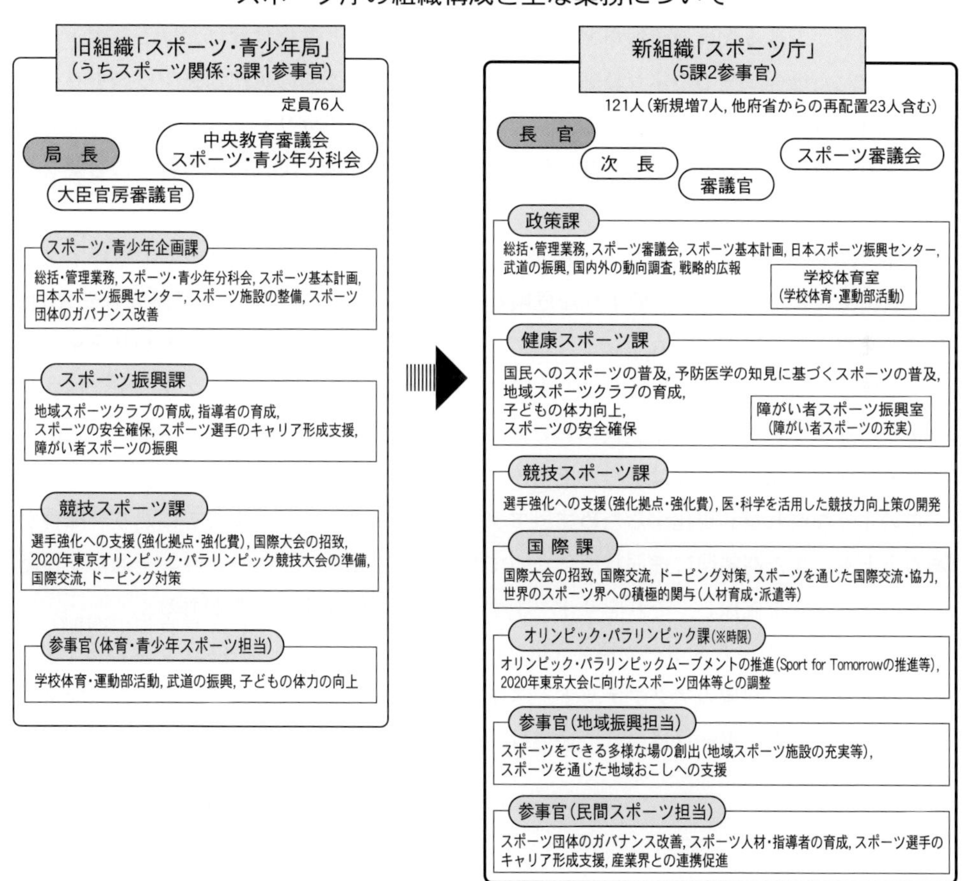

図1-3　スポーツ庁の組織構成と主な業務について（文部科学省）[8)]

1.3　現代社会から求められるアダプテッド・スポーツ

1）多様性を受け入れる社会とアダプテッド・スポーツ

社会の構成員の多様性を受け入れる社会，それは様々な違いを尊重して受け入れて，この違いを積極的に活かすことで変化しつづける社会情勢に柔軟に対応していく社会である．この多様性には，人々の生活スタイルや宗教，価値観，そして様々に異なる障害特性なども含まれる．これをスポーツの分野で考えると，同じスポーツ種目に健常者のみならず，様々な障害を有する選手が参加し，技を競い合ったり，スポーツの楽しさを共に享受する機会を設けることで，健常者が障害特性を理解し，障がい者が健常者と同じ空間と時間の中で同じスポーツを実施することへの可能性を高める．実際に，学校現場では，分離教育から交流教育，そしてインテグレーション（統合教育）からメインストリーミング（制限の少ない環境での教育），さらに**インクルージョン**（包括的な教育）という段階の移行を目指すことが考えられている．しかし，インクルーシブ教育を導入した場合，予算の確保や専門指導ができる教員の確保などの課題も残されている．学校体育におけるスポーツ指導を想定した場合，全ての体育教師が，障害のある子どもたちの専門知識や技能を有しているわけではない．この点においては，体育の教員免許取得カリキュラムに，アダプテッド・スポーツに関する専門能力を身に付ける科目（専門知識と実技指導の習得に必要な科目）の設定が望まれる．

近年，APAは，障がい者が挑む過酷なプログラム（例えば，競技スポーツ，車いすダンス，登山やスカイダイビングのような危険なスポーツ），多様な人々（HIV感染者やAIDS患者，重度重複障害がある人々など）のニーズに対応するプログラムへと広がりを見せている[9]．すなわち，障がい者個人の興味関心に対応するより多くのプログラムが提供されるようになっている．社会や学校において，今後ますますアダプテッド・スポーツに関するニーズが多様化することは明らかである．

このような流れを具現化するために，アダプテッド・スポーツの振興をはかり，障害があろうとも，また高齢期に虚弱状態になってもスポーツやレクリエーションを通じて運動を実践する機会を確保し，それをサポートする仕組みを強化する必要がある．

（公財）日本障がい者スポーツ協会（現：（公財）日本パラスポーツ協会）が進める「2030年ビジョン」と，地域のアダプテッド・スポーツに関する問い合わせ先である都道府県・指定都市障がい者スポーツ協会については，巻末資料2と3（p.194,195）を参照されたい．

2) 多様な人々を受け入れるアダプテッド・スポーツの必要性

(1) 医療・教育・社会体育の領域で求められるアダプテッド・スポーツのあり方

アダプテッド・スポーツの中で，障がい者スポーツの領域は，障害に対する医療的配慮，教育的配慮，そして社会生活を営む上での社会的な配慮の中で，それぞれ重要な役割を有している．例えば，リハビリテーション体育が関わる領域を例にとると，障害による治療のために病院に入院した場合，受傷の初期段階は，治療目的の体育や運動が実施され，次の段階ではADL（日常生活動作）の確立を目指して，スポーツを手段とした機能訓練が導入される．そして社会復帰のための更生訓練施設などに入所して訓練を受ける場合には，障害特性に適応した体育（体力向上・スポーツ技術の獲得）と，医療的な領域から教育的な領域へ訓練の性格がスポーツの特性を活かした内容に変わっていく．社会復帰後，社会生活を営む過程では，余暇を利用して生涯スポーツに興じ，仲間との交流をはかったり，競技スポーツにより自己の限界に挑戦したりと，健常者の社会体育領域での取り組みと同じ生活の活動となっていく（図1-4）．

	医療／教育	対象者の状態	運動実施の目的	例えば、脊髄損傷者の目的
リハビリテーション体育の領域	医療	受傷の初期段階（部分的な動き）（受動的）	治療目的の体操や運動	上肢筋力の強化（プッシュアップ訓練）
		ADL（日常生活動作）の確立を目指す（総合的な動き）（受動的）	スポーツを手段とした機能訓練	立位バランスの獲得（装具をつけた立位訓練）
	教育	更生訓練訓練施設に入所（総合的な動き）（能動的）	障害特性に適応した体育（体力向上・スポーツ技術獲得のため）	車いす操作技術の向上（スラローム訓練）
社会	社会体育	地域社会で生活する（個別に選択）（能動的）	生涯スポーツ（楽しみ・健康の維持増進）	仲間との交流
			競技スポーツ（競技成績向上・自己実現）	限界への挑戦

図1-4　リハビリテーション体育の領域と社会におけるアダプテッド・スポーツの役割

（「機能訓練と楽しいスポーツ」全国身体障害者総合福祉センター，1989．より作成）

(2) 障害受容とスポーツの役割

「障害」に関する共通理解を得るために，WHO（世界保健機関）は国際障害分類（ICIDH）により，様々な次元や側面から障害を構造的に理解してきた．しかし，この分類には，障害を否定的にとらえようとする側面があったことや，障害による個人の能力よりも「環境」の問題が重要視されるようになってきたこと，さらに，障害を「生活の困難」としてとらえる考え方に変化してきたことから，障害により「何ができないか」ではなく，生活を送る上で「何ができるか」という観点でとらえていく，生活機能レベルに着目したモデルへと改訂された．これが「生活機能と障害の国際分類」（ICF 2001 モデル）である（図1-5）．

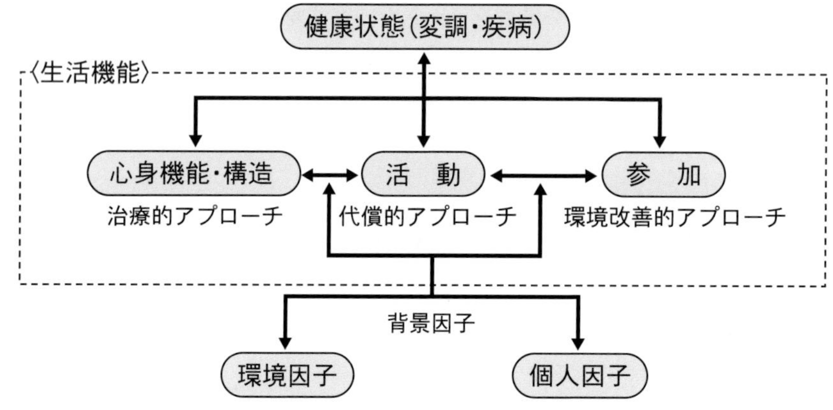

図1-5　生活機能・障害構造モデル（ICF 2001 モデル）

これにより，ICIDH における障害の構造は，機能障害（impairment）が心身機能・構造（body function・structure）へ，能力低下（disability）が活動（activity）へ，社会的不利（handicap）が参加（participation）へと，それぞれとらえ方が変わった．この生活機能レベルには，健康状態が関与し，各自の心身機能・構造によりできる活動や，できる活動により参加が可能なものは，その人の背景因子（環境因子・個人因子）により左右されるわけである．

実際，心身の機能障害が，障がい者の日常生活に及ぼす影響の程度においては，社会環境側に様々な因子（例えば，制度・政策，人々の態度，価値観，信念など）が潜在している．「障害」による問題とは，個人としての心身の機能障害だけではなく，「個人と社会環境との関係」によるものといえる．すなわち，受けた障害がその人にとって，どのようなものになるかは，個人の努力とともに，取り巻く環境にも働き掛けることによって，同じ障害特性でもその障害が持つ意味が変わってくる．障害を個人が受け容れる過程は，①障害が治癒すると思い努力する，②努力したにもかかわらず，回復の兆しが見えず失意する，③残存機能を基本とし新しい能力を見い出す，④人間として誇りを取り戻す，などの経過をたどる．①と②はボディー・サイレント（沈黙する身体：運動感覚麻痺により，動かそうとしても何も反応のない身体のこと）との対話を表している．そして③が障害受容にとって重要な過程であり，価値観の転換がはかられる段階といえる[10]．この障害受容の過程において，スポーツが受容を促進する重要な役割を演じる．それは，障がい者がスポーツに取り組もうとするとき，この「価値観の転換」が必須だからである．

スポーツにより，新たな自分の価値を見い出すためには，失われた機能と残存能力の理解が不可欠であり，その意味で，障害を受け容れる過程で，アダプテッド・スポーツに取り組むことが，この「価値観の転換」を否応なく引き起こすことになり，障がい者の「元気と自信」の回復と維持に貢献することになる．

(3) スポーツは手段であり文化である

スポーツには大きく2つのとらえ方がある．1つは何らかの目的達成のためにスポーツを利用する場合であり，もう1つは，スポーツを行うこと自体を目的とする場合である．いずれも，スポーツが有する特性によって，その目的に沿った恩恵を生む．スポーツを行う個々の立場や考え方によりとらえ方は異なり，「健康のためにスポーツを行う」という健康志向の人々と，「スポーツを行うために健康を維持する」というスポーツ志向の人々の両者が共存していることに他ならない．

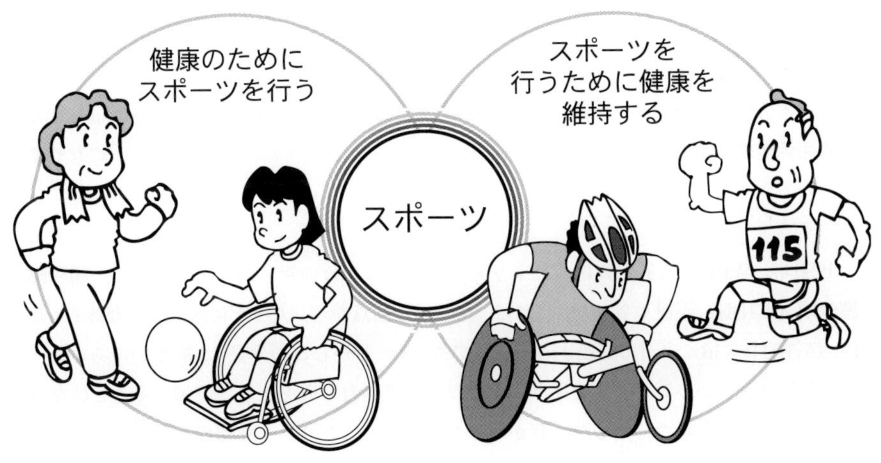

地域に暮らす障がい者が，手段として，あるいは文化としてスポーツを実践する過程においては，スポーツ体験を通じて，楽しさや達成感を味わい，他者との交流が盛んとなる．それにより，苦しさや挫折感から解放される経験をすることで，「スポーツの日常化」が起こる．そうすると，スポーツ技能の向上や体力の向上がはかられ，同じスポーツに取り組む仲間ができてくる．そのことで，スポーツ障害や二次的障害を克服し，生涯スポーツの獲得，運動の習慣化，社会性の獲得といった恩恵を受けることが期待できる（図1-6）．

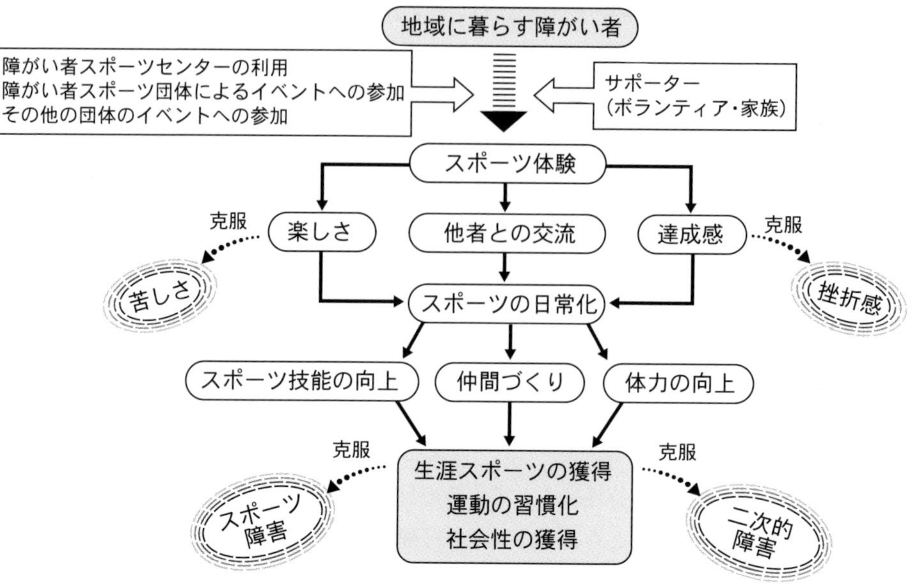

図1-6　障がい者のスポーツ体験・日常化から受ける恩恵

column

国際障害分類ICIDH（International Classification of Impairments, Disabilities and Handicaps）から国際生活機能分類ICF（International Classification of Functioning, Disability and Health）になぜ変わったのか？

1980年，WHO（世界保健機関）より障害を考えるための新しいモデルとして，**国際障害分類**（ICIDH）が提示された．これは，医学的な観点から，人々を何かしらの身体的，知的，精神的な欠損によって定義するモデルであった．しかしこの分類は，障がいのある人々に「障害者」というレッテルを貼り，社会にとって無力な人々として認識することになるという批判がなされた．つまり，障がいのあることで，どのような機能が失われ，それによりどのような能力が発揮できず，そして社会における役割の達成が制限される社会的な不利を受けることになるという考え方である．

この障害者観を払拭するために，WHOが2001年に新しい分類である**国際生活機能分類**（ICF）を採択した．ICFがICIDHと大きく異なる点は，個人の健康状態に関して，明確に「身体」，「個人」，「社会」という3つの視点から分類され，背景因子を環境因子と個人因子の2つの因子からとらえた点にある．単に障害により失われたものだけでなく，障がいのある人間を各要素の相互作用の中で，どのような状態であるかを理解し，そして何が「できない」かではなく，何が「できる」かでとらえることになった[11]．

第2章　車いすを利用する人々のアダプテッド・スポーツ

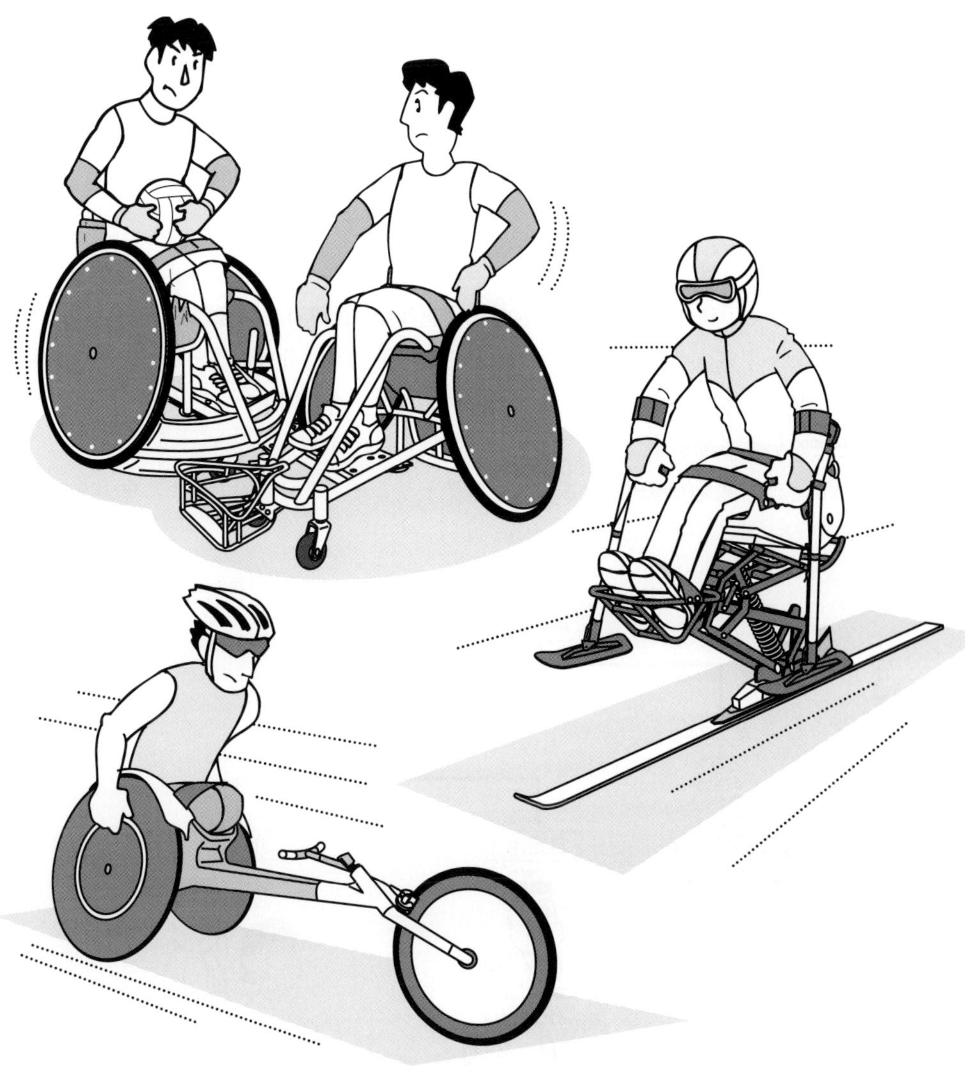

車いす使用者は下肢機能が低下することから，可能となる動きが制限されます．よって，実施する運動の種類やスポーツ種目を工夫する必要があります．

この章では，障害と車いすの特性を理解し，車いす使用者のスポーツ実施を支援する際の留意点について学びます．

2.1　車いすの特性と種類

車いす（wheelchair）とは，歩行の困難な者が移動に使用するものであるが，実際に使用する人にとっては，自身の足であり身体の一部であるため，車いすが障がい者の自立や社会参加を促す役割は大きい．単に歩行が不可能であるといってもその原因や症状は様々である．さらに，利用者の生活環境，年齢，職業などの要素が異なるため，生活に役立てるには身体に適合し，使用目的にあった車いすを選択することが大切である．

1）車いすの種類と分類

(1) 駆動方法による分類

車いすは，大きく手動のものと電動のものに分かれる（図2-1）．**手動車いす**とは，人の力を利用して動かす車いすのことで，さらに自走用と介助用に分けることができる．**自走用車いす**は，使用者本人が腕の力などを利用して走行し，**介助用車いす**は介助者が後方から押すことで車いすを動かす．

電動車いすとは，推進力源がバッテリーを電源とするモーターの出力による車いすである．

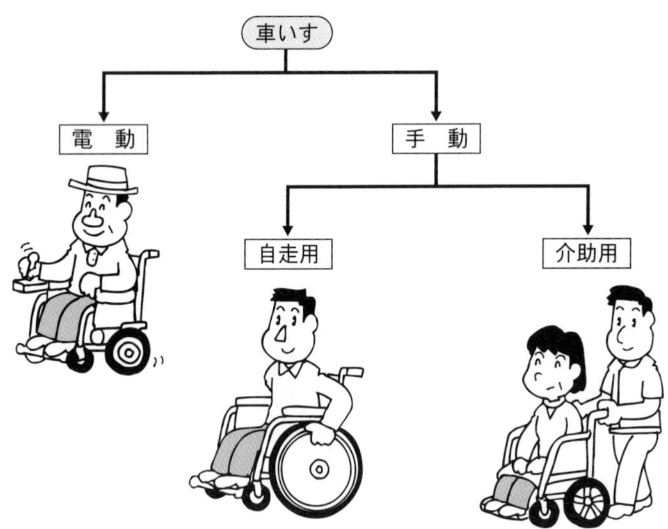

図2-1　車いすの駆動方法による分類

(2) 支給による分類

障害者総合支援法で支給される車いすには次のようなものがある（表2-1）.

表2-1　車いすの種類と特性

種　類	特　性	
①普通型（標準型）	駆動輪が後方でキャスターが前方にある車いすで，病院や駅・空港といった公共施設などでよく見られる．駆動輪に取り付けられたハンドリムを回すことにより移動することができる.	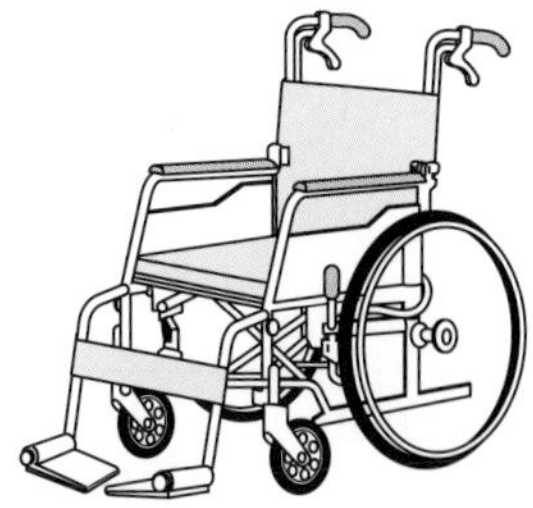
②リクライニング式	バックサポートのみが可動するタイプ. ＊少しバックサポートを倒して楽な姿勢をとる場合に適している．高齢者など.	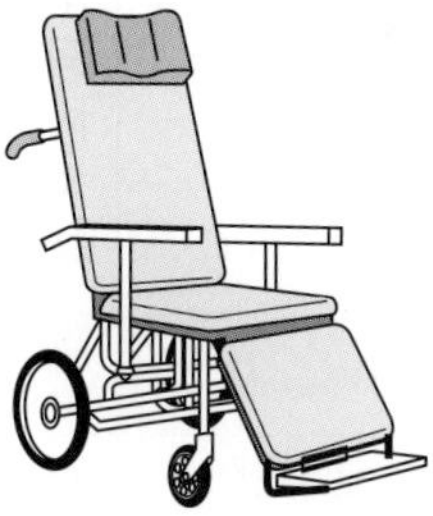
③ティルト式	バックサポートと座シートとの角度が変わらない状態で，背もたれが後方に倒れるタイプ. ＊拘縮などにより股関節が伸びない場合に適している．脳性麻痺など.	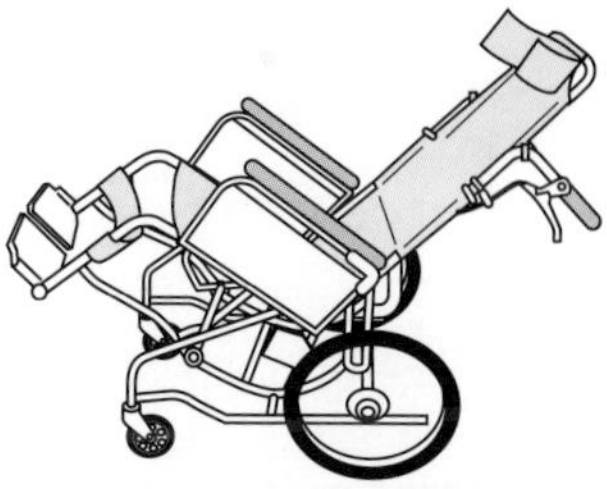
④リクライニング・ティルト式	バックサポートと座シートがそれぞれ分離して角度調整ができる（背シートのみ調整，座シートのみ調整，背シートと座シート両方を調整）. ＊座位姿勢が安定しない，介助などで車いすをフラットに近い状態にしたい場合に適している．重度脳性麻痺など.	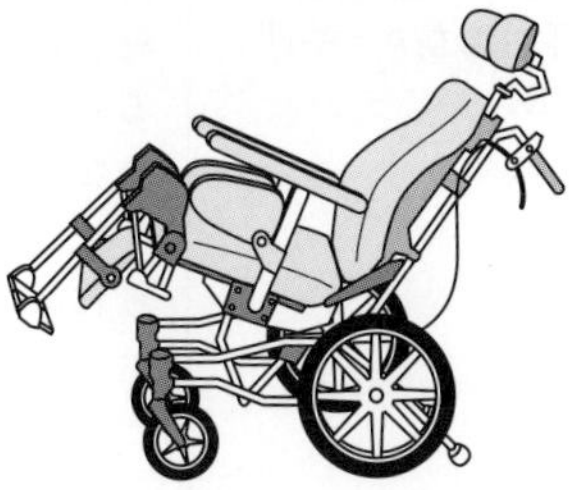
⑤手動リフト式	手動レバー操作により座席が上下する車いすで，主として自力で車いすに乗り降りができない場合に使用する.	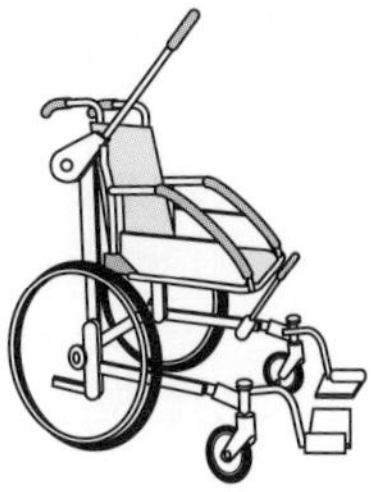

表2-1　車いすの種類と特性（つづき）

種　類	特　性	
⑥前方大車輪型	駆動輪が前方でキャスターが後方にある車いす．主に屋内で用いる．駆動輪が前方にあるため，机などに接近しにくい．	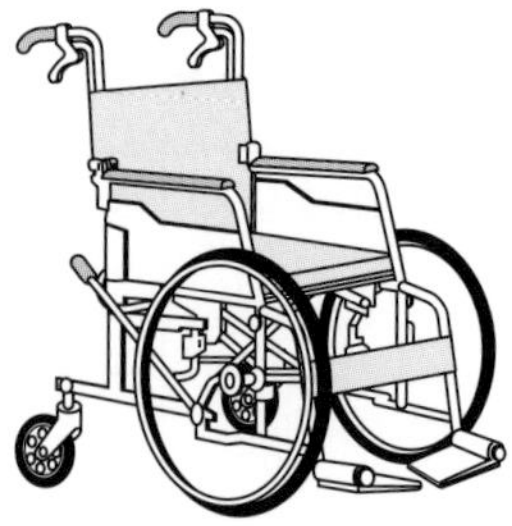
⑦片手駆動型	片側の駆動輪に2本のハンドリムをつけて，片手だけで操作できる車いす．これは2本のハンドリムを同時に握って操作し，曲がる時は内側及び外側のハンドリムを操作する．傾斜地や凹凸のある場所では操作が困難である．	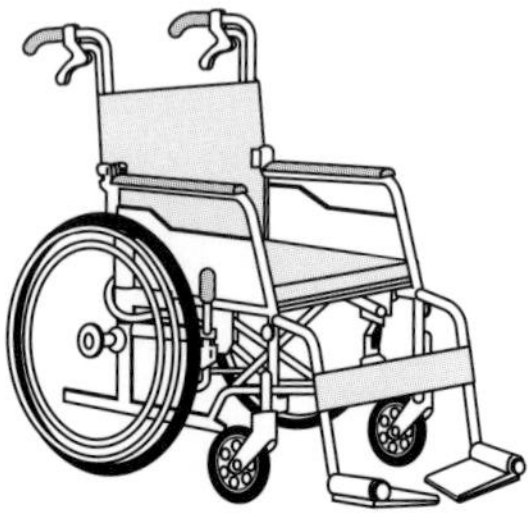
⑧レバー駆動型	駆動レバーを進みたい方向に倒して戻す操作を繰り返すだけで，車いすを前後左右に動かすことができる．ハンドリムと比較して操作は容易であるが，レバー操作に力が必要である．屋内など平坦な場所以外では操作が困難である．	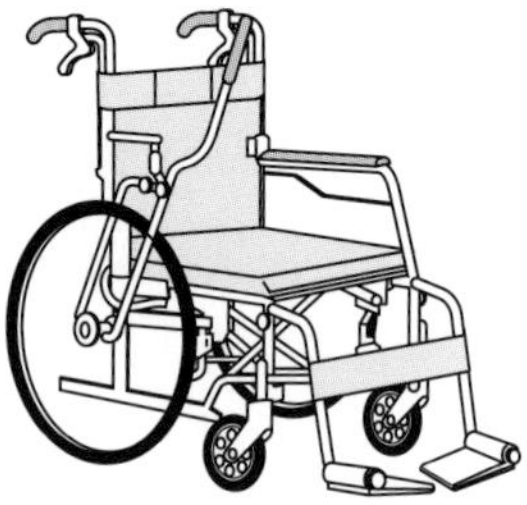
⑨手押し型 (手押し型A・手押し型B)	自力で車いすを操作することが困難なため介護者が操作して走行するもので，ハンドリムを装備していないもの．後輪が大型の手押しAと，全てが小型の手押しBに分けられる．	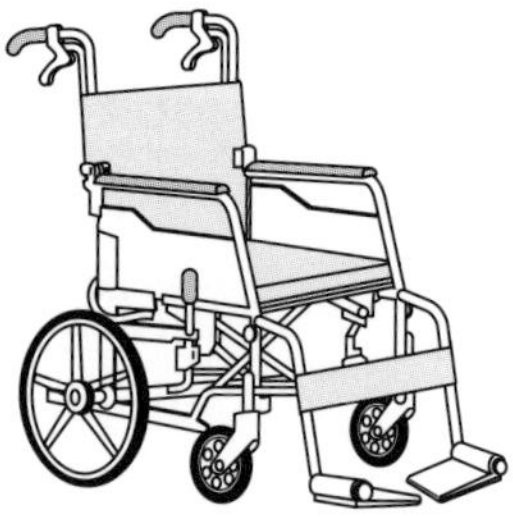
⑩電動車いす	車輪を電動モーターで駆動する車いす．ハンドルやジョイスティックレバーといったコントロール部分を操作して使用する．座席の下にバッテリーを積んでいるため，相当の重量になる．	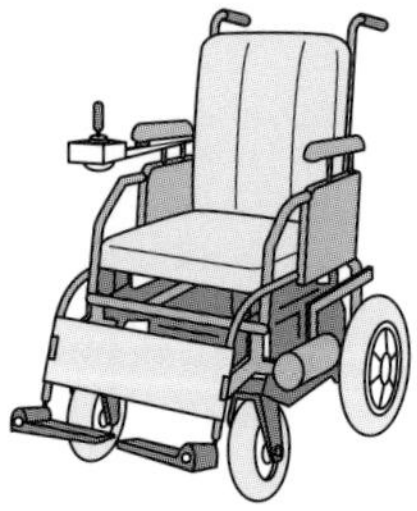

2）車いすの構造と機能

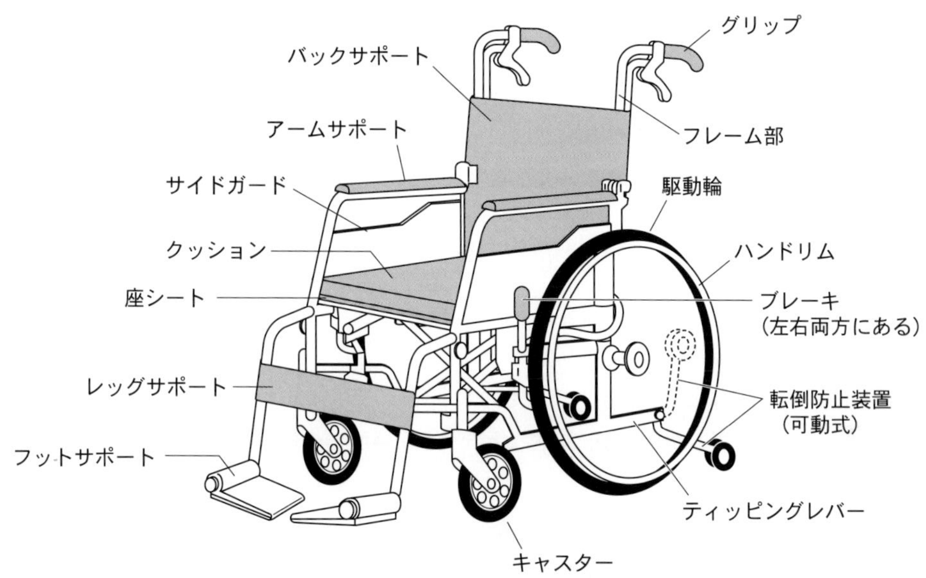

図2-2　車いすの各部名称

(1) フレーム部

車いすの基本構造「枠組み」となる部分で，左右の枠とそれらを連結するパーツで構成される．折りたたみ式と固定式がある．材質や太さを指定したり，色をつけたりすることもできる．

(2) 身体支持部

①座シート

座席の部分で，使用者の体格や障害に応じて考慮しなければならない．使用者の腰幅よりも多少の余裕をもたせるとよい．座圧を分散させるためにクッション（円座）を使うことが多い．

②バックサポート（背もたれ）

シートとの角度が変わらない**固定式**と後方へ倒れる**リクライニング式**がある．利用者が駆動操作をする際に肩甲骨の動きを妨げないよう，肩甲骨最下部の高さになるのが望ましい．

③レッグサポート（レッグレスト）

下肢が後方に落ちないように支える役割がある．

④フットサポート（足のせ）

使用者の足部を支える部分．通常はフレームと一体になっているものが多いが，移乗がスムーズにできるように，スイング式や取り外し式もある．

⑤アームサポート（アームレスト・肘掛け）

肘を置く場所だが，座位バランスの補助にもなる．また，移乗やプッシュアップ時（臀部の圧を除く目的で，一時的にお尻を宙に浮かす姿勢のこと）の支えになり，動作が安定する．

⑥サイドガード（スカートガード）

身体がずれないように，あるいは洋服などが横から垂れ下がらないようにガードするもの．両側にある．

(3) 駆動・制御部

①駆動輪（大車輪・後輪）

◆タイヤ：大きさは22～24インチのものが多い．「空気入りタイプ」と中空部分のない「ソリッドタイプ」があるが，屋内など，平らな場所での使用は，ソリッドタイプの方が好ましい．

◆ホイール：タイヤホイールは一般的なスポークタイプの他に，強度が高く軽量なカーボンタイプなどがある．最近ではワイヤータイプも人気が高い．

②キャスター（自在輪・前輪）

車いすの向きを変えたりする際に走行を滑らかにするもので，硬質ゴム製（ソリッド），空気入り，振動吸収ゴム製などがある．一般的には5か6インチのものが多く使われる．

③ハンドリム

駆動輪の外側に固定された輪のことで，通常，駆動輪の直径よりも2インチ程小さめになっている．片麻痺用では，それよりもさらに直径が小さいものがもう1つ追加される．

④ブレーキ

レバー式，タッグル式などがある．通常は手前に引くことによりブレーキがかかるが，前方に押してかけるタイプもある．介助者用として，グリップにつけるキャリパーブレーキや足で操作するステップブレーキなどもある．

⑤グリップ（ハンドル）

介助者が車いすを操作するときに使用する．通常，介助者が押しやすい高さに設定される．

(4) その他

①クッション（円座）

床ずれの防止や身体にかかる振動の緩衝作用，姿勢の保持のために用いられる．低反発ウレタンやゲル，エアーなどいろいろな素材や形状のものがあり，目的により選択する．

②ティッピングレバー

段差などで，介護者が前輪を持ち上げるときに足を乗せて操作する装置.

③転倒防止装置

後方に重心が傾いた際，転倒するのを防ぐ役割がある．ゴムキャップが付いたものや小さな車輪が付いたものなどがある．また，高さを調整できるタイプもある.

2.2　車いすを使用する障害の種類と特性

脊髄損傷，下肢の切断，進行性筋萎縮，リウマチ性疾患などにより下肢の機能が失われる，または低下した場合，その障害に適した車いすを使用する．また，一時的な怪我などによる車いす使用の場合もある.

ここでは脊髄損傷，切断について説明する.

1）脊髄損傷

脊髄損傷の場合，両麻痺もしくは四肢麻痺により歩行が困難になるため車いすを使用する．座位バランスが保持できるよう障害の程度に合わせて車いすの調整を行い，褥瘡（じょくそう）（床ずれ）を予防するためのクッションが用いられる.

(1) 概要・病態

脊髄とは，脊柱（背骨）の中にある脳と身体をつなぐ中枢神経のことで，この部位の損傷を脊髄損傷という．主として事故や転倒などで大きな外傷を受け，脊椎が骨折や脱臼を起こした際に生じる（図2-3）.

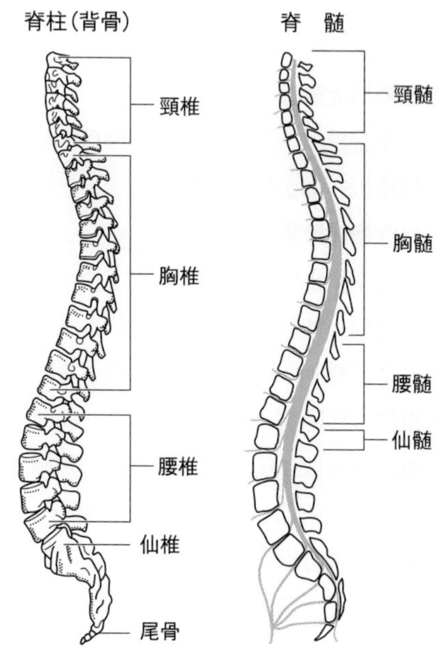

図2-3　脊柱（脊骨）と脊髄

脊髄損傷は，脊髄のどの部位が損傷を受けたかで症状は大きく変わり，脳に近い程麻痺は広範囲となる．頸髄の損傷の場合は**頸髄損傷**と呼び，両上肢，体幹，両下肢に麻痺が出現する．これを**四肢麻痺**という．胸髄の損傷（胸髄損傷）では体幹と下肢に，腰髄の損傷（腰髄損傷）では両下肢に麻痺が出現する．上肢が正常で体幹や両下肢に麻痺が起こることを**対麻痺**（ついまひ）という（図2-4）．

（注）脊髄損傷の場合，損傷以下の神経支配域の機能障害が出現するため，脊髄の損傷部位によって運動麻痺や感覚麻痺の範囲が異なる．頸髄損傷や胸髄損傷では，「四肢麻痺」「対麻痺」と手足に麻痺があることを表現していても，体幹にも麻痺が出現する．

また，損傷の程度により，脊髄が横断的に離断して脳からの命令が完全に絶たれた状態の**完全損傷**と，一部機能が残っている状態の**不完全損傷**に分けられる．

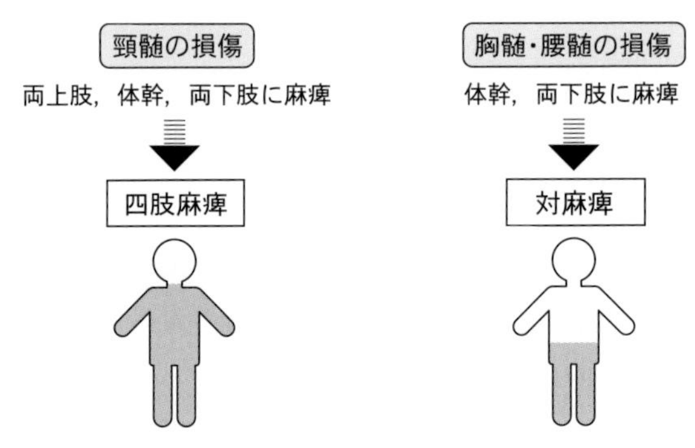

図2-4　麻痺について

(2) 症　状

①運動機能障害

完全損傷の場合，損傷髄節以下の全ての運動機能が失われるが，不完全損傷の場合は機能の一部が残存する．

②感覚機能障害

完全損傷では損傷髄節以下の感覚，つまり，表在感覚の触圧覚，温痛覚と深部感覚の振動覚，触圧覚および関節位置覚が全て失われる．不完全損傷では損傷部位と損傷範囲により様々な感覚障害が出現する．

③自律神経障害

◆起立性低血圧：血圧調整機構が障害されており，腹部，下肢への血液貯留により起こる．血圧低下，顔面蒼白，冷汗，生あくび，頻脈，失神といった症状が生じる．

◆自律神経過反射：麻痺域の刺激により，血圧上昇を主とする症状が現れる．誘発刺激として，膀胱壁・直腸壁への拡張刺激，褥瘡への刺激などがあり，発作性血圧上昇，顔面紅潮，頭痛，発汗，鳥肌，除脈といった症状が現れる．日常生活では自律神経過反射の症状を排便・排尿のサインとして活用することもできる．

◆体温調節障害：麻痺域の発汗低下，停止などによる放熱障害でうつ熱を生じやすい．

④膀胱直腸障害

◆排尿障害：脊髄ショック期に尿閉が起こり，排尿反射が消失し，尿意がなくなる．よって，排尿は自己導尿，介助導尿で行う．膀胱合併症には，尿路感染症，膀胱尿管逆流現象，腎不全，尿失禁，尿路結石症がある．

◆排便障害：初期には軟便か泥状便であるが，のちに結腸と直腸の麻痺のため蠕動（ぜんどう）運動が弱くなり便秘となる．

⑤痙（けい）　性（せい）

末梢に加えられた刺激が，知覚として脳に達することなく脊髄のレベルで運動神経に乗換え，筋肉の収縮を起こすことを脊髄反射という．通常ならば中枢からの抑制が働くが，脊髄損傷では脊髄の神経伝導路が遮断されているため抑制が効かず，筋が硬く収縮したり，痙攣のように収縮を繰り返す状態になる．これを**痙性**（**痙縮**）という．

下肢に強く出現し，体幹や上肢では弱いことが多い．

(3)　合併症

①褥（じょく）　瘡（そう）

血液循環が一定の期間途絶えることで発生する．皮膚と皮下組織の虚血性障害とそれに続く壊死のことで，脊髄損傷では発生頻度の高い合併症である．好発部位は仙骨部，坐骨部，踵骨部，大転子部などの皮下組織が少ない骨隆起部である．予防が重要であり，鏡などで観察するなどの自己管理に努めて，定期的除圧，皮膚の清潔・乾燥をしなければならない．

②拘　縮

関節外の腱，筋肉，靭帯，神経，皮膚などの軟部組織の柔軟性，伸縮性が失われた状態をいう．脊髄損傷における拘縮発生の原因は，筋肉の不動による局所循環不全と浮腫，麻痺域の不良肢位固定などがある．関節周囲の柔軟性が失われると，関節の屈曲・伸展が不良となり拘縮が発生する．関節に拘縮をきたすと，運動機能に大きく影響を及ぼし，ADL（日常生活動作）の自立を妨げることになる．

③異所性骨化

本来，骨の存在しない部位に新たな骨が形成されることをいう．発症部位は股関節，膝関節に多く，左右対称に発生することが多い．高位頸髄損傷では肘関節，肩関節に認められることもある．関節可動の制限を起こすため，日常生活に支障をきたすこともある．

④尿路合併症

細菌がカテーテルなどによって尿道から膀胱に入り込んで起こる，尿路感染症や膀胱尿管逆流，腎不全などがある．

2）切　断

下肢切断の場合，ほとんどが義足の適合となるが，義足が完成するまでの間や切断の部位や状況によっては，車いすを利用することがある．

(1) 概要・病態

切断とは，外傷，悪性腫瘍，感染症，末梢循環障害，先天性障害など種々の原因により，身体の一部が切り離された状態をいい，四肢のうち関節部分での切断を離断という．

切断手術の直後は，断端（切断箇所）の浮腫を軽減し，義足を装着できるよう最適な状態にする目的で，伸縮性のある包帯やコンプレッションソックスなどで断端周辺の広範囲に圧をかける．圧をかけることにより断端部分の血行が良くなり，痛みの軽減に役立つ．

(2) 分　類

下肢の切断の分類には，足趾切断，足部切断，足関節離断，下腿切断，膝関節離断，大腿切断，股関節離断，片側骨盤切断がある（図2-5）．足には多くの骨があるため，足部については切断または離断する部位によってさらに細かく名称が付けられている．

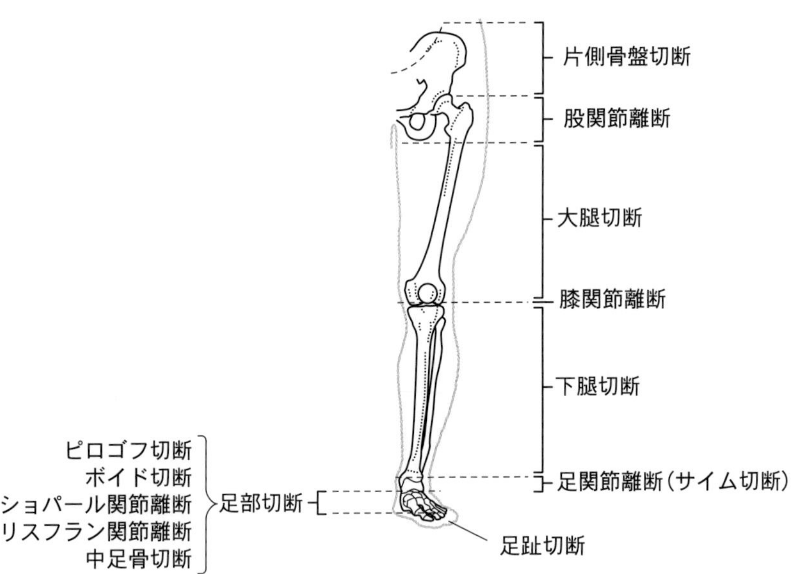

図2-5下肢切断と義足の名称

(3) 合併症

切断後の合併症には感染，浮腫，疼痛，幻肢，幻肢痛，関節拘縮などがある（表2-2）．

表2-2　切断による主な合併症

主な合併症	主な症状など
感　染	切断後まもなくの断端は縫合が不完全であり，細菌感染を起こしやすい状態にある．また，義肢装着時における接触皮膚炎，外傷後表皮嚢腫，毛嚢炎などの合併症も懸念される．
浮　腫	正常な筋肉の収縮により得られる静脈還流が不十分になることで，断端部位の組織液が増して生じるむくみのこと．
疼　痛	断端部に生じる痛みは様々な要因が重なり合って起こるが，神経腫によるもの，循環障害によるもの，筋肉の異常緊張によるものなどがある．
幻　肢	すでに失われた手足が，断端部か空間部にまだ残存しているような幻覚にとらわれること．
幻肢痛	幻肢の部分に温冷感や痺れ感，激しい痛みを感じること．
関節拘縮	屈曲の主力筋が残存することで筋肉のアンバランス（屈筋群>伸筋群）が生じ，関節の可動域制限が起こること．

2.3　車いすを使用するスポーツの意義

車いす使用者がスポーツを行う場合，障害の種類やその程度，受傷後の経過の状況など，運動実施に影響を与える因子が多く，一般と比較すると能力差が大きくなる傾向にある．また，スポーツを実施できる場所の制限や個々の目的も異なるため，特に集団スポーツを行う際には，思い通りのプログラム提供が困難な場合も多い．

車いす使用者にスポーツを指導する者は，スポーツの持つ特性を理解し，どのような目的を持ってスポーツを行うのかを対象者の障害程度や段階に応じて柔軟に対処できる力が必要である．

1) 機能・形態の維持に対して

医学的なリハビリテーションで他動的に広げた関節可動域を保ちながら，実際に使える範囲の中で残存機能を維持することはとても大切である．そのためには，車いす操作において，より多くの範囲を動かせるような動きを意識的に行い，各スポーツ種目に必要な技術を習得しながら，残存機能をできるだけ有効に活用した動きを取り入れていくことが必要となる．

2）体力の維持向上に対して

車いすを使用する場合，少なからず動きに制限が生じることで体力は大幅に低下する．日常生活を含めた身体活動を行うのに必要な体力を「行動体力」といい，持久力や瞬発力，敏捷性などがある．いずれもスポーツ活動に必要なものであり，様々な種目の実施を通してこれらの体力の改善を目指すことができる．

3）運動習慣の獲得に対して

車いす使用者は，機能障害から生じる能力障害や社会的不利により，一般の人が気軽に健康づくりに取り組むような運動習慣は持ちにくい．運動を継続して行うことの意義を対象者に理解してもらうとともに，継続して行える身体活動への支援を行うことが求められる．

地域で実践できるようなスポーツに関する情報提供を積極的に行い，対象者のニーズによっては，競技スポーツや生涯スポーツの基本技術の獲得とその練習，必要な装具の調整やその使用方法，地域に戻ってからの練習環境の調整などがある．

2.4　車いすを使用するスポーツの実施を支援する上での留意点

車いすは両脚の代用となる重要な移動手段だが，座位姿勢を余儀なくされる状態である．運動麻痺により身体を動かすための筋肉量が少ないうえに，良い姿勢であることを感じる表在や深部感覚にも障害を有していることが多く，日常生活における多くの時間を占める座位姿勢に注意をそそぐ人は少ない．その結果，脊柱の側弯や骨盤の変形，あるいは股関節や膝関節，足関節などの下肢の関節が拘縮するなど，日常生活動作に影響を与える場合がある．また，運動機能だけでなく内臓機能の障害やてんかんなどを併せ持っていることもあるので，医学的な注意事項を事前に理解しておく必要がある．

原疾患や合併症の悪化，廃用症候群，生活習慣病などを予防するためにも，意識して身体活動を習慣化させることは，健康的な社会生活を送る上で重要となる．

1）スポーツを実施する上での留意点

(1) 接　触

車いすは金属などの固い素材が使用されているため，接触による怪我は重症になる可能性が高い．また，上肢や体幹の機能に制限がある場合，自由自在に動かすことが困難となるため視野が狭くなることがあり，危険認知ができない場合や遅くなることもある．車いす乗車の状態は死角が多くなるので，接触の危険性がある場合は特に注意が必要である．

(2) 転　倒

重心が後方に傾く，ボールに乗り上げる，バランスを崩すなどの理由で車いすごと転倒する可能性がある．後頭部を強打すると重篤な症状につながることから，転倒の可能性がある対象者には特に注意をしなければならない．

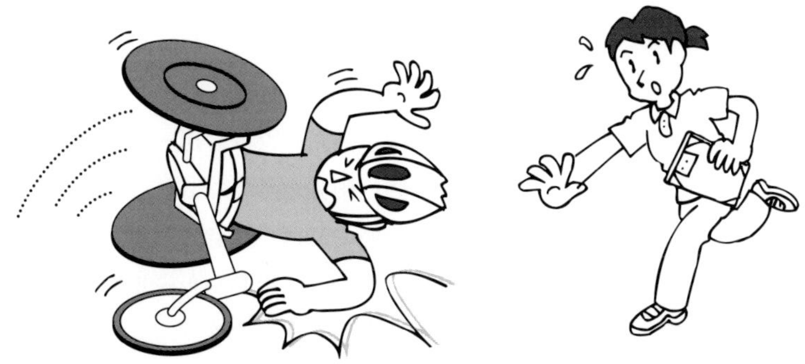

(3) 落　車

座位姿勢が保てない場合や床から物を拾い上げる時などに，車いすから落ちることもある．また，下肢の感覚障害がある場合は，車いすのフットレストから足部が落ち，足が引きづられていることに気が付かないこともある．障害の特性を理解し，車いすからの落車が起こらないようにすべきである．

(4) 用具の把持

頸髄損傷などでは，握力が低下していてラケットなどの把持が困難な対象者もいる．把持に対する補助には，弾性包帯などを用いるとよい．また，用具を把持していると車いす操作が難しくなり，動作が妨げられたり，手を挟まれて擦過傷を発生させることもあるので注意が必要である．

(5) 運動量

車いす使用者は上肢と体幹の動きが主となるため，運動遂行に動員される筋肉量が少なくなる．よって，運動負荷は強くなくても上肢は疲労しやすい．

リウマチ性疾患などは高負荷，高頻度のトレーニングについては安全性が確立されていないため，運動量には配慮をすべきである．

筋ジストロフィーの場合は，筋力を維持しようとして過度の負荷をかけると筋力低下の進行を早め，逆に少ないと廃用性となるため，負荷のバランスが重要である．

(6) 体温調整

自律神経に障害を呈している場合，汗をかくことができず体温調整に困難をきたすことがある．環境設定や水分補給など，熱中症につながらないような対応が必要である．

(7) 褥瘡へのケア

車いす使用者は，皮膚の感覚が消失あるいは低下しているため，皮膚の傷に気が付かないことが多い．また，長時間の座位姿勢に加え，運動機能が失われているため除圧が困難なこともあり，仙骨や坐骨に褥瘡が発生しやすい．除圧による姿勢調整を行いながら，傷をつくらない，皮膚を清潔に保つなどのケアを心がける．

(8) その他

水頭症でシャントを入れている場合は，頭部を揺らしたり，ボールなどが直撃しないように注意する．二分脊椎では，脊髄髄膜瘤に強い刺激を与えない．

弱い外力で骨折をする恐れがある場合は，接触や転倒に留意し，運動負荷に配慮する．

危険認知の低下，あるいは記憶に障害がある場合は，用具やルールを工夫し，指導者が声かけをするなどして，傷害が発生しないよう常に注意をする．

2) 指導者側に求められる留意点

(1) 達成感・成功体験

やったという達成感や困難であったことができるようになった成功体験は，その後のスポーツ活動の継続に大きく影響するため，身体を動かすことの楽しさや目標を遂げられた喜びを感じることができるようにする．

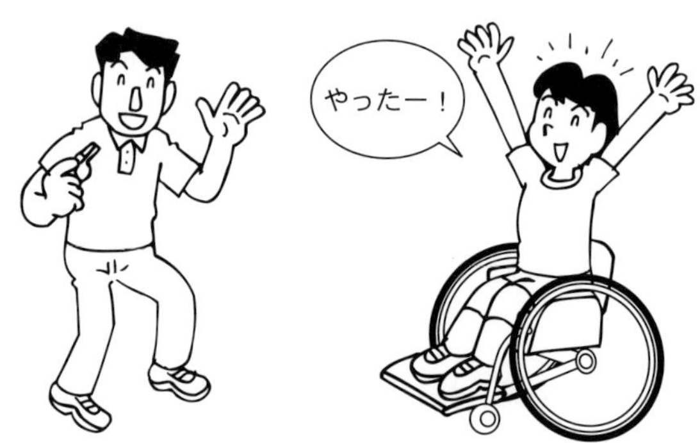

(2) タイミング

障害を有していると技能の習得に時間がかかることが多い．あせることのないような取り組みと，できそうなタイミングを見逃さず適切な助言をすることが大切である．

(3) 柔軟な対応

一般的なフォームや，やり方が当てはまらないことの方が多い．固定概念にとらわれることがないように様々なやり方を取り入れ，対象者に合った方法を模索する必要がある．

(4) ペアおよびグループの組み方

障害の種類・程度やスポーツの経験値，運動能力などによる個人差は，勝敗に大きく影響するため，均等になるような配慮が必要である．

(5) 尊 重

方法論にとらわれるあまり，常に指導者側の目線で考えてしまうことが多い．例えばゴルフを実施する場合，対象者の機能を考えると子どもが使用するおもちゃのような軽いクラブを用意してしまうが，結果的にゴルフができても，対象者は本物のクラブを使用したいと思っているかもしれない．対象者のニーズを受け止めて，障害を有していてもできる方法を模索する姿勢を忘れてはならない．

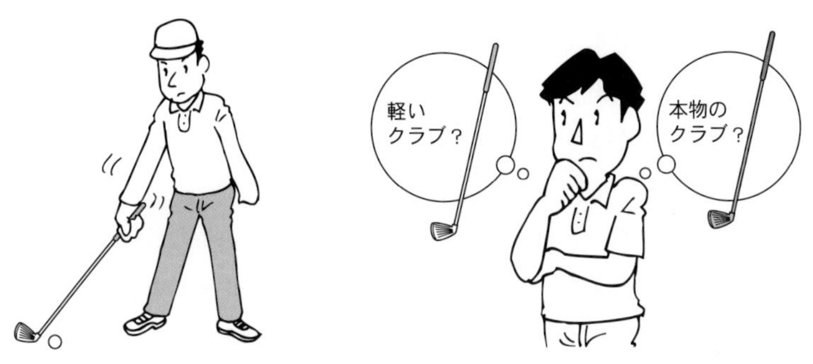

(6) 評 価

対象者に目的を持った活動を提供するために，また，安全な活動を提供するためにも，現状把握（対象者の残存機能，体力，移動能力，認知機能など）と，適応の可能性をしっかりと理解しておく必要がある．

3) 車いすの管理について

(1) 大車輪が車軸にきちんと入っているか？

大車輪は基本的に動く（回る）部分であるため見落としがちになるが，車軸がきちんと入っておらず，大車輪がフレーム部から外れやすい状態になる場合がある．これを見落として乗り続けていると，思わぬ事故に結びつく可能性があるため，定期的な確認が重要である．

(2) 車輪はスムーズに回転するか？

大車輪のホイールや車軸が曲がっていると，大車輪がスムーズに回転しなくなり，駆動が困難になる．また，キャスターが磨耗していると，駆動の際の衝撃が大きくなったり音が出たりするので注意が必要である．

(3) ブレーキはしっかりと機能するか？

ブレーキ部を固定しているネジが緩んでいたり，タイヤの空気圧が不足したりすると，ブレーキの機能が低下する．ブレーキのかかりが悪いと感じたら確認をするとよい．

(4) タイヤの空気は十分に入っているか？

車いす操作が重いなど，走行に支障を感じたらタイヤの空気が抜けていることが多い．直ぐに対応できることなので，まずは確認してみるとよい．

(5) 各部のネジに緩みはないか？シートにたわみはないか？

日常生活で使用している車いすは折りたためるタイプが多く，パーツの固定にはネジが使われているのが一般的である．ネジは自然と緩んでくるものなので，緩みが生じていないか定期的なチェックが必要である．また，座シートやバックサポート（背もたれ）で使用されている素材は，時間経過とともに張りがなくなってくる．身体保持に影響が生じると関節の変形などにつながるため，長期間使用している車いすについては交換を検討する．

(6) 掃除は定期的にしているか？

車いすは地面や床の上を走行するので，大車輪やキャスターの車軸にゴミが絡まることが多い．使用に支障がないよう，定期的な掃除を心がけてほしい．

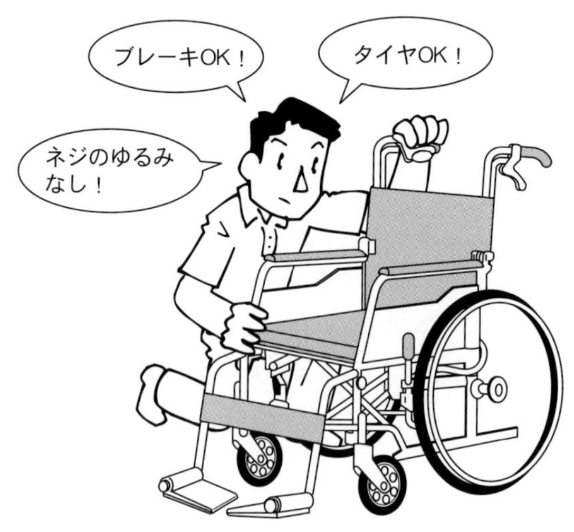

2.5　車いすを使用するスポーツの例

1）車いすバスケットボール

(1) 競技概要

脊髄損傷などの対麻痺や切断，下肢に機能障害がある者などが対象となる．基本的には一般のバスケットボールと同じ用具・ルールが適用されるが，車いすの特性を考慮し，ダブルドリブルは適用されない．ドリブルやシュートといった競技技術だけでなく，車いすの操作性も重要となる種目である．選手の障害状況に応じて持ち点（1.0点から0.5点きざみで4.5点まで）が定められ，コート上でプレイする5人の持ち点合計は14.0点以下でなければならない．試合は1ピリオド10分で，4ピリオド行われる．

(2) 車いすの特性

旋回性を重視した車いすバスケットボールでは，車いすを正面から見たときタイヤの上部が内側に傾く「ハの字」の形にタイヤが取り付けられている（図2-6）．このタイヤの取り付け角度をキャンバー角といい，少しの体重移動で回転運動が可能になるうえ，車いすが接触しても選手の手が互いのタイヤに挟まれなくなるメリットがある．また，足の保護と接触時にお互いの車いすが引っかからないよう，キャスター上部には「バンパー」が設置され，激しい当たりによる転倒を防止するための「バックキャスター」が車いす後方に取り付けられている．

一般的なバスケットボールと同様，長身が有利な種目であるが，膝運動によるジャンプができないため，高さを出すための車いす設定を行うことが多い．しかし，ルールではクッションを含めたシートの高さは制限されている．各選手の障害特性や残存機能に合わせてキャンバー角やシートの角度，バックサポートの角度・高さなどが調整されるため，最適な車いす設定になるまで時間を要する．

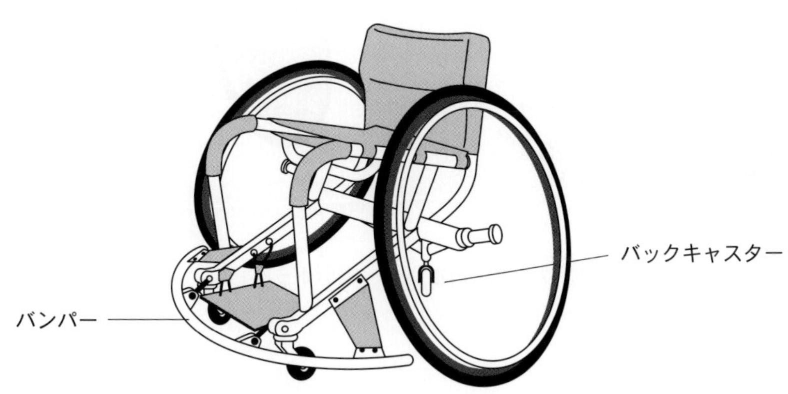

図2-6　競技用車いす（車いすバスケットボール）

2) 車いすラグビー

(1) 競技概要

四肢に障害のある者が対象となる種目である．選手は障害のレベルによって0.5点から3.5点までの7段階のクラスに分けられ，コート上でプレイする4人の選手の合計が8.0点を超えてはならない．ボールはバレーボール球を参考に開発された専用球を使用し，蹴ること以外の方法でボールを運ぶことができる．コートはバスケットボールコートを使用し，1ピリオド8分の4ピリオド行われる．通常のラグビーと違って前方へのパスが認められている．また，車いすでのコンタクトにより相手の攻撃や防御を阻止すること（相手にぶつかるタックル）が認められている．ボールを保持して8mのゴールラインを車いすの2つの車輪が越えると得点となる．

(2) 車いすの特性

車いす同士が激しくぶつかり合う車いすラグビーの車いすは非常に頑丈に作られており，転倒しにくいように重心が低くなるように設計されている．また，スポークが折れないように，タイヤにはスポークカバーが付いている．体幹機能が低下しているため，乗車時のバランスを崩さないよう膝を高くした座位姿勢となる．キャンバー角とバンパー，バックキャスターについては，車いすバスケットボールと同様である．

この競技で使用される車いすは，相手に動きを止められないようにウィングが付いているオフェンス（攻撃）用と，相手の動きを止めるためにフロント部分のバンパーが長く作られているディフェンス（守備）用と，各選手の役割によって車いすの形状は大きく2つに分けられる（図2-7）．

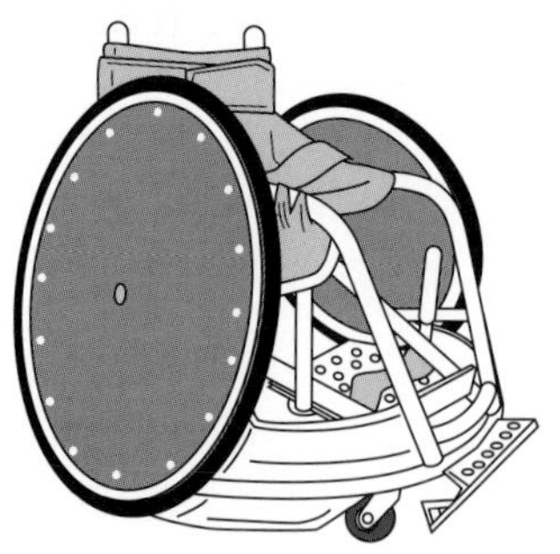

オフェンス用

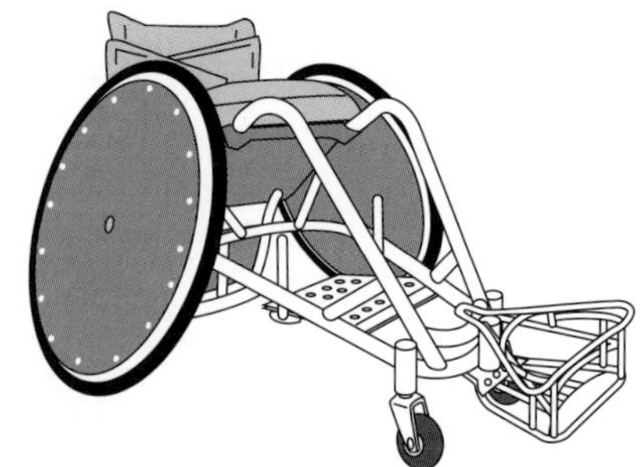

ディフェンス用

図2-7　競技用車いす（車いすラグビー）

3）陸上競技

(1) 競技概要

走る・跳ぶ・投げるといった基本的な運動動作がベースとなる陸上競技には，様々な種目（トラック競技・フィールド競技・マラソン）がある．選手は障害の種類や程度によってクラス分けされ，そのクラスごとに競技が行われる．

基本的には一般の陸上競技と同じルールが適用されるが，障害に応じて一部ルールが変更される場合がある．

(2) 車いすの特性

陸上競技の走種目に用いられる車いすは，直進の安定性が高くなるように前輪が大きく前方に出た3輪が主流で，「レーサー」と呼ばれている（図2-8）．後輪の設置は他の種目と同様に「ハの字」であるが，旋回性を重視した理由ではなく，タイヤ上部の幅を腰に合わせて狭くし，タイヤ下部（地面との接地面）は安定をするように広くした結果である．したがって，使いやすい角度や幅には個人差がある．

タイヤに比べてハンドリムを小さくすることでハンドリムと手の接触時間を長くし，腕の力を効率よくタイヤに伝えてスピードが得られるようにしている．空気抵抗をできるだけ少なくし，ハンドリム操作をスムーズにするために，膝は正座をするように曲げ，前傾姿勢を取ることが多い．

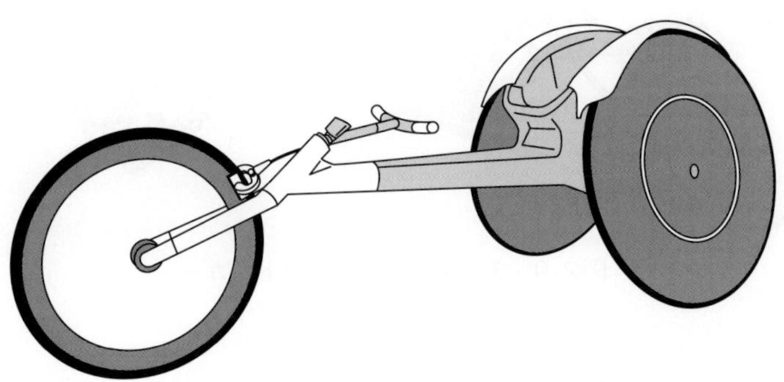

図2-8　競技用車いす（陸上競技の走種目）

4）アルペンスキー

(1) 競技概要

アルペンスキーには①ダウンヒル（滑降），②スーパーG（スーパー大回転），③ジャイアントスラローム（大回転），④スラローム（回転），スーパーGとスラロームの合計タイムを競う⑤スーパーコンバインド（スーパーコンビ）の5種目がある．障害の種類ごとに分けられた立位，座位，視覚障害の各カテゴリー別に記録を競うため，障害の程度に応じて各選手には係数が設けられる．順位は実走タイムにこの係数をかけた計算タイムで決められる．

(2) 車いすの特性

座位の選手が使用するチェアスキーは，国際的には「Sit Ski」と呼ばれる．1本もしくは2本のスキー板に，ブーツ固定用のビンディングを用いてサスペンション機能やショックアブソーバが組み込まれたフレームを取り付け，そのフレームに選手の体格や身体機能に応じた形状のバケットシートを付けたものである．選手はアウトリガーと呼ばれるストックの先に小さい板のついた補助具を持って滑走する（図2-9）．

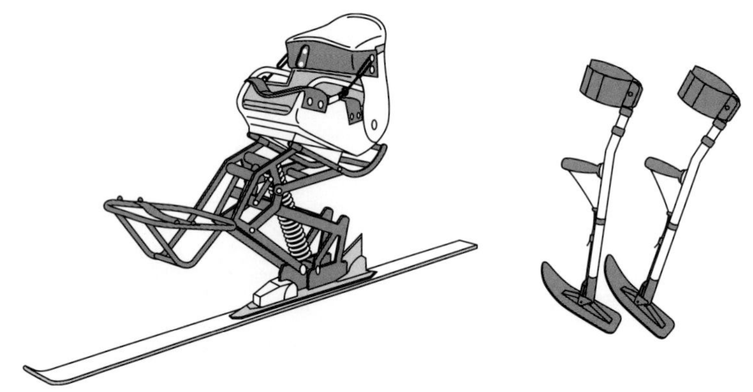

図2-9　チェアスキーとアウトリガー

第3章　脳血管障がい者とアダプテッド・スポーツ

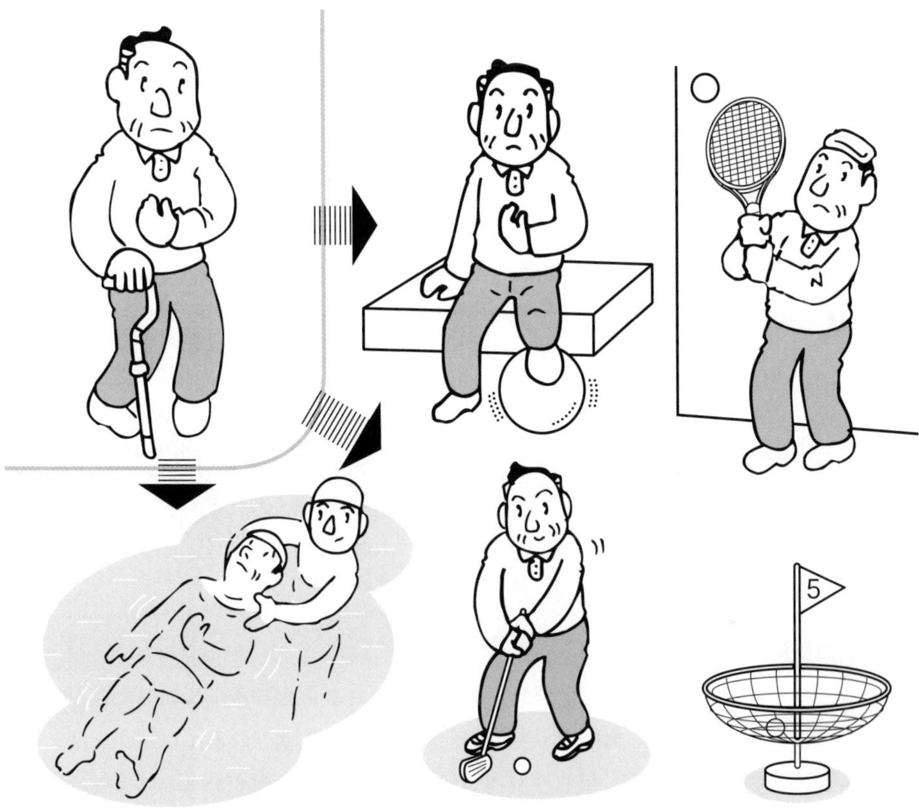

2011年（平成23）の「国民生活基礎調査」によると，要介護などの介護が必要になった主な原因は，「運動器の障害」が23％と最も高く，次いで「脳血管障害」が22％，「認知症」が15％と高い割合を占めています．最近は，医療および介護制度の改正や，「地域包括ケアシステム」の構築が図られ，従来，医療機関で行われてきたリハビリテーションは，身近な地域の様々な社会資源を活用しながら「自立と社会参加」を促進するシステムに移行しつつあり，自分自身で能動的に機能回復や体力の維持増進，健康づくりを促進する必要性が高まっています．そのため，より身近な地域で，“いつでも，どこでも”楽しくかつ安全に，スポーツやフィットネスに取り組むことは，脳血管障がい者の自立と社会参加を促す上で大変有益なものになります．この章では，脳血管障がい者を対象としたスポーツやフィットネスを紹介しながら，生活機能とアダプテッド・スポーツの関連について学びます．

3.1 脳血管障害の特性と種類

1) 脳血管障害の原因

脳血管障害は，**出血性脳血管疾患**（脳出血・くも膜下出血）と，**虚血性脳血管疾患**（脳梗塞）の2つに大きく分けられる（図3-1）．誘因となる危険因子は，高血圧，動脈硬化，高血糖，脂質異常，内臓脂肪型肥満，不整脈などであり，それらは，運動不足や喫煙，多量の飲酒，ストレス，睡眠不足などの生活習慣が引き金となる．

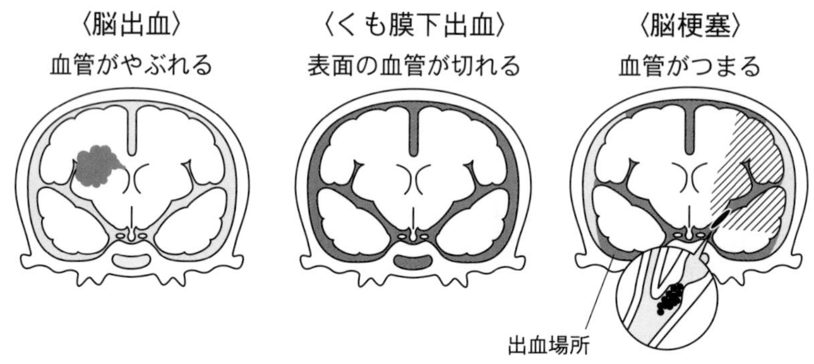

図3-1　主な脳血管障害の原因

(1) 出血性脳血管疾患

出血性脳血管疾患は，脳の血管が破れて出血することから起こる．出血した血液は「血腫」という血の塊をつくり，血腫でできた部分の脳細胞が破壊される．血腫が周囲を圧迫すると，障害はさらに広がる．出血性脳血管疾患は，出血した部位によって2つに分類される．1つは脳の奥深くの細い血管に加齢や高血圧によって小さなこぶができ，これが破裂して起こる**脳出血**である．もう1つは，頭蓋骨の下で脳の表面を保護している「くも膜」という膜の下で出血が起こる**くも膜下出血**である．

(2) 虚血性脳血管疾患

虚血性脳血管疾患は，脳の血管が詰まることによって脳への血流が悪くなり，脳細胞が酸素不足・栄養不足に陥るもので，代表的なものは**脳梗塞**と**一過性脳虚血発作**である．脳梗塞は，血管を詰まらせる原因によって大きく2つに分類される．脳の血管に血栓という血の塊ができて，血栓が血管を詰まらせるものを**脳血栓**といい，心臓など脳以外の血管にできた血栓が，血流にのって脳へと運ばれ，その血栓が脳の血管を詰まらせるものを**脳塞栓**という．一過性脳虚血発作では，血管の詰まりは一時的なもので，血流はすぐにもとに戻るが，脳梗塞は完全に血管が詰まり，血流も完全に途絶えてしまうため，血液がいかなくなった脳細胞は壊死する．

2）脳血管障害の病態と症状

脳血管障害によって脳損傷が生ずると，多彩な症状が出現する．身体運動機能障害として代表的な症状には中枢性運動麻痺があり，主に脳の損傷部位の反対側に現れ，片麻痺の状態になる（図3-2）．また，知覚障害，小脳失調，眼球運動障害，失認などの高次脳機能障害などがあげられる．

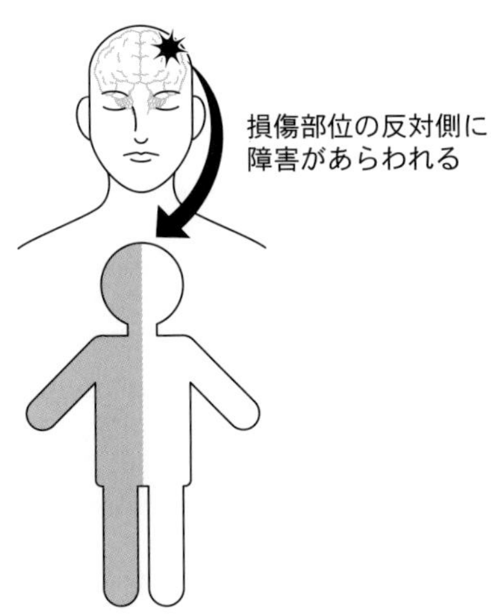

図3-2　中枢性運動麻痺の部位

（1）身体運動機能障害

①中枢性運動麻痺

- 筋緊張の異常（固縮・折りたたみナイフ現象・痙直）により，上肢では屈筋，下肢では伸筋の筋緊張が亢進する．
- 反射・反応の異常（立ち直り反応・平衡反応）により，バランスの不安定さやステッピングおよび重心移動の困難から，患側で防衛反応ができず，健側依存型の姿勢が優位になる．
- 随意運動の障害により，特に巧緻性（こうちせい）を必要とする細かな運動や発語が障害される．また，障害が中程度以上になると随意的な運動が不可能になり，脊髄レベルの共同運動しか起こらなくなる．つまり，1つの肢全体が屈曲か伸展かの運動パターンしかできなくなる（表3-1）．

表3-1　ブルンストロームによる回復段階*1

Brunnstrom Stage		
（重度）	Stage Ⅰ	随意運動がみられない
↑	Stage Ⅱ	共同運動が一部出現 連合反応が誘発される
	Stage Ⅲ	十分な共同運動が出現
	Stage Ⅳ	分離運動が一部出現
	Stage Ⅴ	分離運動が全般的に出現
（軽度）	Stage Ⅵ	分離運動が自由にできる やや巧緻性に欠ける

＊1　ブルンストローム（Brunnstrom）による回復段階：中枢性麻痺の回復段階を，筋力のような量ではなく，共同運動がどれだけ出てきているか，また共同運動から分離運動にどの程度移行しているかなど質の観点から評価しようとするもの.

②知覚障害

- 感覚性失調により，視覚的に自分の手足の動きと位置を確認しなければ運動できないなどといったことが起こる.
- 異常知覚により，患側のしびれ感や疼痛，知覚過敏が起こり，意欲の面で大きな問題を残し，運動に対する大きな阻害因子となる.

③小脳失調

- 小脳失調により，動作に協調して働かなければならない筋や筋群の間で調和が乱れ，運動の方向，大きさ，強さの調節ができなくなる．また巧緻性に障害をもたらし，姿勢，平衡にも障害を与え，動作や歩行に不安定さをもたらす.

④眼球運動障害

- 眼球運動障害により，複視（ものが2重に見える），眼振（眼球の振え）などが起こり，視覚情報が損なわれる.

(2) 高次脳機能障害

①視空間失認

- 大脳皮質，特に右半球の頭頂葉の損傷により，視覚情報の空間関係の認知が障害され視空間失認になる．特に左麻痺者では，外空間の左半分の知覚情報を統合して利用することができない半側空間無視が問題となる.

②失語症

- 主に左半球の言語野の損傷により，言語表象（音声言語と文字言語の両方を含む）の理解と表出に障害をきたした状態をいう.「話す」「聞く」「読む」「書く」機能の全てが多少とも障害される.「話す」機能の障害のみを示す「構音障害」とは異なる.

③その他

- 精神機能障害により，感情・意欲・注意・知能・遂行機能・人格の障害をきたす場合がある．また，記憶障害や認知症を伴う場合がある．

3.2　脳血管障がい者におけるスポーツの意義

1）脳血管障がい者の体力・運動機能の特徴と獲得段階からみたスポーツの意義

(1) 脳血管障がい者の体力障害の特徴

脳血管障害による片麻痺者の患側は，軽症例を除くと筋緊張異常と異常反射で支配され，随意性はもとより姿勢反射としての自動的な運動も障害されている．このため一般的な体力要素である筋力，筋パワー，筋持久力，平衡性，巧緻性などは期待できない状況にある．上肢では屈筋の筋緊張が亢進し「関節拘縮」を伴いやすい．特に巧緻性が求められる手指の回復は困難であることから，日用品やスポーツ用具を操作するスキルが低下する．手指に比べ肘関節や肩関節は，共同運動によって比較的動きが出やすく，粗大な運動は可能な場合もある．上肢へのアプローチだけでなく，連動する肩甲帯や体幹，そして下肢へのアプローチにより改善を図ることが必要である．

一方，下肢は，随意的な運動性とともにバランスの役割を担っているが，患側の下肢は伸展共同パターンに支配され，足部は**内反尖足**（ないはんせんそく）（図3-3）の変形を伴いやすく，重度な場合は膝が反ってしまう**反張膝**（はんちょうしつ）が伴う（図3-4）．足関節や膝関節，股関節を分離して動作することが困難なため，外側に持ち上げて歩行するパターン，いわゆる「ぶんまわし歩行」が特徴的である（図3-5）．

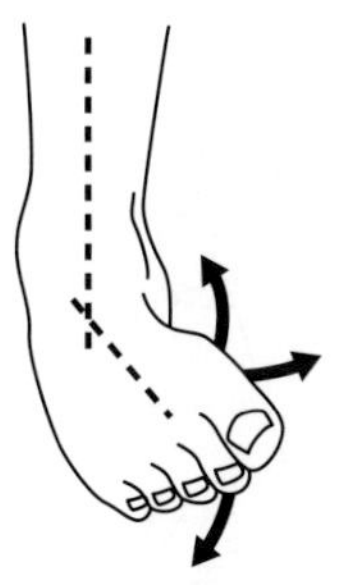
図3-3　内反尖足

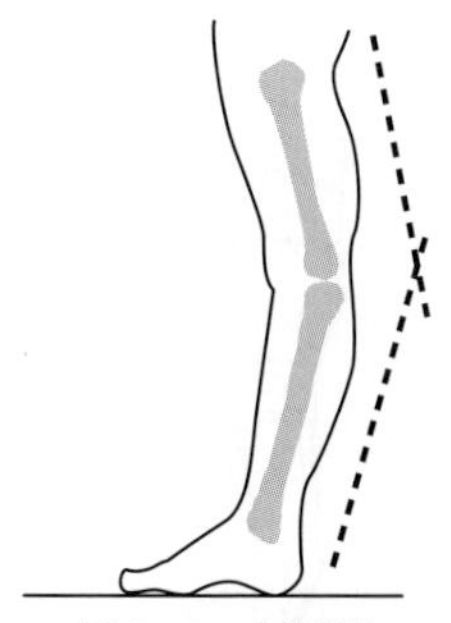
図3-4　反張膝

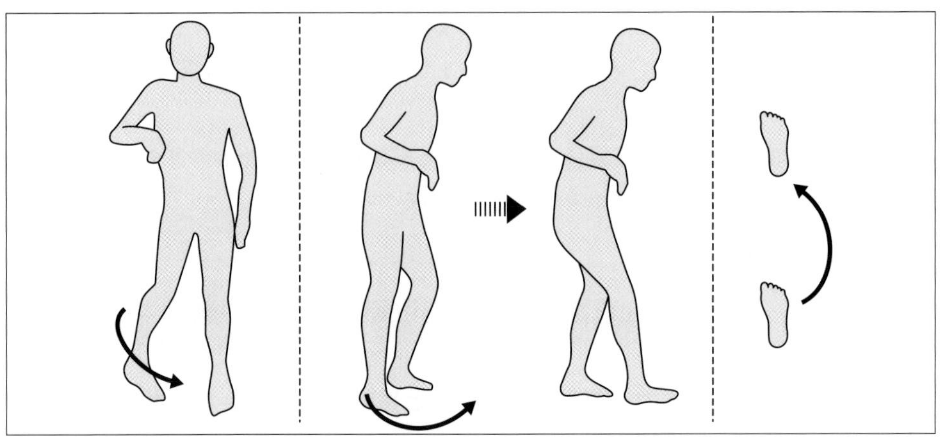

図3-5　下肢筋群の伸展パターンの歩行

また，転倒を防止するため，状態に合わせた杖（図3-6）や下肢装具（図3-7）などの補装具を用いる．

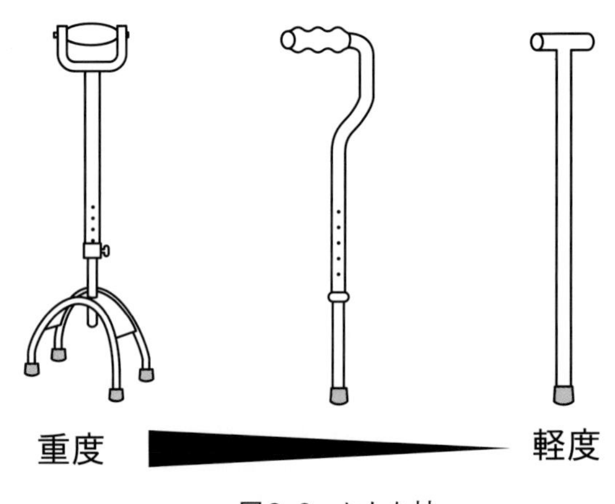

図3-6　おもな杖

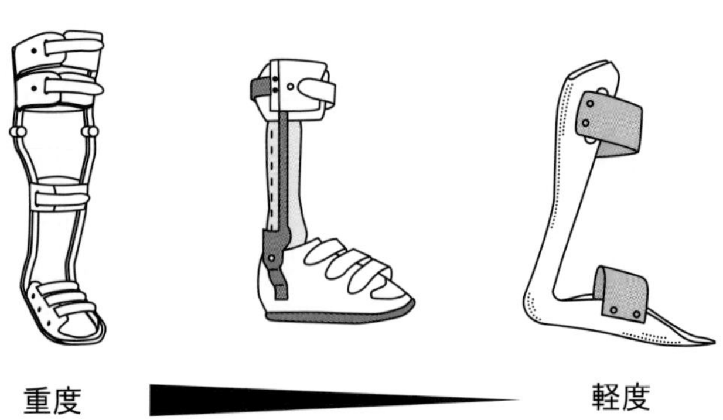

図3-7　おもな下肢装具

(2) 脳血管障がい者に求められる体力

脳血管障害による片麻痺者の体力構造については，次のように考えられている．

①健側・患側を含めた全身運動では，平衡性が第一義的で他の体力要素を決定している．

②全身運動におけるパワーや敏捷性，巧緻性などは，非麻痺者においては独立した体力要素であるが，片麻痺者ではバランスが安定した状態で初めて発揮される能力である．

③協応性は運動の統合であり，平衡性と全て関係するとは限らないが，多くの場合はその影響を受ける．

④全身持久力は健側が主体であるが，患側はごく軽度の麻痺を除いて従属的に屈伸運動として参加する．

これらを踏まえると，理想とする体力の獲得の段階については，図3-8のように考えられ，それに見合った体力向上プログラムが必要になる．

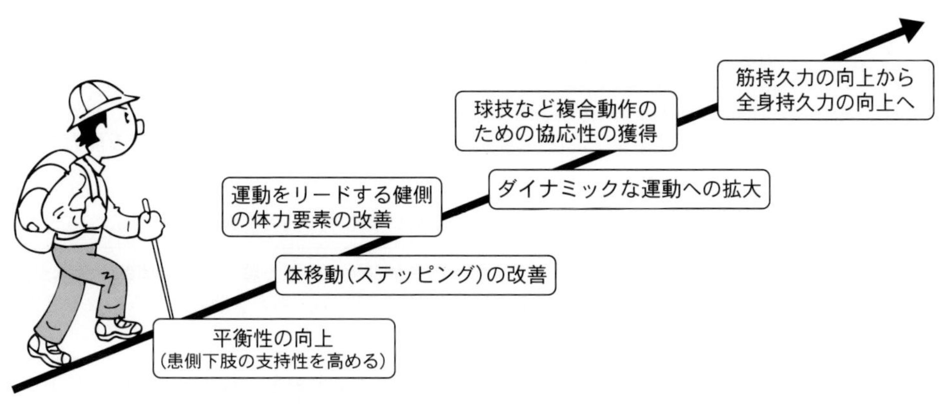

図3-8　脳血管障がい者の体力向上プログラム
（『臨床スポーツ医学』Vol.23，No.10，文光堂，2006．より作成）

日常生活を送る上では，運動障害によって影響を受ける日常生活での身体的作業能力を回復させることや，転倒に対する恐怖心の軽減などの精神的作業能力を向上させることが重要とされている．維持期脳血管疾患者の運動プログラムの内容については，身体活動能力と健康関連QOLの面から，自由に外出したりスポーツやレジャー活動を楽しむような余裕体力が必要であり，そのためには全身持久力や筋力以外に，平衡性や敏捷性，協応性などの体力要素も，プログラムに積極的に取り入れなければならない．近年，主に神経系の発達が著しいジュニア期を中心に，動きやパフォーマンスを合理的に効率的に発揮するための，運動の調整能力を向上させるトレーニングとして，**コーディネーショントレーニング**（Coordination Training）が注目され，様々な対象者に対して必要性が唱えられている．コーディネーション能力は7つの能力に分類されるが，スポーツの場面のみならず，動作そのものに必要不可欠な要素であり，日常生活動作においても大切である．転倒場面を例にあげると，つまずく要因となる段差や障害物に気付く視野の広さや距離感の把握（定位能力），周囲の変化に反応する能力（反応能力），転びそうになっても倒れない能力（バランス能力）など，多くのコーディネーション能力が含まれている．このような様々な体力要素を含めて包括的に体力を向上させ，日常生活動作のみならず生活機能全般を高めていくことが重要である（表3-2）．

表3-2　7つのコーディネーション能力

能　力	意　味
バランス	身体的バランスを維持し，崩れたバランスを元に戻す能力である．一般に静的バランスと動的バランスに区別される．
定　位	空間的にも時間的にも，身体の位置感覚を明確にする能力である．動いている物体に対して，手足などの身体部分を適合させて処理する能力も含む．
分　化	個々の運動における時間的な流れに応じて，身体部分を精密に調整し，運動そのものをより正確で効率的に行う能力である．
リズム化	外部から与えられたリズムをつかみ，運動としてそれを表現できる能力，また既に生体の内部にあるリズムパターンを新たな運動に向けてリセットできる能力である．
反　応	複雑な信号に対して，素早く，かつ適切に反応する能力である．
連　結	全身的な運動と連動しながら，個々の身体部位である上肢・下肢・体幹・頭部が，相互に関係し合いながら運動の目的に応じて統合し，新たな運動を生み出せる能力である．
変　換	継続中の運動，またはパターンとして発揮される運動を，外部の状況の変化に応じて急激に変化させることができる能力である．

(「JACOTライセンス教本・コーディネーショントレーニングの理論と実践」NPO法人日本コーディネーショントレーニング協会，2010.より引用)

3.3　脳血管障がい者の体育・スポーツ・フィットネスの実施上の留意点

脳血管障がい者は，様々な合併疾患を伴うことが多い．そのため，運動の実施前に，以下のような医学的・身体的状況を把握しておく必要がある．特にこれらの状況が急性期に起きている場合には，注意が必要であり原則として運動は避ける．

(1) 内科的疾患について

主な合併疾患としては，心臓病・末梢動脈疾患・肺疾患・糖尿病・高血圧症・腎臓病などがあげられる．特に血圧に関しては，脳血管障がい者の場合，その多くは「少々高め」

であり，降圧剤で血圧をコントロールしていることが多い．運動実施前に「いつもより血圧が高い」「薬を飲み忘れている」といった場合は無理をさせない．軽いストレッチングや軽い有酸素運動であれば可能なケースもあるが，筋力トレーニングなどの無酸素運動の実施は禁忌である．また，水分補給もこまめに行うこと，塩分制限による熱中症や糖尿病合併の際の低血糖にも注意しなければならない．日本高血圧学会の「高血圧治療ガイドライン2014」によると，高血圧の基準は「診察室血圧で140/90mmHg」，「家庭血圧で135/85mmHg」とされている．また，厚生労働省の「介護予防マニュアル」によると，安静時の血圧が180/110mmHg以上，安静時脈拍数が110拍/分以上，または50拍/分以下の場合は，原則として運動は禁忌としている．

(2) 整形外科的疾患および神経学的異常について

主な合併疾患としては，肩関節亜脱臼・変形性関節症・腰痛症・椎間板症・骨粗しょう症・椎体骨折・腰椎すべり症・脊柱管狭窄症などがあげられ，また，神経学的異常として，しびれや中枢性疼痛・視力や視野の障害・半側空間無視などがあげられる．肩関節亜脱臼が疑われる場合は，過度な外転・外旋動作に注意する必要があり，その他の関節疾患を伴う場合は，関節の局所に負荷をかけるような動作には注意が必要である．また，患側は慢性的な痛みやしびれを伴うケースが多い．むしろ麻痺が軽度な程しびれが強いケースが多い．「痛い」「しびれている」からといって動作をしなければ，どんどん「拘縮」や「**廃用症候群**[*2]」が亢進する．慢性的な痛みやしびれのケースは，適度にストレッチングを行うことが望ましい．ただし，外傷や疲労が原因と考えられる急性期の痛みの場合は，運動は禁忌であり安静状態を優先する．一方で，感覚障害の影響で外傷性の痛みを感じないケースもある．例えば転倒し患側を打撲した場合に，本人の主訴で痛みが無い場合でも，患側は健側に比べ筋力や骨・関節の状態が低下しており，骨折などの重傷を負っている場合が多いため，その対応は慎重に行うべきである．

＊2　廃用症候群：過度の安静や，活動性の低下による身体に生じた状態をさす（筋・骨の萎縮，関節拘縮，誤嚥性肺炎，心機能低下，起立性低血圧など）．

(3) 高次脳機能障害について

半側空間無視などの視空間失認を伴う場合は，認知範囲の低下による用具や設備への衝突や転倒に注意する必要がある．失語症を伴う場合は，コミュニケーションの難しさによる感情や意欲の不安定さに注意する必要がある．また理解力，記銘力の著しい低下や認知障害がある場合は，疲労度や学習到達度の確認が難しいことから，客観的に表情や動作の違いを観察しながら難易度や負荷をコントロールしていく必要がある．

3.4 脳血管障がい者におけるスポーツの例

1）脳血管障がい者のフィットネス

機能や健康の維持向上のためには，日頃から基礎体力を意識した運動を習慣化することがポイントである．特に必要とされる体力や要素について，4つのポイントをあげて紹介する．

(1) 上肢や下肢の柔軟性や可動性を高めるためのフィットネス

患側（上下肢）の拘縮予防や廃用症候群の予防のため，まずはリラックスした状態を保ちながらストレッチングを行う（図3-9）．よりリラックスしながら行うためには，自重（重力負荷）を免荷して行うことがポイントである．例えば，仰臥位などの姿勢で行う（図3-10），テーブルを拭く動作で行う，あるいは天井から吊るされたロープを使用して，振り子のような動作でストレッチングを行う（図3-11），水中で浮力を利用して行うことなども効果的である．また，タオルや杖，ボールなどの日用品を使用して行うことでより習慣化につながる（図3-12）．

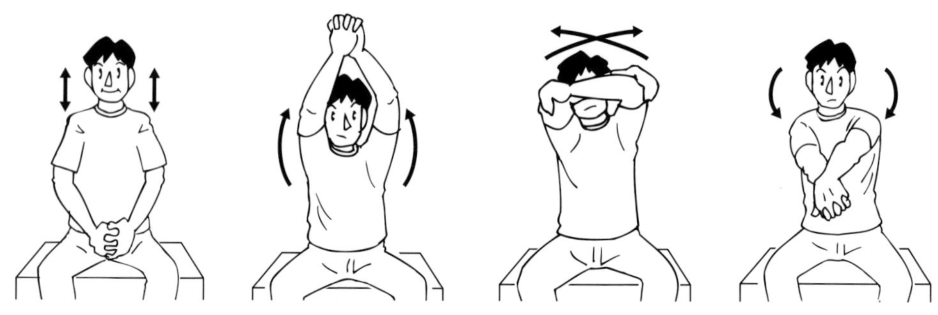

図3-9　上肢ストレッチング例

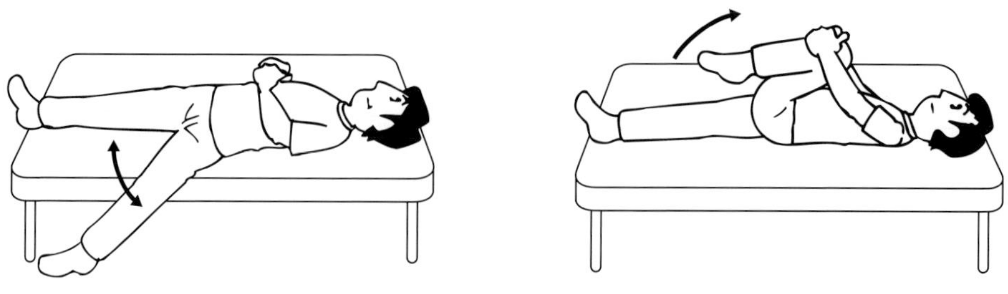

図3-10　下肢ストレッチング例

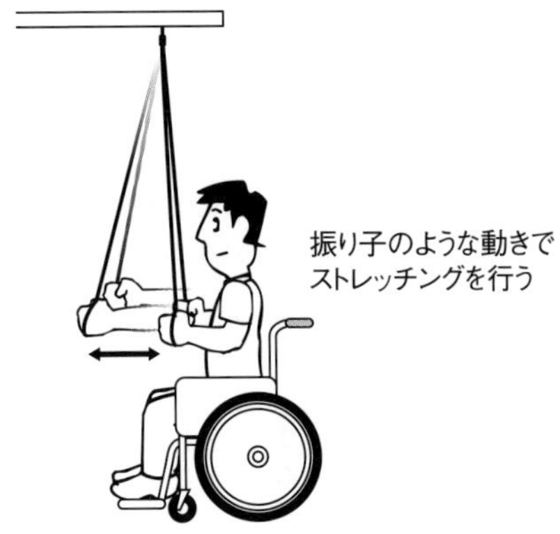
振り子のような動きで
ストレッチングを行う

図3-11　ロープを使った自重免荷でのストレッチング例

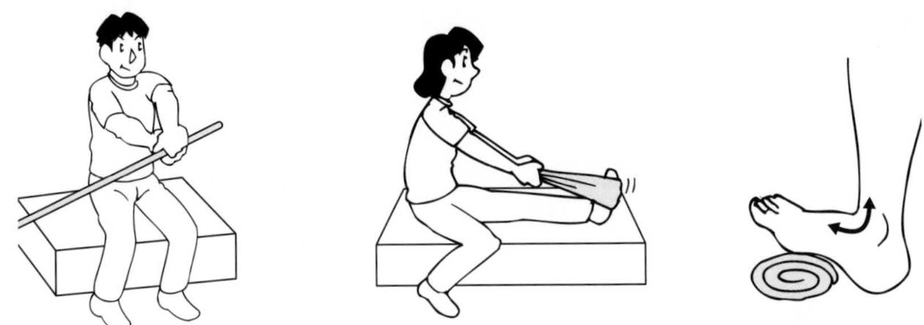

図3-12　日用品を使ったストレッチング例

(2) 体幹の柔軟性やバランスを高めるためのフィットネス

体幹の柔軟性や可動性を高めるため，骨盤や肩甲帯が連動して動かせるような工夫をする．例えば，タオルやボールの上に座り骨盤の前後傾や左右傾を促すことで，体幹を大きく動かすことにつながり，座位バランスの向上につながる．また，立位姿勢で左右へ骨盤を動かすこと（くの字運動）で，患側下肢への荷重が意識でき，支持性を高めることができる（図3-13）．

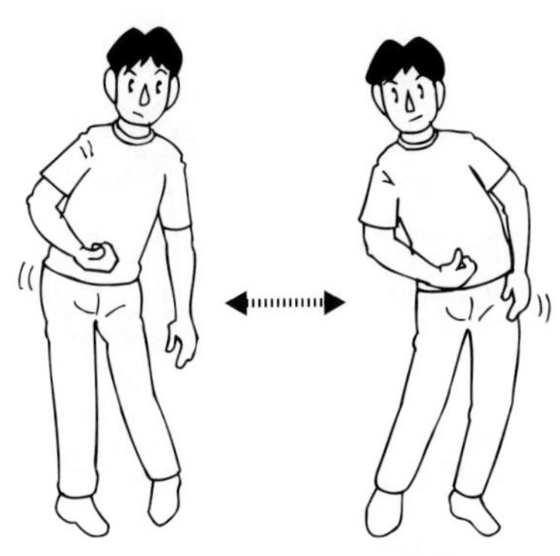

図3-13　くの字運動

(3) 下肢の筋力を高めるためのフィットネス

下肢の筋力を高めるために立ち上がり運動（スクワット運動）を行う．最初は健側下肢を主に荷重した後，徐々に患側下肢に荷重を増やしていく（膝を少し曲げるだけで下肢に負荷がかかり効果が図れる）．その場合，姿勢や体幹の動きを意識することでより効率的に動作できるように促す．またボールを使用し，下肢で「挟む」「踏む」あるいは「転がす」などをすることで，筋バランスを高めることができる（図3-14）．

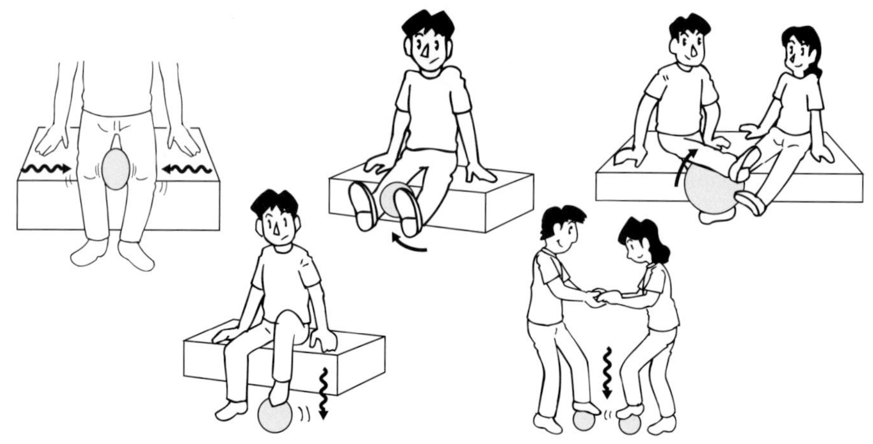

図3-14　ボールを使用したフィットネス例

(4) 全身持久力を高めるためのフィットネス

全身持久力を高めるためには，比較的高いレベルの下肢機能が必要であるため，取り組むことは決して容易ではない．フィットネス機器を活用した例をあげると，トレッドミルを用いた歩行運動では自重を免荷することで長時間の動作が可能となり，自転車エルゴメーターではリカンベントタイプ（背もたれ付）であれば座位を保持できるなど，安全に取り組むことが可能である（図3-15）．

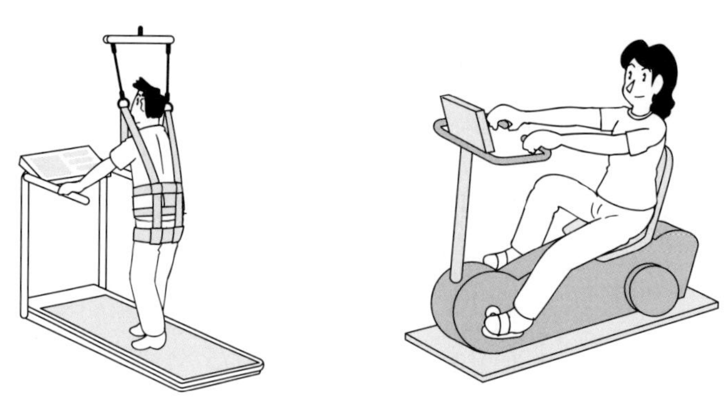

図3-15　全身持久力を高めるフィットネス例

2）脳血管障がい者のスポーツの要素を用いたトレーニング

関節拘縮の予防や，患側下肢の支持性やバランス，筋力や全身持久力などの基礎体力の維持向上を図るだけでなく，より複雑に変化する日常生活の場面に適応させていくことがポイントとなる．そのためにも，スポーツの要素を活用した複合的なトレーニングやコーディネーションエクササイズは効果的である．

(1) イメージどおりに四肢を協調させるコーディネーションエクササイズ

①オープン＆クローズ

上下肢を意識的に違う方向に動かそうとするなど，イメージして動かしながら動作の感覚を養う．またより体幹に近い部位を動かすことによって，肩甲帯や股関節周囲筋に強化を行う（図3-16）．

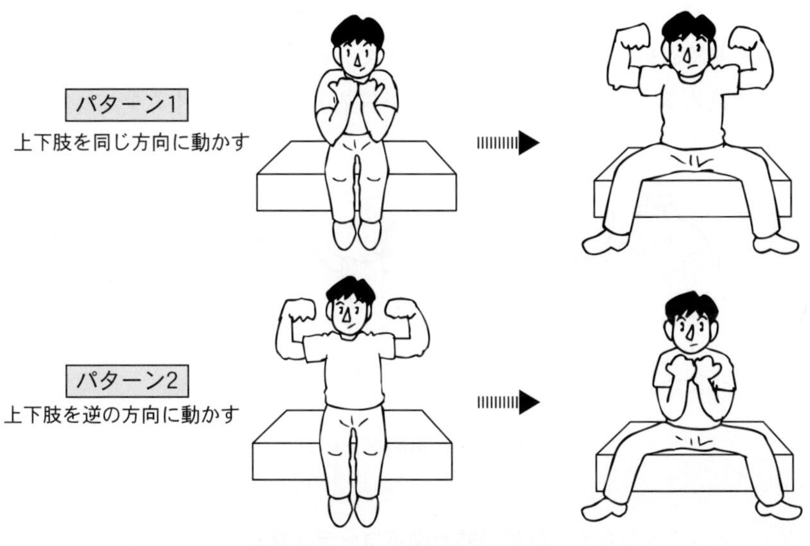

図3-16　オープン＆クローズ

②全身あとだしジャンケン

相手の出したジャンケンに対して後出しで「勝つ」「負ける」など，相手の動きに素早く正確に反応する能力を養う（図3-17）．

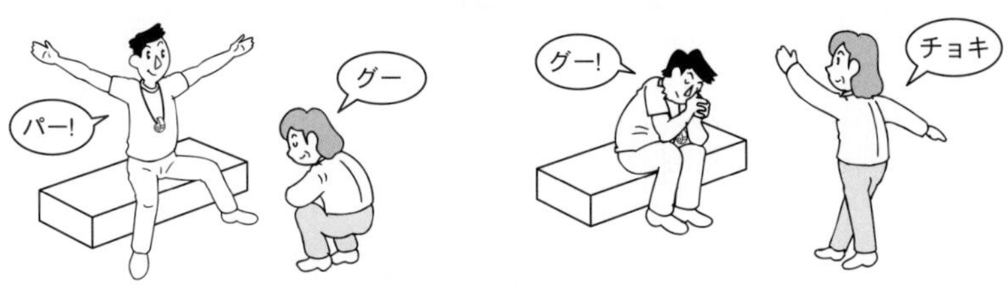

図3-17　全身後出しジャンケン

(2) バレーボールの要素を取り入れたコーディネーションエクササイズ

①リアクションキャッチ

左右のボールを視野に入れ，認知する範囲を広げることで周囲の変化に気付き，また，素早く反応しボールをキャッチしたり，とっさにステップするなど，バランス能力を養う（図3-18）.

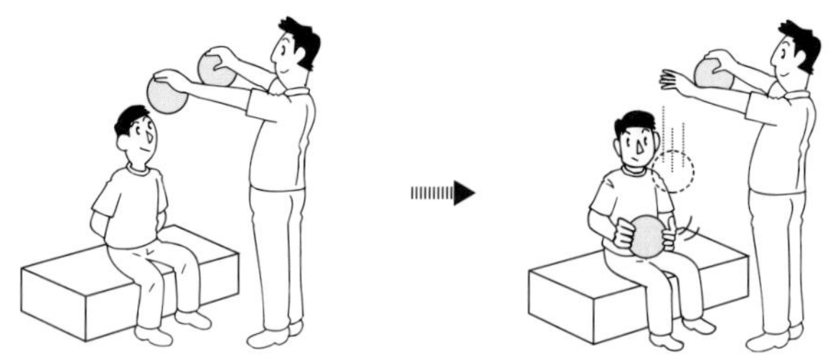

図3-18　リアクションキャッチ

②風船タッピング

不規則に動く風船をコントロールすることで，視野や認知の範囲を広げながら，上肢の可動性を高める．また様々な姿勢でとっさにステップしたりするなどしてバランスを養う（図3-19）.

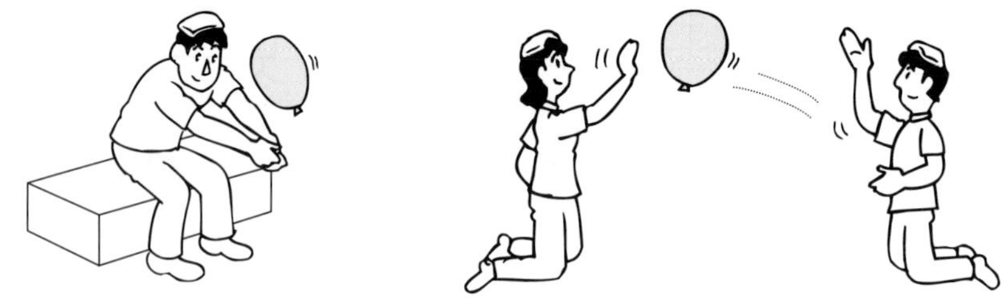

図3-19　風船タッピング

(3) ウォーキングをしながら転倒予防を図るコーディネーションエクササイズ

①ラダー（ロープ）ウォーキング

ラダーを踏まないように，様々なステップやリズムを交えてウォーキングを行う．また，手拍子を入れたりボールをついたりするなど，**デュアルタスク**（**二重課題**）を取り入れることで，認知機能の低下を予防する（図3-20）.

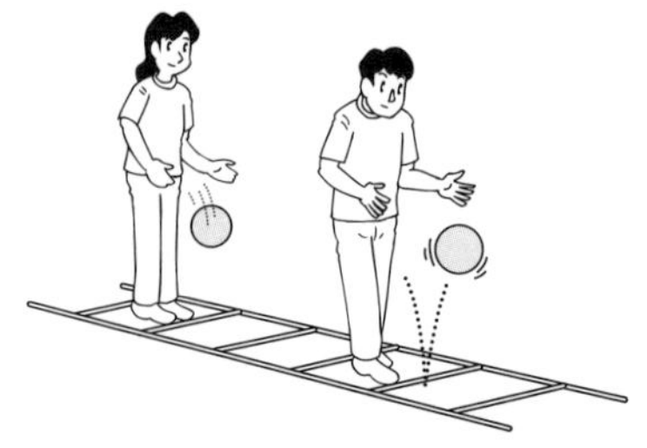

図3-20　ラダーウォーキング

3) 脳血管障がい者向けの各種スポーツ

(1) 水泳・水中エクササイズ

水中での運動は，機能訓練として，また健康づくりの面からも，脳血管障がい者にとって広く適応しやすいスポーツ種目として理解されている．水中での運動の利点は，浮力によって関節への負担や抗重力作用が軽減され，陸上よりもダイナミックな動作を反復しやすい点やリラクゼーション効果があげられる．また，水の抵抗を利用した筋力トレーニングや，転倒のリスクを軽減しながらのバランストレーニングが可能となる（図3-21）．これらのトレーニングの後に泳法を習得することで，全身運動や全身持久力運動も可能となる．しかし，水圧や水温によって心臓や血管に影響を及ぼす危険性も高いため，障害の程度の把握や，血圧・脈拍・体温などを踏まえたメディカルチェックが必須となる．また，自己保全や正しい呼吸ができなければ溺れてしまうなどのリスクもあるため，身体機能のみならず，理解力や認知機能などに著しい低下が認められる場合は禁忌となる．これらに留意しながら，安全教育と段階を踏んだ学習が必要となる．

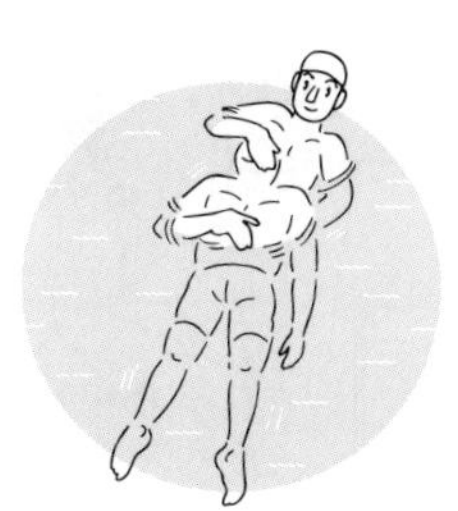
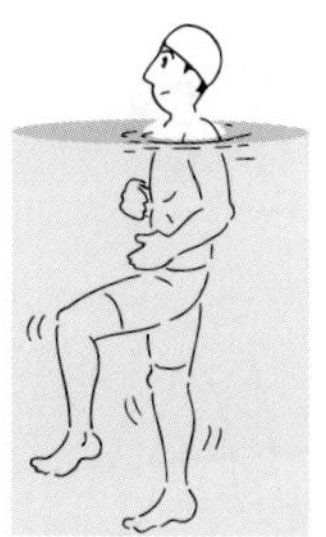

図3-21　水中エクササイズ

(2) 卓球・バドミントン・テニスなどのラケットスポーツ

卓球はラケットスポーツへの導入として，比較的安全にやさしく取り組めるスポーツである．ボールを見てラケットでコントロールすることで，視野などの認知機能の改善と上肢の可動性を高めることができる．また，比較的小さな範囲内で様々な方向にステップをすることで，患側下肢への荷重やバランス感覚を養い，移動能力を高めることにもつながる．最初はネットを外したゴロ卓球から取り組み，徐々にバウンドボールのラリーにつなげていく．複数で行う**四面卓球バレー**などは，重度の障害がある場合でも集団で楽しむことができる（図3-22）．バドミントンは，卓球に比べて転倒の危険性が高まるため，打点やステップの方向などに注意して行う．テニスは打球点に慣れるまでに時間を要することが多いため，ラリーを楽しむためにはスポンジボールなどを使用したショートテニスから導入することで取り組みやすくなる．また屋外で行う場合は，暑熱・寒冷環境における体調の変化などに十分な留意が必要である．

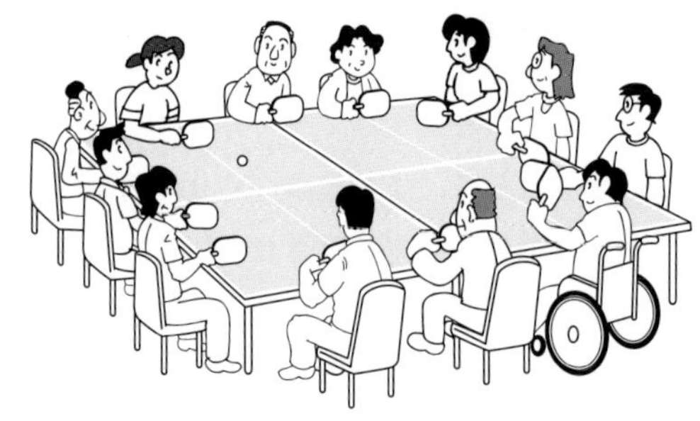

図3-22　四面卓球バレー

＜ラケットスポーツを行う上での転倒を防ぐための工夫＞（図3-23）

- 壁を背にして行う
- タオルを頭上に乗せ崩せる限界を意識する
- 後方で人がサポートする

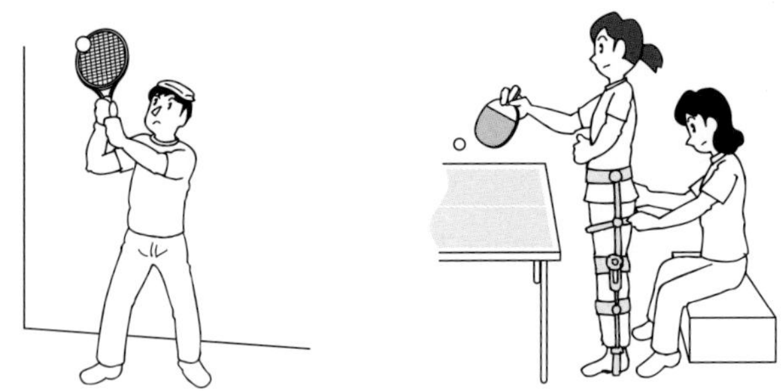

図3-23　転倒を防ぐための工夫

(3) ゴルフ（グラウンドゴルフ・ターゲットバードゴルフ）

グラウンドゴルフやターゲットバードゴルフなどは，スイング動作によって上肢の可動性や患側下肢への荷重が促進されるなど麻痺部位の機能の維持向上を促進することができる．また，クラブを杖代わりにしながら歩くこともできるため，安全に自分のペースで歩行量を増やすことにもつながる（図3-24）．

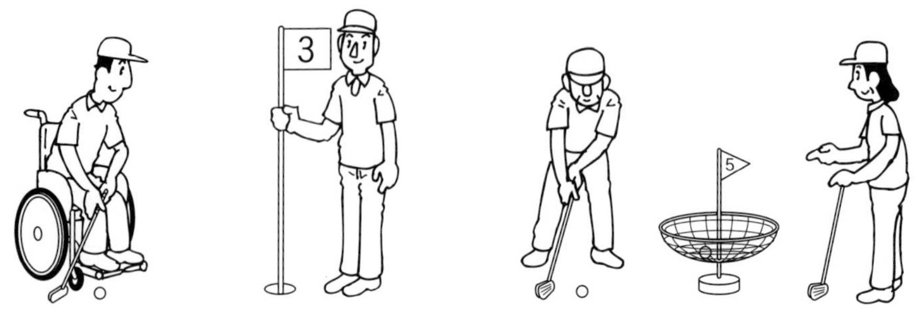

図3-24　グラウンドゴルフ・ターゲットバードゴルフ

第4章　重度脳性麻痺を有する人々のアダプテッド・スポーツ

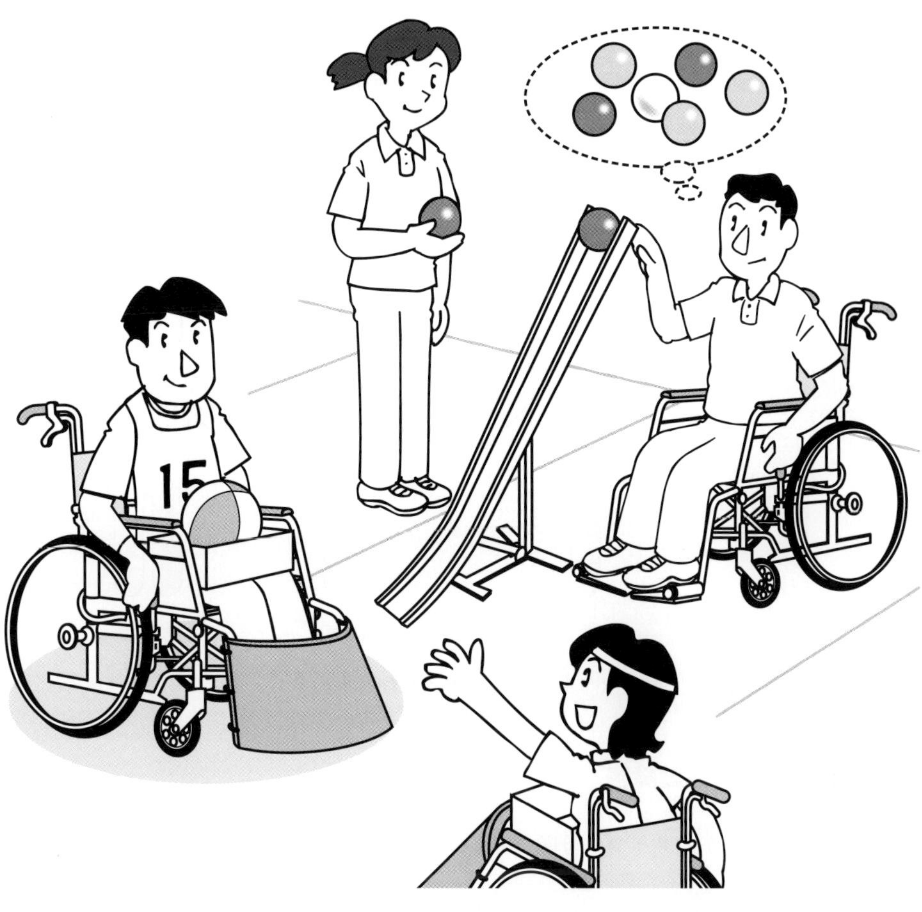

脳性麻痺（Cerebral Palsy：CP）とは,「受胎から新生児期（生後4週未満）の脳の非進行性病変に基づく，永続的なしかし変化しうる運動および姿勢の異常である．その症状は2歳までに発現する．進行性疾患や一過性運動障害または正常化するであろうと思われる運動発達遅延はこれを除外する.」と定義されています（厚生労働省,1968）．脳性麻痺といってもその実態は幅広く，日常生活で何ら支障のない人から，知的障害，てんかん発作などを合併し，生活全般に支援を必要とする人まで様々です[1)]．この章では特に重度脳性麻痺者を対象にしたアダプテッド・スポーツについて学びます．

4.1　重度脳性麻痺者の特性と種類

1) 脳性麻痺の分類

脳性麻痺はその発生部位によって4つのタイプに分けられる（図4-1）．**四肢麻痺**とは，上肢と下肢の両方に同程度の麻痺がある状態であり，多くの場合，運動障害は重度である．**両麻痺**は主に下肢麻痺の程度が重い状態である．**片麻痺**は片側の腕と脚のみに麻痺が及ぶ状態であり，**単麻痺**は四肢のうち1つの部位だけに麻痺が起こる状態である[1]．

（注）脊髄損傷者などでは対麻痺という用語が用いられる．対麻痺は両下肢のみの麻痺であり，脳性麻痺者の多くは上肢にも麻痺を伴うため，両麻痺という用語を用いる．

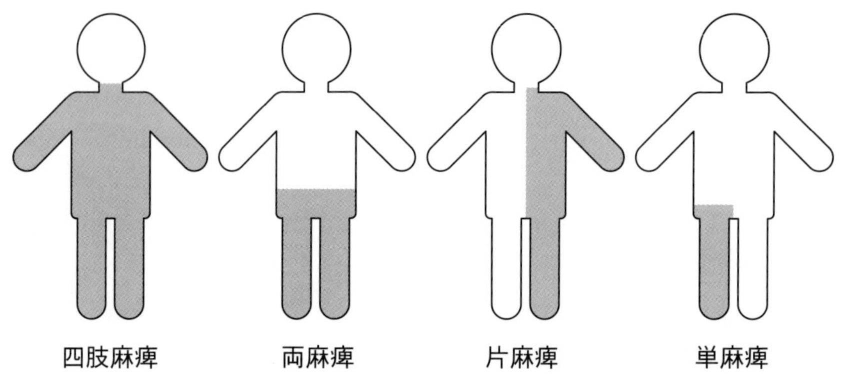

図4-1　発生部位による脳性麻痺の分類

2) 脳性麻痺による運動障害

運動障害はいくつかのタイプに分類される．代表的なものを表4-1に示す．

表4-1　運動障害の分類と特徴

分　類	特　　徴
痙直型	脳性麻痺児で最も多く，運動に関する筋肉が不必要に突っ張ったり，こわばったりする状態が続く．そのためにスムーズな運動が困難である．
アテトーゼ型	筋が一定の緊張を保つことができず，不随意に動く． 四肢や胴体は，ねじれるように動いたり，急に動いたりする場合がある．
失調型	身体の協調がうまくとれず，身体を小刻みに震わせるような動きが見られる． そのため，細かい動作が困難となりやすい．
混合型	これらの分類のうち2つが複合したもので，痙直型とアテトーゼ型の混合が多い．

3）脳性麻痺の特性

麻痺を起こした腕や脚は発育が悪く，硬直して筋力が低下する場合が多い．片脚がもう一方の脚にぶつかるように交差して歩く「はさみ足歩行」や，つま先立ちで歩く「尖足歩行」もよく見られる．また，視線が交差している，視点が定まっていない，視線がさまようなどの斜視や，その他の視覚障害が現れることもある．脳性麻痺では，全てのタイプで，話すために使う筋肉の制御が困難になっているため，発話が不明瞭となる場合がある．脳の病変の程度も様々であるため，脳性麻痺者では，運動障害だけでなく，知的障害，視覚障害，言語障害，聴覚障害，痙攣性疾患など，別の障害が合併する場合も多い．

4.2　重度脳性麻痺者におけるスポーツの意義

脳性麻痺は脳原性の運動や姿勢の障害である．特に重度になると，自分で身体を動かしたり，姿勢を整えたりすることが困難となる．意図的に身体を動かす活動を行わないと，脊柱の側弯，関節の拘縮などの二次障害が起こりやすく，二次障害は更なる自発的な運動の減少を引き起こす悪循環に陥りやすい．したがって，積極的に姿勢を変えたり，身体を動かしたりする必要があり，その意味では重度脳性麻痺者がスポーツに取り組むことは，非常に重要であると考えられる．

また，重度脳性麻痺者においては，日常生活での移動などにも困難さを抱えている場合も多く，脳性麻痺者の活動範囲や交流が広がりにくいという問題もある．しかし，特別支援学校のスポーツ大会で，学校間の交流が生まれ，友だち，ライバルとして，大会後もメールなどを利用して交流が深まっているような例や，自分に合ったスポーツに出会うことで卒業後も仲間を募り，クラブチームを作っているような例も耳にする．

このように，脳性麻痺者のスポーツは身体的な側面だけでなく，自己実現を考えた時にも非常に重要な役割を担っている．

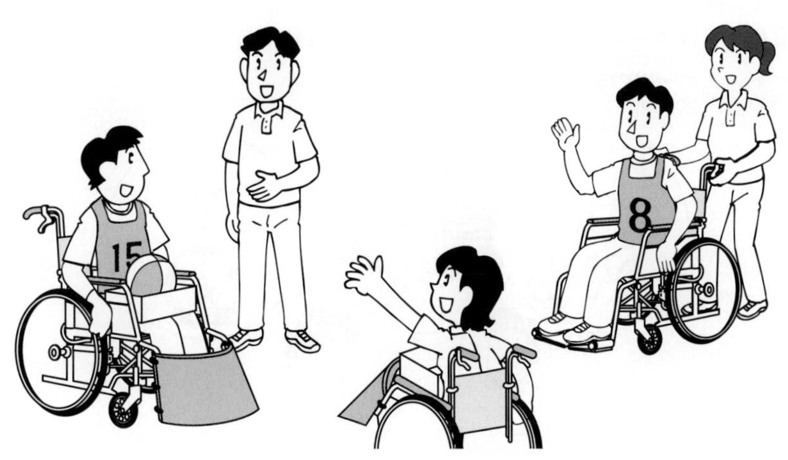

4.3　重度脳性麻痺者におけるスポーツ実施上の留意点

重度脳性麻痺者を含む，重い肢体不自由のある人たちのスポーツ実施や指導に関して，以下の5点に注意（留意）したい．

(1) 健康・安全に留意する（医療機関との連携）

脳性麻痺は，てんかん発作，視覚障害など様々な障害を合併している場合も多い．スポーツ実施に関しての禁忌事項はないか，どのような薬を服用しているのかなど，知っておくべき健康面・安全面の情報は多岐にわたる．例えば，てんかん発作が起こりやすい時間帯のスポーツは避ける，斜視があり動く物の追視が難しい場合は，動きのゆったりとした種目から導入するなど，健康面を把握することで様々な支援や配慮が可能となる．

(2) スポーツの目的を明確にする

脳性麻痺者に限ったことではないが，障がい者のスポーツの目的はリハビリテーション，仲間との交流，競技力向上，体力向上，楽しみなど，様々である．しかし，各々がどのような目的でスポーツを行っているのか，行おうとしているのかを把握していないと逆効果になることもある．例えば，楽しみを目的にスポーツを行っているのに，基本的な練習ばかりだと，面白さに触れる前にスポーツから離れていく可能性もある．

(3) 施設，用具やルールを工夫する

脳性麻痺は運動と姿勢の障害であるため，既存のルールや用具の中では十分に楽しめない場合が多い．例えば，随意運動が困難で電動車いすを使用している人がサッカーをやる場面を考える．電動車いすでボールを蹴るのだが，通常のサッカーボールを使用すると，車いすがボールに乗り上げてしまったり，相手と接触する危険性が高くなったりする．そこで通常よりも大きいボールを使用することで，そのような問題が解消される．このように脳性麻痺者のスポーツにおいて，道具やルールは柔軟であるべきだと考える．まさにアダプテッド・スポーツの最も重要な観点である．

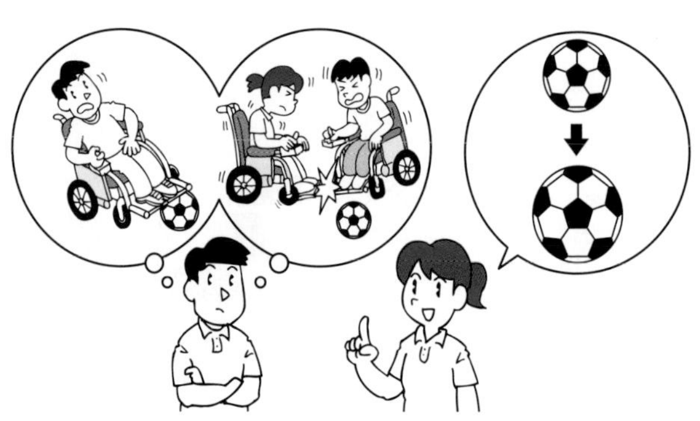

(4) 運動やスポーツで生活が広がるように心がける

スポーツを行ったり，楽しんだりすることで交流関係が広がったり，練習や試合の会場へ移動することで行動範囲が広がったりする．例えば，プレイすることは難しくても，トップ選手が着用しているジャージを購入するために，近隣の大型ショッピングモールに足を運んだり，SNSを通じて共通のスポーツを楽しむ仲間を見つけたりすることも可能である．

また，スポーツでの達成感を得ることも重要である．実際，自分には無理だと思い，スポーツを楽しむことがなかった脳性麻痺者が，様々な障がい者のスポーツと出会い，仲間と競ったり協力したりすることで，活動の範囲や交流関係が広がったという話はよく耳にする．

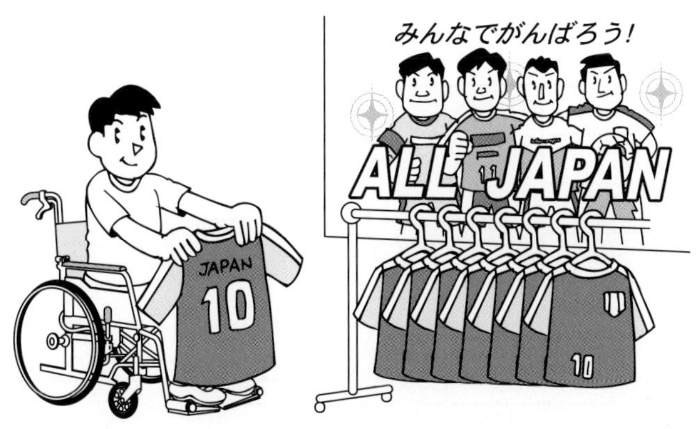

(5) スポーツを大きな視点でとらえる

スポーツは自分でやるだけでなく，見る楽しみ，支える楽しみ，運営する楽しみなどもある．当然，自分でやることは大切だが，大会の運営に携わることや，自分がやっているスポーツをオリンピックや世界選手権などを見て楽しむことも，同様に大切なスポーツ参加である．例えば，車いすバスケットボールや車いすラグビーでは，元選手が監督やコーチとして日本代表の強化に努めており，プレイヤーとしてだけではなく指導者としても活躍している．他にも審判としてなど，様々な形でスポーツに関わり続けることができる．そのためにはスポーツを大きな視点でとらえる必要がある．

4.4 重度脳性麻痺者のスポーツの例

重度脳性麻痺者が楽しんでいるスポーツには，電動車いすサッカー，乗馬，風船バレーなど様々あるが，ここではパラリンピック種目でもあるボッチャ（Boccia）と，特別支援学校発祥のスポーツであるハンドサッカーについて，簡単に紹介したい．

1）ボッチャ

ボッチャは四肢，体幹に重度の運動機能障害のある人を対象に，ヨーロッパで考案されたスポーツである．12.5m × 6mのコート（投球ボックスを含む，図4-2）内で，ジャックボールと呼ばれる白い的球に，赤青の持ち球をいかに近付けるかを競うターゲット型の球技である．シンプルなルールであるが，相手の球を弾いたり，ジャックボールの前に防御の球を置いたりと非常に高度な戦術を要し，さらにその戦術を具現化するための高い精度の投球も求められる奥深い競技である．冬季オリンピック種目であるカーリングや，鉄球を投げて目標球に近づけるペタンクに似たイメージの種目である[2) 3)]．

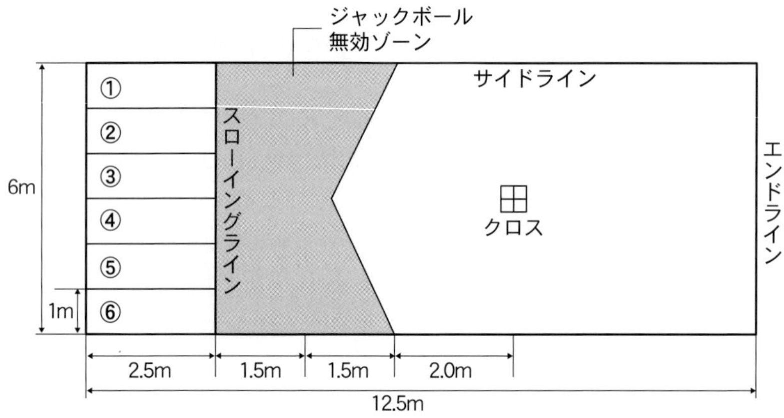
ジャックボール
無効ゾーン
サイドライン
①
②
③
④
⑤
⑥
スローイングライン
エンドライン
クロス
6m
1m
2.5m
1.5m
1.5m
2.0m
12.5m
競技は，12.5m×6mのコートで行われる．先取は2.5m× 1mのスローイング
ボックス内でプレーする．
個人戦ではボックス③④（③が赤，④が青），
ペア戦ではボックス②～⑤（②④が赤，③⑤が青），
チーム戦ではボックス①～⑥（①③⑤が赤，②④⑥が青）を使用する．

図4-2　ボッチャコート（日本ボッチャ協会HP：https://japan-boccia.com/aboutより）

(1) クラス分け

障害の程度によって，BC1～BC4の4つのクラスによって行われる（国内では，BC1～BC4に当てはまらない肢体不自由者を対象としたオープン座位，オープン立位クラスでの競技も実施されている）（表4-2）．また，試合形式は各クラスの個人戦，2対2で行われるペア戦（BC3，BC4），3対3で行われるチーム戦（BC1，2混合）がある．

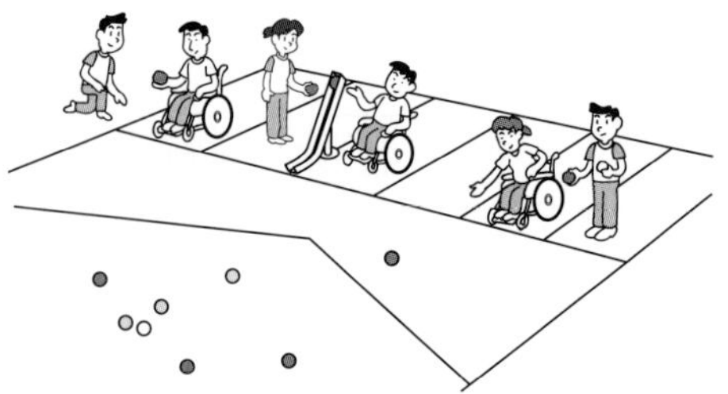

表4-2　ボッチャのクラス分け

クラス	BC1	BC2	BC3	BC4
特徴	車いすの固定やボールの準備などに介助が必要	上肢での車いす操作がある程度可能	自身での投球ができないため，アシスタントによるサポートにて勾配具（ランプ）を使用する	BC1・BC2と同等の四肢運動機能障害がある（頸髄損傷，筋ジストロフィーなど）
対象	脳原性疾患	脳原性疾患	脳原性疾患 非脳原性疾患	非脳原性疾患
投球	可（足蹴り可）	可	不可	可（足蹴り可）
勾配具	不可	不可	可	不可
アシスタント	可	不可	可	足蹴り選手のみ可

（日本ボッチャ協会ホームページより作成）

最も障害程度の重いBC3クラスでは，**ランプ**と呼ばれる傾斜台の使用が認められている[3)]（図4-3，図4-4）．

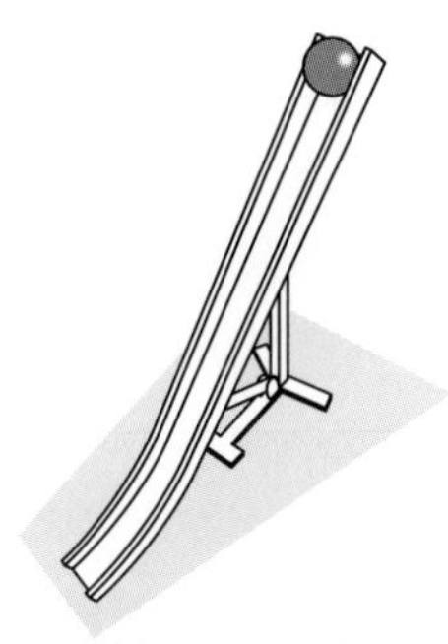
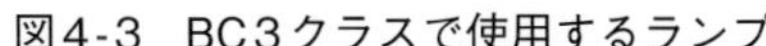

図4-3　BC3クラスで使用するランプ

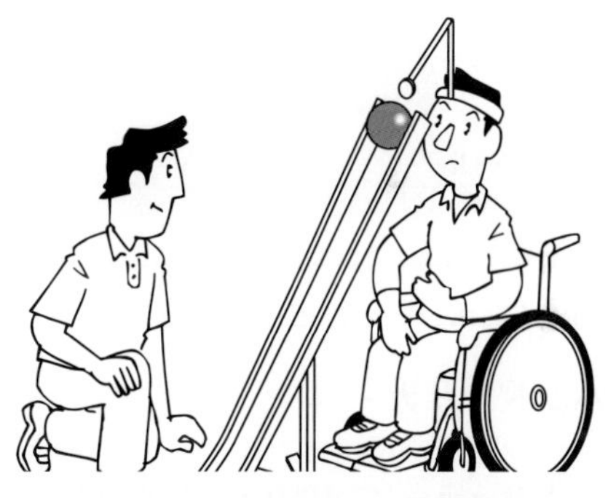

図4-4　ランプを使用するBC3選手

ランプを使用することでボールの投球が困難な重度の脳性麻痺者でもゲームに参加することができる．用具をアダプテッド（工夫・適応）した例であろう．また，BC3クラスでは，ランプを操作するためにアシスタントを1名付けることが認められているが，アシスタントはゲーム中，コートを振り返ってはならない．選手はランプの方向，高さ，長さ，ボールの使用などについて，アシスタントに1つひとつ指示を出さなければならない．あくまでもゲームを行っているのは選手であり，ボールの行方，試合展開など，全ての決定は選手が行わなければならない．ボッチャは最高の自己決定スポーツとも呼ばれる所以であろう[2)]．

(2) ゲームの進め方

ゲームは赤の選手からジャックボールを投球し，続けて同じ選手が持ち球を1球投げる．次に青の選手が持ち球を1球投げる．これ以降は，手持ちの自球がある限り，ジャックボールから遠い方の色の選手が投げる．全てのボール（赤青それぞれ6球ずつ）を投げ終えたところでエンド終了となる．ジャックボールに最も近いボールを投げた側の勝利となる．得点は，相手側のジャックボールに最も近いボールよりも，さらに近い位置にある勝利側のボールの数となる（図4-5）．したがって，1エンドの得点は原則1点から6点の範囲である．2エンド目は青の選手のジャックボール投球から開始される．進行は1エンド目と同様である．

個人戦，ペア戦では4エンド，チーム戦では6エンド行われ，その合計得点でゲームの勝敗が決定される．

その他，ルールの詳細は参考文献，ならびに日本ボッチャ協会のホームページ[3]を参照されたい．

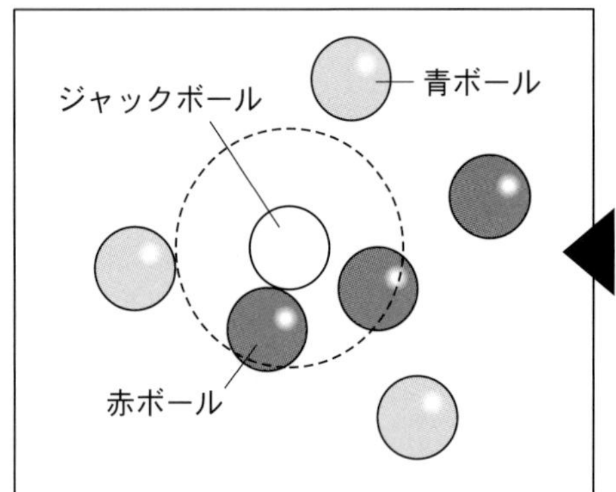

このような形でゲームが終了した場合，ジャックボールに最も近いのは赤ボールなので，赤の勝ちとなる．ジャックボールと青の最も近いボールを半径とする円周内に赤ボールが２球入っているので，赤ー青は「２ー０」というスコアになる．

図4-5　ボッチャの得点の計算方法

2) ハンドサッカー

ハンドサッカーは，1980年頃に東京都の肢体不自由養護学校（現・特別支援学校）の保健体育の実践から生まれたスポーツである．生徒たちの「ボールゲームがしたい」という願いを現場の体育教師が中心となって試行錯誤を経て作られてきた.「手を使える生徒は手で（ハンド）足を使える生徒は足で（サッカー），自分の得意なことを最大限に活かしてプレイしよう，活躍しよう」との思いが込められた名称である[2]．歴史的な流れはここでは触れないが，発祥から35年以上経った2015年度の東京都大会には，都内の肢体不自由特別支援学校から18チーム，200名以上もの生徒が選手として参加している．体育館で行われる，肢体不自由児のスポーツの地域大会としてはかなり大きな規模であろう．

(1) 用　具

ハンドサッカーは肢体不自由特別支援学校発祥の種目であり，怪我の防止，動きの保障などのために様々な用具を使用する．例えばゴールは通常のサッカーであれば中央に1つだが，ハンドサッカーでは，中央のメインゴールだけでなく，役割によってシュートすることができるサブゴール（図4-6）がある．また，ボールを大腿の上に乗せて移動しやすいようなボールホルダーや，接触による外傷を防ぐためのフットカバー（図4-7）などがある．

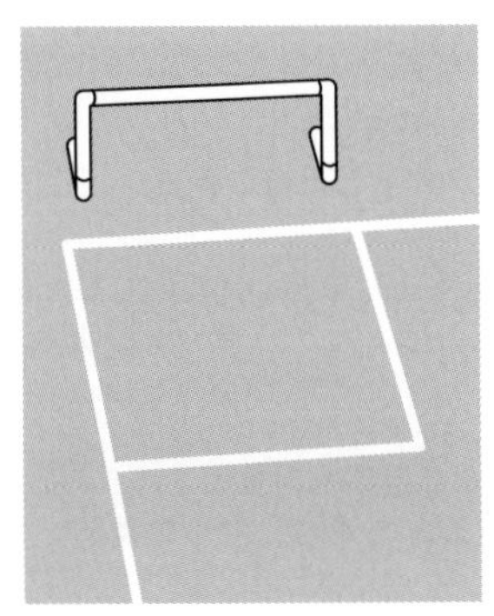

図4-6　サブゴール

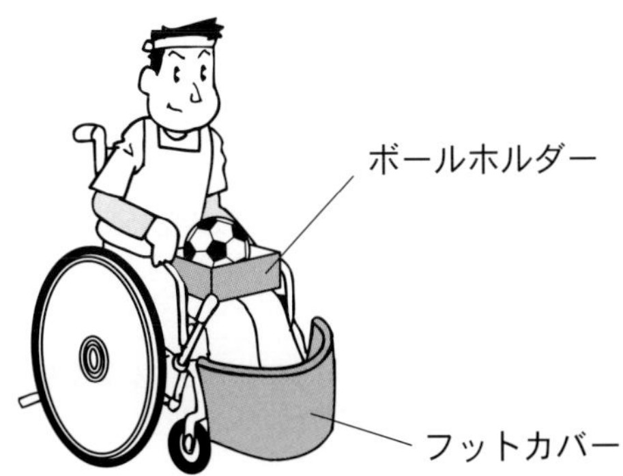

図4-7　ボールホルダーとフットカバー

(2) フィールド

ハンドサッカーは20m × 12mの大きさのフィールドと，特殊なポジションであるポイントゲッター（後述）が待機するエリアからなっている．コートの概略を図4-8に示す．

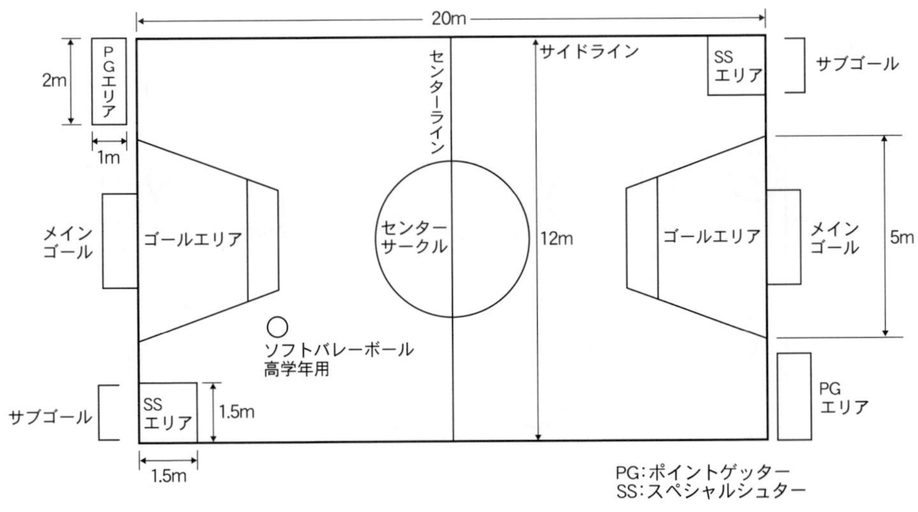

図4-8　ハンドサッカー・コート

(3) チーム人数とポジション

ハンドサッカーは選手（生徒）の障害の実態に合わせ，フィールドプレイヤー（FP）4名，スペシャルシューター（SS）1名，ポイントゲッター（PG）1名，ゴールキーパー（GK）1名の計7名の選手が1チームとなり，得点を競い合う種目である（各プレイヤーの役割について表4-3に，各ポジションの例を図4-9に示す）.

表4-3：ハンドサッカーにおける各ポジションの役割

ポジション<人数>	役　割
フィールドプレイヤー（FP）<4名>	独歩もしくは車いす（電動車いすを含む）の選手とし，SSエリア，PGエリア，ゴールエリア以外で自由にプレイすることができる.
スペシャルシューター（SS）<1名>	FPに比べ比較的運動機能に制限のある選手を対象とし，独歩もしくは車いす（電動車いすを含む）でプレイする. PGエリア，ゴールエリア以外を自由にプレイすることができる.
ポイントゲッター（PG）<1名>	FP，SSに比べさらに運動機能に制限のある選手を対象とする. PGエリアでプレイし，パス（シュート）を受け取った場合は自らの課題に1回挑戦できる.
ゴールキーパー（GK）<1名>	基本的にはゴールエリアでプレイする. ①ゴールエリアを出て，FPとしてプレイすることができる. 一度ゴールエリアから出た後はボールを保持したまま，再び戻ることはできない. ②ゴールエリアから直接シュートすることができる. ③FP，SSからのバックパスを受け取ることができる.

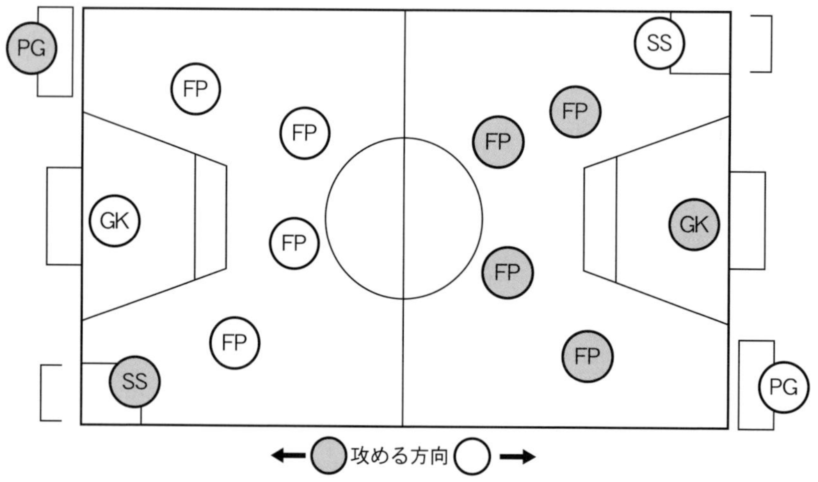

図4-9 ハンドサッカーポジション例

（注）ポジションや各選手の身体機能の程度によってハチマキを使用するが，詳細は日本ハンドサッカー協会のホームページからダウンロード可である[4].

(4) ルール

中央のメインゴールに入れれば3点となる．SSがコート端のSSエリアでボールを保持できれば，サブゴールへの2回のシュート権利が得られる．SSはSSエリアの外でパスを受け取り，保持したままSSエリアに入っても，SSエリア内でパスを受け取っても構わない．フィールドコートの外にあるPGエリアにて待機するPGに，パスが渡るとその時点で1点が入り，かつメインゴールへの1回のシュート権利（GKなし）が得られる．得点方法については**表4-4**に示す．複数の得点方法があり，一見すると複雑なようにも感じるが，ゴール型球技の醍醐味でもあるシュートを，選手1人ひとりの障害の実態に関わらず味わえるという点では，非常にアダプテッドしたルールであると考える．

表4-4：　ハンドサッカーにおける得点方法

	得点・方法
メインゴール	ボールがゴールラインを完全に通過し，メインゴールに入った場合，3点が得点される．
スペシャルシューター（SS）	①ボールを保持した状態で，SSエリアに（車いすの場合は4輪全て）入った場合，サブゴールに2本のシュートを打つ権利が与えられる． ②シュートはボールがサブゴールラインを完全に通過した場合，1投ごとに各1点，計2点が得点される．
ポイントゲッター（PG）	フィールド内から放たれたボールが他の選手，GKに触れることなくPGに渡った場合，その時点で1点，その後，シュートが成功すると1点，計2点がPGに得点される．

SSのサブゴールへのシュート，PGへのパス成立後のメインゴールへのシュートに関しては，GKは不在状態でのシュートとなる．その際には選手の障害の実態に応じて自由な方法でのシュート課題が認められている（試合前に，各選手のシュート方法については審判に報告しなければならない）．例えば，ボッチャのランプのような傾斜台を使用したり，ハーフラインからボールを転がしたり，電動車いすの操作で大きなボールを転がしてゴールに入れたりと三者三様のシュートスタイルを見ることができる．ただし，普段の練習時のシュート成功率が，50％程度でなければならないというルールが存在する．これは，ボールやシュート距離，シュート方法を決めてしまうと十分にプレイできない選手が出てしまうためである．方法を規制するのではなく，成功率を規制するということはこれまでのスポーツにはなかった新しい考え方であろう．競技として考えれば抜け道の多いルールであることも否定できないが，教育の一環であること，誰もが身体を動かすことの楽しさを味わうことを考えれば，1人ひとりが最も輝ける方法でシュートに挑戦できる．これもアダプテッド・スポーツの考え方の好例である．

(5) 具体的なシュート課題の例

シュート課題は学校生活や日常生活上の課題とも関連を持っており，ハンドサッカーを楽しみながら，日頃取り組んでいる学習の成果を発表する機会ともなっている（図4-10）.

その他，ルールの詳細については，日本ハンドサッカー協会のホームページ[4]，普及用DVD[5]などを参照されたい.

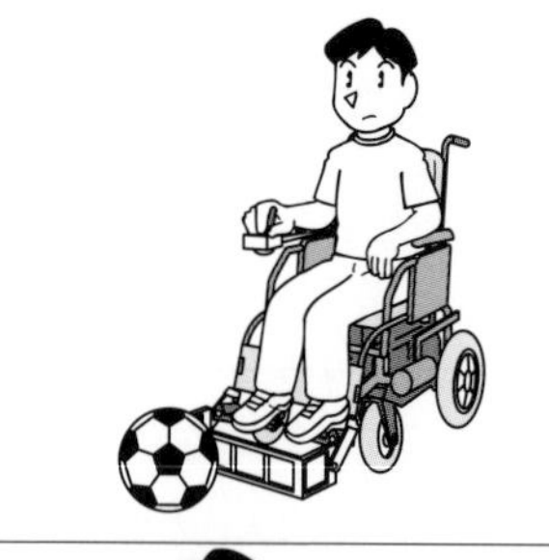	大きなボールを電動車いすを操作しながらゴールまで運ぶ課題である．大きなボールは中心に力を加えないと逸れて転がりやすいため，繊細な車いす操作が必要である.
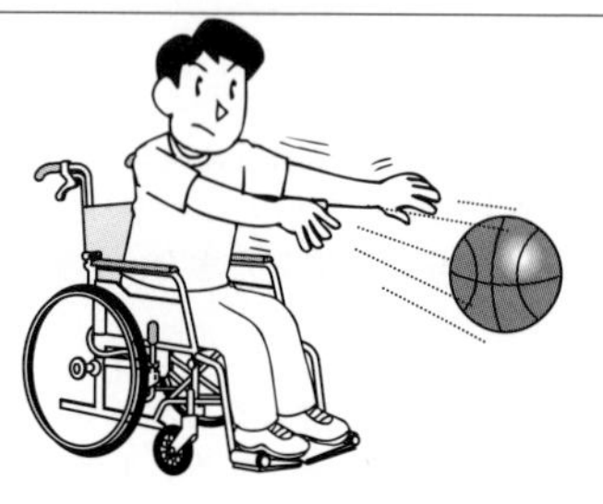	バスケットボールをチェストパスの要領でゴールに向かって投げるという課題である．簡単な課題のようにも見えるが，脳性麻痺の選手だと筋力や運動に左右差がある場合も多く，両手で同じようにボールを押し出すことは難しい場合も多い.

図4-10　シュート課題の具体例

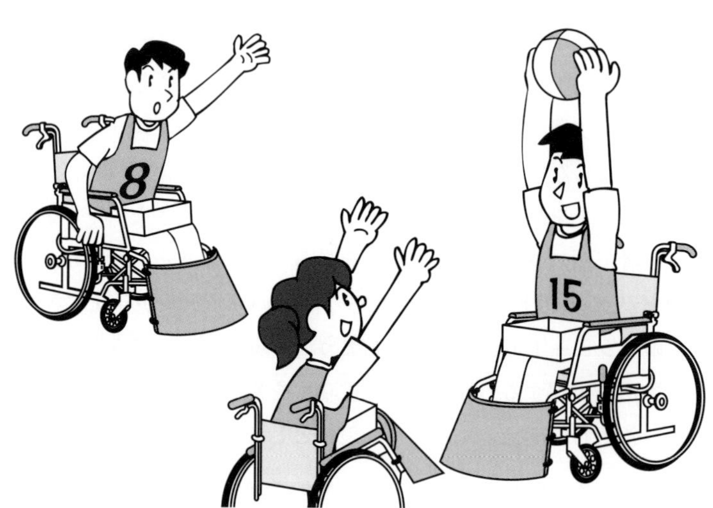

3）重度脳性麻痺者のスポーツの可能性

東京都のハンドサッカー大会は，生徒の練習の成果を発揮する場，スポーツを楽しむ場となっているのは当然であるが，それだけでなく，他校の生徒とのコミュニケーションを広げる機会にもなっている．活動範囲，交友関係が限定的になりがちな肢体不自由児にとって，他校の同世代の仲間（ライバル）と接する機会は貴重である．近年では，スマートホンなどのICT（Information and Communications Technology：情報通信技術）の活用により，大会会場だけでなく，その後も交流が続いている例もある．

また，その楽しさに魅せられ，卒業後にチームを結成し，練習に励んでいる者も少なくない．さらに卒業生が企画，運営する卒業生対象の大会も小規模ながら開催されている．これらのことから，学校体育だけでなく生涯スポーツとしてのハンドサッカーの可能性も期待される．

ここでは，ボッチャとハンドサッカーを紹介したが，どちらにも共通することは身体の障害が重くても，可能な機能を最大限に使ってゲームに参加できるということである．そのために，用具やルール，ゲーム化の工夫などを行っている．スポーツを同じ条件で楽しむためには，ルールや用具の規定が重要であることはいうまでもない．しかし，一方でそれらの規制を少しアダプテッド（工夫）することで，そのスポーツを楽しめる人が増えるという事実にも注目したい．そのためには，アダプテッド・スポーツの考え方を元にその人に合った方法を模索していくことが，重度脳性麻痺者のスポーツに携わる際に最も必要なことである．

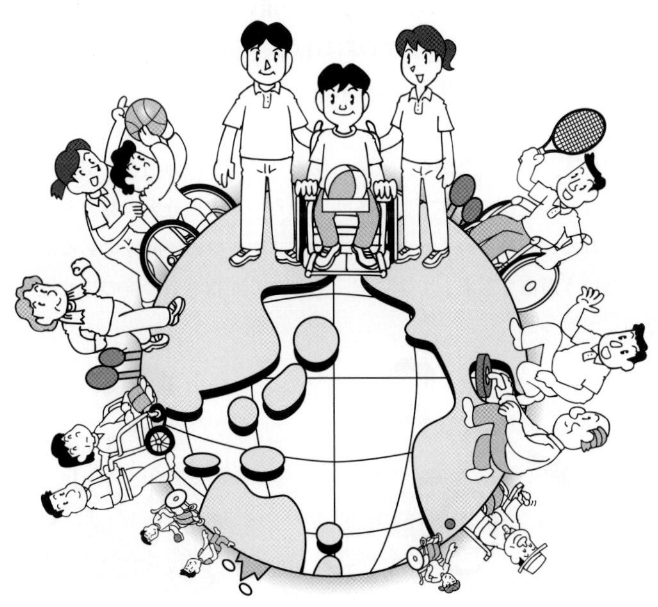

column

スポーツを創造する楽しさ

本章では，重度脳性麻痺者のスポーツとして，パラリンピック種目でもあるボッチャを取り上げた．ルールの詳細は繰り返しになるので省略するが，白いボールに自分のボールを近付けた方が勝ちという単純なルールの中に，チェスや将棋のようなゲームを組み立てる知的能力と，その通りに投球する技術が求められる非常に高度なスポーツである．

一方で，脳性麻痺の方々をはじめとする肢体不自由者の中には，知的な遅れや，事故の影響による高次脳機能障害を重複している方も少なくない．では，そのような方々はボッチャを楽しむことは難しいのだろうか？

ある福祉センターでは，地域の福祉施設などに呼びかけ，ボッチャ大会を主催しており、その大会には肢体不自由者だけでなく，知的障害のある方，聴覚障害のある方なども参加している．正式なルールでは白い的球から遠い方のチームが投げるが，それでは見通しの持ちにくい知的障害のある方はいつ投げてよいのか予測がつかず，混乱を招いてしまう可能性もある．そこで，この大会では赤と青のボールは必ず交互に投げるというルールを採用しており、そのルール変更でどの参加者も迷うことなく楽しめている．

また，著者の授業の中でボッチャを教材とした模擬授業を行うことがあった．本来のルールでは，ボッチャの得点計算は原則1対0から6対0となり，一方が必ず0点となる．ある学生グループは，せっかく6球も投げるのに1点も入らないのは面白くないという理由から，白い的球に最も近いボールを6点，2番目に近いボールを5点，以下，6番目に近いボールを1点とすることで両チームに得点が入るようなルールを考え出した．確かに，肢体不自由の程度によっては，ボールを1球投げるのにも全力を用いる人もいるだろうし，かなり時間をかけて1球投げる人もいるだろう．その1球に得点が入ることにより，例え試合に負けたとしても，競技のやりがいが生まれることであろう．

このような工夫はほんの一例であるし，このような工夫をしても楽しめない方々がいることも理解している．しかしながら，対象とするスポーツの面白さを損なわないようにしながら，どれだけ参加者にアダプトできるかというのがこの分野の魅力ともいえる．正式ルールの中でどれだけ高めていくかということもスポーツの醍醐味であるが，スポーツを創造していくという面白さもあってよいし，それこそが指導者の腕の見せ所のような気がしてならない．

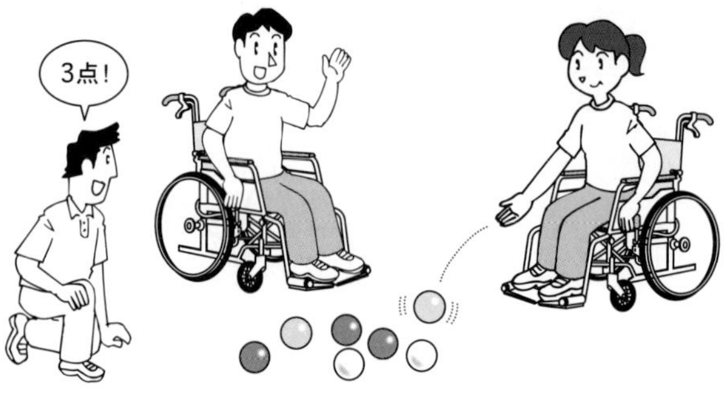

第 **5** 章　視覚障がい者とアダプテッド・スポーツ

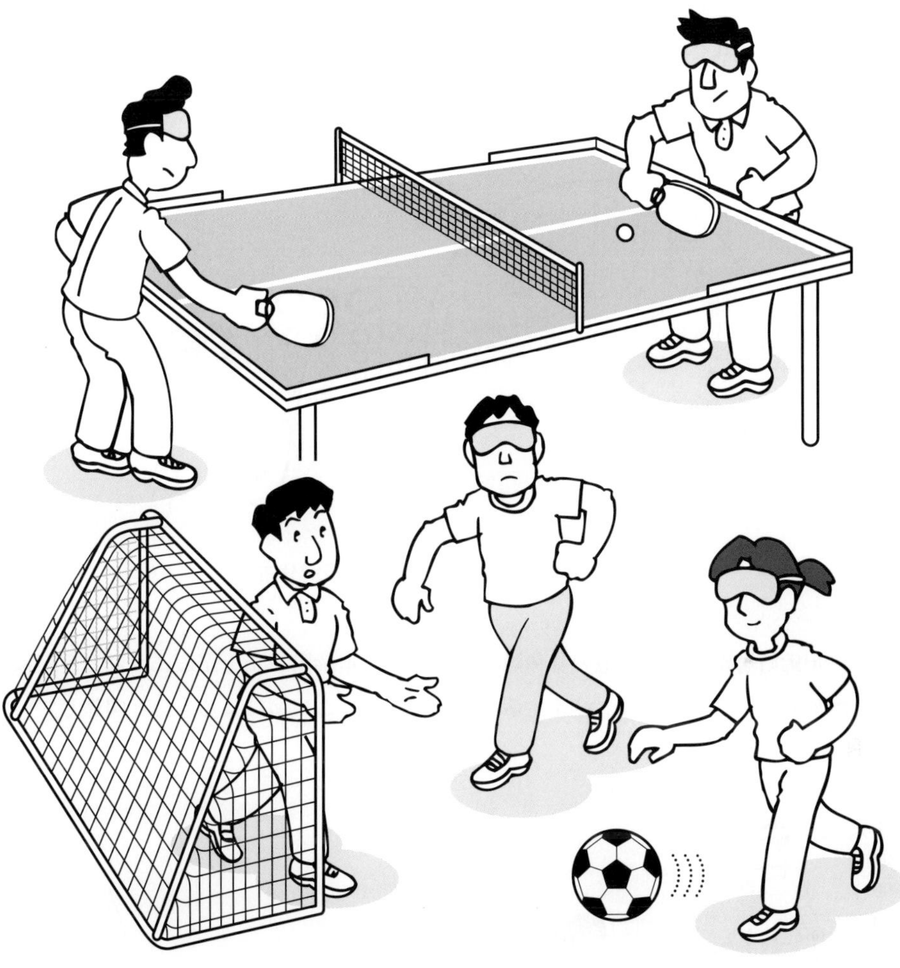

私たちは普段，目，耳，鼻，舌，皮膚などから様々な刺激を受け取っています．それらの刺激を受容する器官を感覚器と呼びますが，わが国で身体障害に定義されている感覚器は，光に対する視覚器と音に対する聴覚器です．光はスポーツをする上で不可欠な情報であり，それらの情報を補完するためには器官の働きや得られる情報の特徴を知らなければなりません．

この章では，特に空間認知に困難をきたす視覚障害の特性を踏まえながら，視覚障害を有する人々のアダプテッド・スポーツについて学びます．

5.1　視覚障害の特性と種類

厚生労働省（2013年）によると，わが国の視覚障がい者数は315,500人といわれ身体障がい者の手帳所持者数の8.2%を占めている．障害等級別に見ると1級が36.2%，2級が28.5%と他の身体障害に比べ重度障害の割合が高いのがこの障害の1つの特徴である（図5-1）．

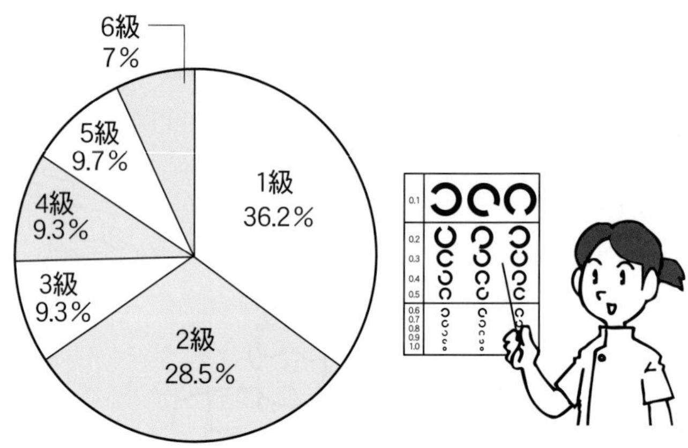

図5-1　視覚障がい者の障害等級別分布

また，年齢階層別に見ると他の身体障害と同様に，年齢階級が上がるにつれて手帳保持者数も増加している．これは，後述する視覚障害の多くが疾病によるものと関係している（図5-2）．

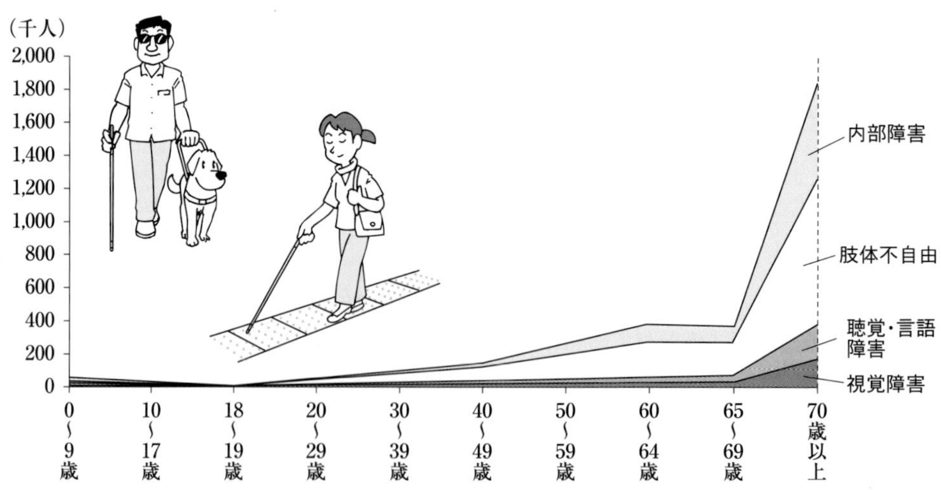

図5-2　年齢階級別にみた身体障がい者数の分布
「平成23年生活のしづらさなどに関する調査」（2013，厚生労働省）
（全国在宅障害児・者等実態調査結果より作成）

1）視覚障害の種類

視覚障害には，**視力障害**と**視野障害**，**色覚異常**，**明暗調節障害**などがあり，視力障害と視野障害については「身体障害者福祉法」に認定基準が示されている．

(1)「身体障害者福祉法」による等級

視力障害については万国式試視力表で測った視力の良い方の視力が0.01以下を1級としている．視野障害については，2種類の測定法のどちらか一方を用いた結果から，周辺視野角度もしくは両眼解放視認点数によって判定基準が定められている（表5-1）．

表5-1　視覚障害の等級表

級別	視力障害	視野障害
1級	視力の良い方の眼の視力（万国式試視力表によって測ったものをいい，屈折異常のある者については，矯正視力について測ったものをいう．以下同じ.）が0.01以下のもの	
2級	1　視力の良い方の眼の視力が0.02以上0.03以下のもの 2　視力の良い方の眼の視力が0.04かつ他方の眼の視力が手動弁以下のもの	1　周辺視野角度（1/4視標による．以下同じ.）の総和が左右眼それぞれ80度以下かつ両眼中心視野角度（1/2視標による．以下同じ.）が28度以下のもの 2　両眼開放視認点数が70点以下かつ両眼中心視野視認点数が20点以下のもの
3級	1　視力の良い方の眼の視力が0.04以上0.07以下のもの(2級の2に該当するものを除く.) 2　視力の良い方の眼の視力が0.08かつ他方の眼の視力が手動弁以下のもの	1　周辺視野角度の総和が左右眼それぞれ80度以下かつ両眼中心視野角度が56度以下のもの 2　両眼開放視認点数が70点以下かつ両眼中心視野視認点数が40点以下のもの
4級	1　視力の良い方の眼の視力が0.08以上0.1以下のもの(3級の2に該当するものを除く.)	1　周辺視野角度の総和が左右眼それぞれ80度以下のもの 2　両眼開放視認点数が70点以下のもの
5級	1　視力の良い方の眼の視力が0.2かつ他方の眼の視力が0.02以下のもの	1　両眼による視野の2分の1以上が欠けているもの 2　両眼中心視野角度が56度以下のもの 3　両眼開放視認点数が70点を超えかつ100点以下のもの 4　両眼中心視野視認点数が40点以下のもの
6級	視力の良い方の眼の視力が0.3以上0.6以下かつ他方の眼の視力が0.02以下のもの	

（「身体障害者福祉法施行規則」より抜粋）

これらはわが国の基準であり，WHO（世界保健機関）は視覚障害を盲と弱視に区分し，矯正視力0.3から0.05までを弱視，0.05以下または視野狭窄10度以内を盲と考え，5段階で示している．また，米国では良い方の視力が0.1以上0.5未満を**ロービジョン**（**弱視**），良い方の視力が0.1以下を**失明**（**盲**）とし，それらを合わせて視覚障害としている．日本眼科医会では，この基準に照らすと国内の視覚障がい者数は164万人にのぼると推計している[1]．

(2) 視力障害

通常の視力検査では5m離れて輪の切れ目を識別するが，0.01未満の場合は1mまで近づいても1番上の輪の切れ目が識別できないくらいの視力である．また，視力が0.01以下の場合でも，見え方は様々で，目の前30cmのところで指の数が数えられる状態を**指数弁**，同様に手の動きが弁別できる状態を**手動弁**，光を感じられる（明暗を弁別できる）状態を**光覚弁**と呼び，光を感じない状態を**全盲**と呼ぶ．

(3) 視野障害

視野に関しては，耳側に約90度，鼻側に約60度，上方に約50度，下方に約60度の視野があるといわれているが，これが10度以内になると，小さな穴から覗いているように見えるため（求心性視野狭窄），足下の段差やすぐ側の柱などに気付くのが困難になる．反対に，焦点を合わせる中心部のみが見えなくなる状態（中心暗点）や，視野の右側あるいは左側半分が欠けた状態など，見える範囲も人によって様々である．すなわち，メガネやコンタクトレンズ，白内障の治療に使用する眼内レンズなどを用いても，対象物に焦点が合わなかったり，見える景色が一部欠けていたりする状態を視覚障害として認定している．

2) 視覚障害の原因

視覚障害は後天的なもの（中途視覚障害）が多く，その主要な原因は網脈絡膜・視神経系疾患で，いわゆる原因不明の網膜色素変性症，黄斑変性症などの難治性・進行性の網脈絡膜疾患や，緑内障などの視神経系疾患が主な原因としてあげられる[1]（図5-3）．

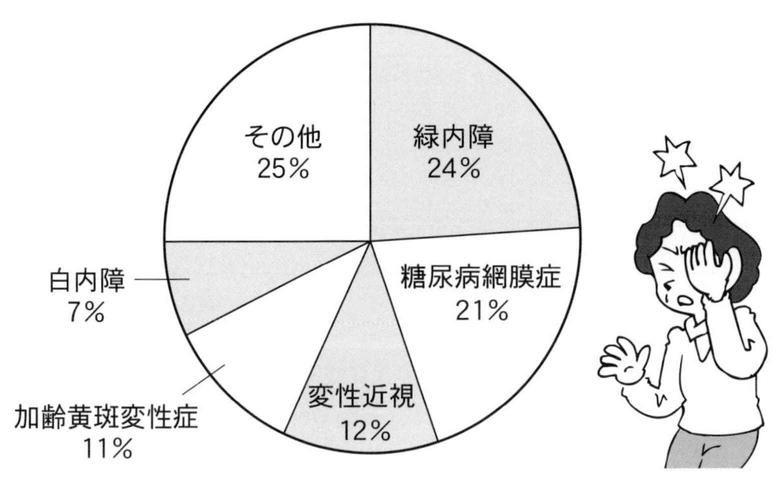

図5-3　視覚障がい者数の原因疾患別内訳
（日本眼科医会，2009．より引用）

(1) 網膜色素変性症

網膜色素変性症は，眼底の光を受容する網膜細胞が周辺部から変性を起こす進行性の疾病で，難病に指定されている．

(2) 加齢黄斑変性症

黄斑変性症は，網膜の中心部である黄斑部に新生血管が生まれ，出血や浸出斑を生じる疾患で，高齢になる程多く見られ，欧米では失明原因の上位にあげられる．最近は日本でも高齢化や生活の欧米化によって失明原因の上位に入るようになってきた．

(3) 糖尿病網膜症

生活習慣病である糖尿病の合併症として神経障害，腎症とならび三大合併症と称される網膜症がある．糖尿病網膜症は，網膜の血管が閉塞し網膜が酸素欠乏状態になるため，それに対して新しい血管（新生血管）を生やそうとする反応が起こるが，新生血管は脆弱なため容易に出血を起こし，視力低下に至る．

(4) 緑内障

わが国をはじめ先進国では糖尿病網膜症とならんで失明の最大原因の1つといわれている[2]．緑内障では，眼圧が高くなることによって視神経が圧迫され視野狭窄をきたすが，日本人では眼圧が正常範囲内でも緑内障になる正常眼圧緑内障患者も多いことや[3]，初期段階では気付きにくく，視野が欠けていることに気付いたときにはかなり進行している場合が多い．

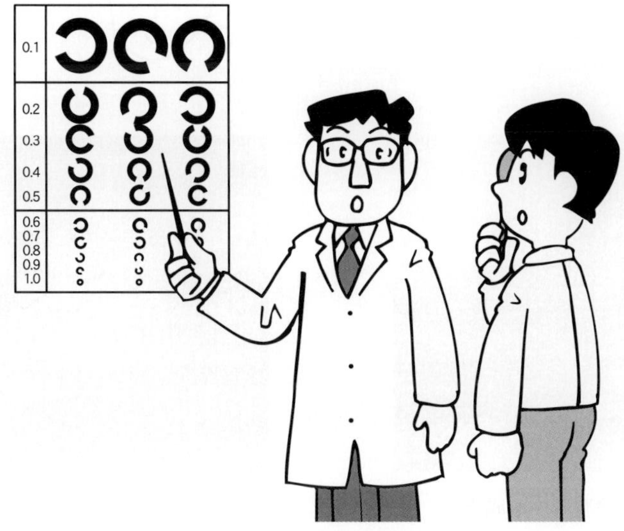

【視覚障がい者の見え方の例】

視力障害の場合は写真２のように焦点が合わない．視野障害（中心暗点）の場合は，写真３のように焦点を合わせたい中心部が欠けて見える．視野障害（視野狭窄）の場合は，写真４のように視野の周辺が欠損するため，全体の状況を把握することが難しい．

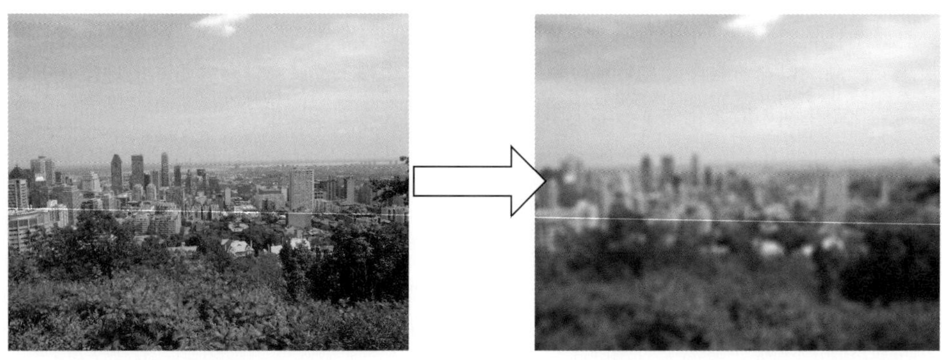

写真１　晴眼者の見え方例

写真２　視力障がい者の見え方例

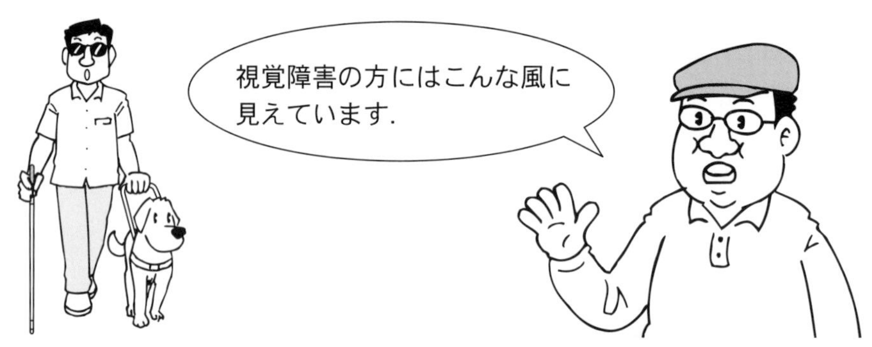

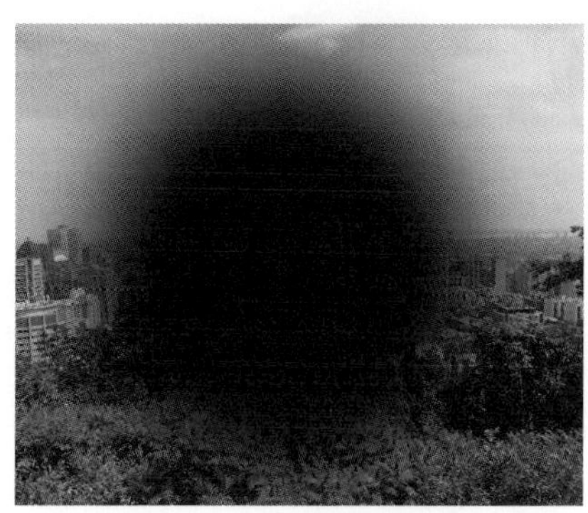

写真３　視野障害（中心暗点）

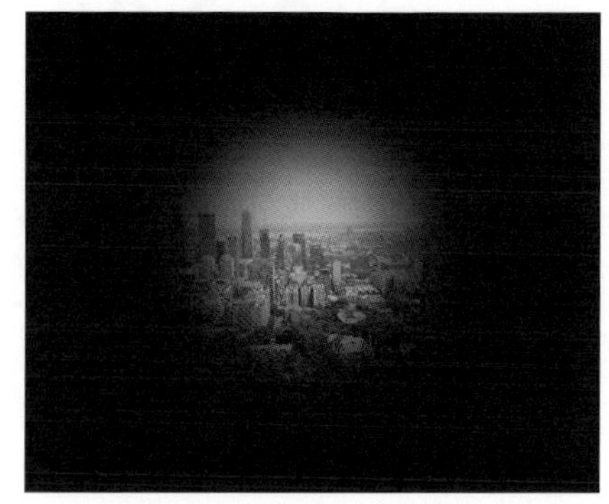

写真４　視野障害（視野狭窄）

5.2　視覚障がい者におけるスポーツの意義

視覚障害をきたすと，歩行（移動），文字の読み書きなどが困難になり，それによって身辺処理，家事全般の基本的な日常生活動作も困難になる．また，就学，就労の機会も制限されるなど社会の一員として生活していくことにも困難が及ぶ．歩行（移動）が困難になることは，自由に外出できなくなることにつながるため，外出の機会が減少し，社会との接点が減少する．また，中途視覚障害では働き盛りの年代での発症が多いが，障害に対する理解が不十分なため，周囲も当事者である本人までも「もう何もできなくなってしまった」という誤った認識をもち，職を失い社会から孤立することも少なくない．

しかし，実際には**視覚リハビリテーション**を受けることで，多くの日常生活について自立することが可能であり，1人で歩行もでき，専用ソフトを導入したパソコンで文字情報のやりとりもできるので，周囲の少しの配慮があれば仕事を続けることも可能である．このような状況で，スポーツが果たす役割は体力の維持・向上はもちろんのこと，スポーツを通じた仲間づくりや新たな世界の拡張など，社会との接点を増やすこともスポーツの意義の1つとして忘れてはならない．

視覚以外の感覚，例えば触覚，聴覚を駆使して他者と競い，あるいは自己の記録に挑戦するアダプテッド・スポーツは，晴眼者もアイマスク，アイシェード（図5-4）を着けることで同じ条件で楽しむことができ，視覚障害に対する正しい理解を促進することにもつながる．

また，前述のとおり生活習慣病を併発していることも少なくないため，健康状態を改善するためにもスポーツを取り入れることは有効であるが，医療的な管理を受けている場合は，医師の指示に従うことはいうまでもない．

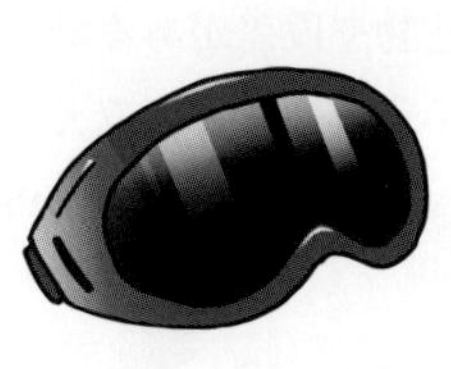

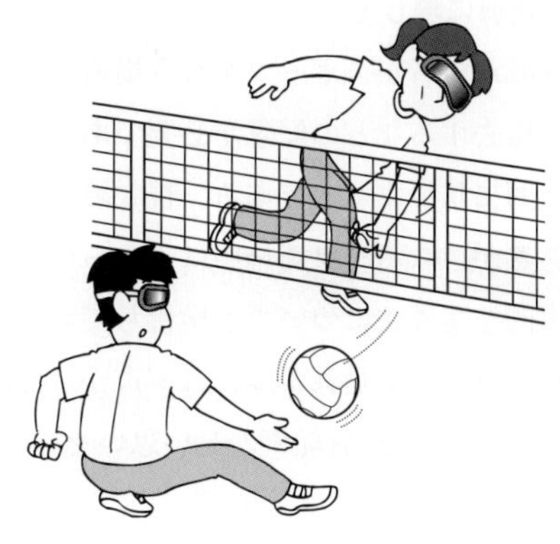

図5-4　アイシェード　　フロアバレーボール

5.3 視覚障がい者におけるスポーツ実施上の留意点

1）コミュニケーション上の留意点

(1) 挨拶から

視覚障がい者と接する際には，正面に立って「○○さんこんにちは．△△です．」と挨拶と同時に自分が誰なのか自己紹介をする．これによって，自分に対して話しかけられているということが自然と理解できる．挨拶をすることは当たり前と思うかもしれないが，視覚障がい者は相手が正面に立っていてもそれが誰なのか，果たして自分に対して話しかけているのかすら分からないこともある．顔や体型，目線から相手が誰か，誰に話しかけているのかを判別できない視覚障がい者は，声を手がかりに知りあいかどうかなどを判断しているので，自ら名乗ることで早く互いの距離を縮めることができる．

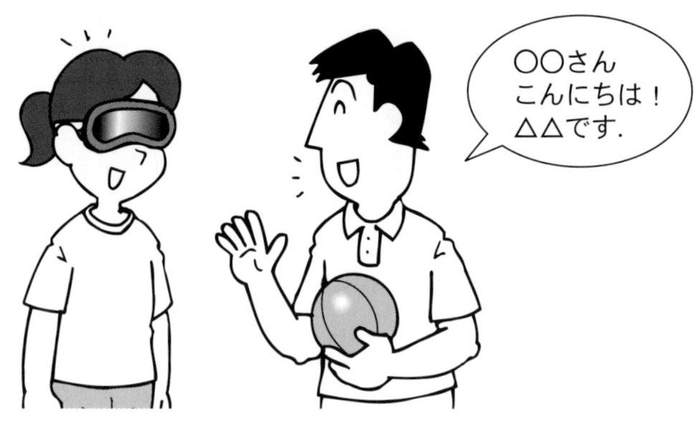

(2) 誘導に際して

視覚障がい者がスポーツを行う場所には，転倒や転落，衝突の恐れがある障害物はあらかじめ撤去するなどの配慮が必要である．撤去できない構造物や段差がある場合は指導者が積極的に誘導すべきである．視覚障がい者の日常の移動手段は白杖，盲導犬などが一般的であるが，スポーツ実施中はそれらの移動補助を使用できないことが多いため，指導者は基本的な誘導法についても学習しておくことが望まれる．

また，その場を離れる際には一声かけて離れるなど，そばに誰も居ないことに気付かず話しかけるような，気恥ずかしい思いをさせない気配りができるようにしたいものである．

(3) 会話の中で

視覚障がい者は「あれ」「そこ」「こっち」のような指示語では分からないことが多いため，指示をする際には，本人を中心として右，左，前，後ろといった具体的な言葉を用いる．また，細かい方向を指示する場合には，本人の位置を時計の文字盤の中心に見立てて示すことで，頭の中でイメージしやすくする（コラム参照）．またフライングディスク競技では目標が何メートル先にあるのか，今投げたディスクは，真っすぐ飛んだか，左右にそれたのかなどの情報は，そのつど言葉で確認する必要があり，周囲の状況やゲームの進行状況などの情報を提供することも指導者の大事な役割である．

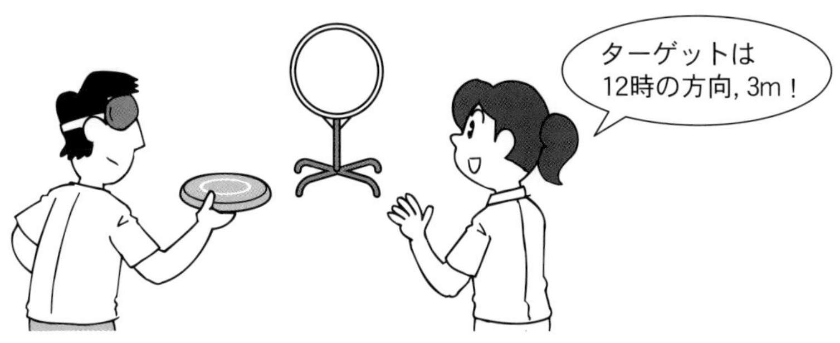

2）位置と空間の配慮

(1) 手がかりの活用

言葉だけではなく，実際に身体を向けたり，手を向けたりすることで方向を知らせる方法もある．四角い棒や板の端（段差）などを足の裏で踏んだり，両足の踵をつけたりすることで方向を知ることもできる．フライングディスクのアキュラシー競技*では，投げる方向を知らせるために，投げる側に足留材中央から投方向にむけて直角に丸棒を設置する（スローイングアシストライン）．触覚以外に重要な手がかりとして，陸上競技の競走ではゴール後方から音源で走る方向を知らせたり，走り幅跳びでは踏み切るタイミングを補助者が音で知らせてもよいことになっている．

*全国障害者スポーツ大会の実施競技で，ディスリート・ファイブ（5m），ディスリート・セブン（7m）がある．内径91.5cmの円形ゴール（最下部が61cm）からスローイングラインまでの距離が5m，7mで，10回連続して投げたディスクが，ゴールを直接通過した回数を得点として競う．

(2) 空間から平面へ

卓球はネット上をボールが往復するが，サウンドテーブルテニスではネットの下（台の上）をボールが往復する（展開例参照）．上下方向の移動を取り除いて，前後・左右だけの情報からボールの位置を特定しやすくして，ラリーが継続できるように工夫している．ゴールボールも，鈴の入ったボールを転がして相手ゴールを狙う競技で，基本的には空間ではなく平面で攻防が展開される（展開例参照）．しかし，中には三次元空間で対戦する競技もあり，わが国発祥のブラインドテニスは，3バウンド以内で返球できれば有効とするもので，空中のスポンジボールを見事にラケットで返球する熟練者の音源定位能力には驚くばかりである．

3）症状別の留意点

⑴ 気をつけたい網膜剥離

眼球内を満たしている硝子体というゼリー状の液体が加齢によって変性し，神経網膜が網膜色素上皮から剥がれてしまうことを網膜剥離というが，若年者でも外傷などで眼球に衝撃が加わることによって起こることもある．強度近視，先天性白内障，小眼球，未熟児網膜症，先天性緑内障などの疾患は，網膜剥離の背景因子といわれており，治療後であっても再剥離や，もう片方の眼にも剥離を起こす危険性があるため，眼に強い衝撃を与えない配慮が必要である．特に，激しくぶつかり合うスポーツなどは避けなければならない．

⑵ まぶしさ（羞明（しゅうめい））がある場合

網膜色素変性症，白内障，角膜混濁などの眼疾患を有していると，まぶしさを軽減するためにサングラスや遮光メガネを装着する．運動をする際には，メガネが邪魔にならないよう眼鏡バンドなどで固定したり，選手が光源に向いて正面にならないよう指導者の立つ位置にも配慮が必要である．

⑶ 糖尿病による視覚障害の場合

糖尿病網膜症では血糖のコントロールが必要な人が多く，インスリンの適正値を超えた投与，服薬などで低血糖状態になることもある．低血糖状態になったら，ブドウ糖10gまたは砂糖10～20g，清涼飲料水200mlなどを摂らせ，30分程度安静にする．

また，糖尿病の場合，末梢神経障害も併発していると，手足の怪我に気付かない場合もある．その場合は小さなすり傷，切り傷でも本人が気付かずに重篤化することもあるため，転倒などの事故防止はもちろん，運動前後に指導者が怪我の有無を確認することも忘れてはならない．

⑷ 色覚異常がある場合

スポーツ場面では，タイマーや得点の掲示が背景色との関係で見えにくかったり，柱など構造物の位置が分からず衝突するなどの事故が想定される．衝突の危険がある場合は，ウレタンなどで養生したり，エッジの色を変えて背景色と対象物の見分けができるようにする．また，競技中にはボールの位置が把握しにくい，味方と相手選手のユニフォームの色が見分けにくいなどの困難を伴う．これについては，見分けにくい色を識別に使用しない必要があり，色覚異常に関する知識も求められる．

5.4　視覚障がい者におけるスポーツの例

1）サウンドテーブルテニス

(1) 概　要

サウンドテーブルテニスは，卓球をもとに，音を頼りとしてボールを打ち合う日本が発祥のスポーツで，「全国障害者スポーツ大会」の種目にもなっている．晴眼者でもアイマスクなどで目を覆うことで，同じ条件でプレイすることができるし，椅子に座ってもできるので，多くの視覚障がい者に人気のスポーツである．

(2) 用　具

ボールは位置を分かりやすくするために，卓球のボールの中に鉛の粒を入れたものを使用する．ラケットは，打球音を手がかりとするためラバーを貼らずに木の部分で打球する．台にもいくつか工夫があり，継ぎ目のない1枚の板で，エンドにエンドフレーム，両サイドにサイドフレームとよばれる1.5cmの高さの縁が設けられている．サイドフレームはエンドからネットに向かって60cmの長さで，サイドフレームとエンドフレームで囲まれた領域を守備コート，それ以外の領域を前コートと呼ぶ．

(3) ルール

サーバーの「いきますよ」の合図の後にレシーバーが「はい」と返事をすると，ゲームが始まる．打球が守備コートまで届かなければ相手に得点が加算され，守備コートを通過し，エンドフレームを越えて台からボールが落下しても相手の得点となるため，打球の強さを調節しつつ，ラリーをしなければならない．また，明確な打球音を発するために，ラケットを台の表面に対して60度以上の角度で立てて打球しなければならないなどの特殊なルールがある以外は，卓球のルールとほぼ同じである．

ラケット

打球音を明確にするため，
打球面はラバーが貼って
いないものを使用．

ボール

直径40mm
中に小さな金属球が入っていて
転がると音が鳴る．

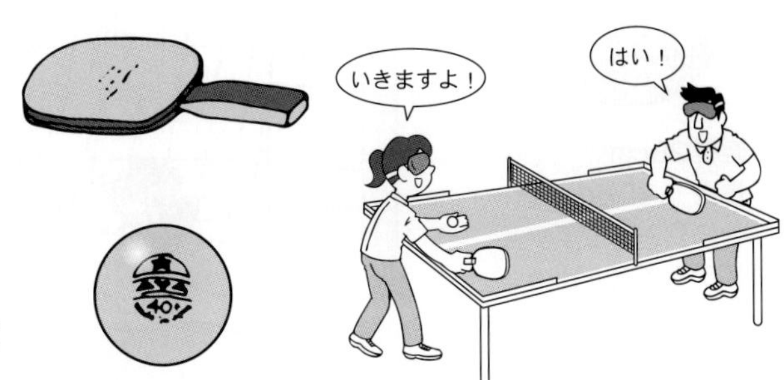

2）ゴールボール

(1) 概　要

パラリンピックに採用されているスポーツ種目で，アイシェード（目隠し）を装着した選手が，1チーム3名でバレーボールと同じ大きさのコートを用いて，相手ゴールにボールを転がすように投球し合う競技である．守備では，ボールの音を手がかりに自分の身体を投げ出して防ぐため，強靱な身体能力が求められる．

(2) 用　具

鈴の入った直径28cm，重さ1.25kgのゴム製ボールを使用する．ゴールは幅9m，高さ1.3mで，幅の広いゴールは3人が横になって手足を伸ばして守り，ボールをキャッチしたら10秒以内にセンターラインを越えるように投球しなければならない．選手は全員アイシェードを装着し，コート上での自分の位置は，ラインテープの下に通された紐の凹凸やゴールポスト，クロスバーなどを通して，手や足で触れて確認する．

(3) ルール

試合時間は12分ハーフ（ハーフタイム3分）で行われ，後半が終わって同点の場合は3分ハーフの延長戦で決着を付ける．自陣コートは，ゴールに近い方から3mおきにオリエンテーションエリア，ランディングエリア，ニュートラルエリアに分けられており，オリエンテーションエリアとランディングエリアを合わせてチームエリアとも呼ぶ．相手のコートに達するまでに，攻撃側のチームエリアにボールが触れなければならない．また，反則があると，ペナルティースローが課せられ，1名だけでゴールを守らなければならず勝敗を左右する見所にもなっている．

ボール

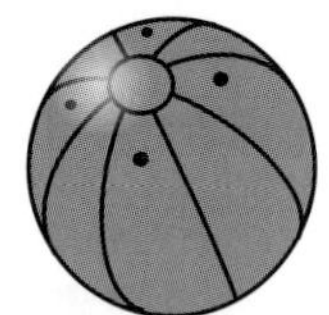

直径28cm
重さ1.25kg
中に鈴が入っていて
転がると音が出る．

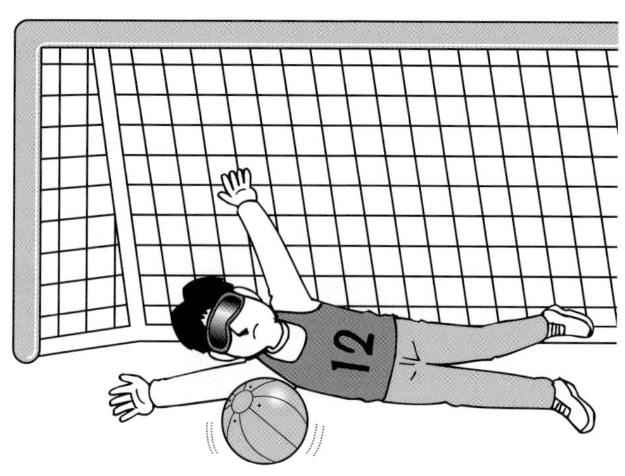

3) 視覚障害サッカー

(1) 概　要

視覚障害サッカーには，**ブラインドサッカー**と**ロービジョン・フットサル**の2種類がある．ブラインドサッカーはパラリンピック種目でもあり，世界選手権が開催される程に競技人口も増えてきている．ブラインドサッカーは全盲の選手がプレイし，ロービジョン・フットサルは弱視の選手がプレイするという違いがある．

(2) 用　具

ロービジョン・フットサルは，フットサルとほぼ同じ大きさのボールでアイマスクを装着せずにプレイする．ブラインドサッカーはフットサルと同じピッチ，同じボールの大きさでプレイするが，ボールは転がると音が鳴る専用のボールを使用する．また，ピッチの両サイドライン上には高さ1m程度のフェンスが並べられ，選手がそれを手がかりにコートの大きさを把握したり，ボールを跳ね返してパスをしたりする．

(3) ルール

ロービジョン・フットサルもブラインドサッカーも，ゴールキーパーは晴眼者または弱視者がなる．ブラインドサッカーは全盲者がプレイするため，いくつかの特徴がある．試合時間は25分ハーフで行われる．相手ゴールの後ろにはガイド（コーラー）と呼ばれる味方スタッフがいて，相手ゴールの位置や距離，角度などを伝え，サイドフェンスの外には監督がいてピッチ中盤での指示を出す．また，守備の選手はボールを保持している選手に近づく際に「ボイ！」という声を出すことが義務づけられており，危険な衝突を避けられるようにしている．

ボール

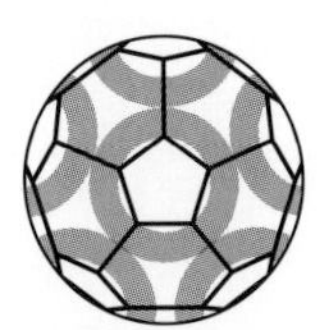

直径60～62cm，
重量510～540 g
中に鈴が入っていて
転がると音が出る．

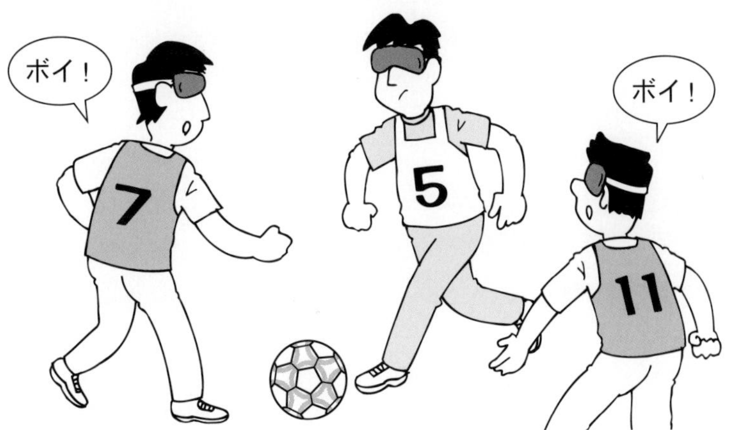

column

覚えておきたい「クロックポジション」

皆さんは視覚障がい者と一緒に食事をする時に，どのように机の上の配膳を伝えるだろうか．ここでも時計の文字盤（クロックポジション）が役立つ．机の上に時計の文字盤があると想定して，12時の方向に小鉢，1~2時の方向に茶碗，5~6時の方向にメインディッシュ，8~9時の方向に味噌汁，10~11時の方向に水の入ったコップといった具合に伝えると，全体の配置を頭の中に描くことができる．ただ，刺身などは皿の上に切り身，ダイコンや大葉，わさびなどの薬味が載り，醤油皿も一緒になっている器もある．切り身だと思って口に入れたらわさびのかたまりで，ひどい目にあったということもよくある．視覚障害の方と一緒に食事を楽しむ時には，マイペースで食事を楽しんでもらいながら，さりげなく机の上の様子を伝えられるとよいだろう．

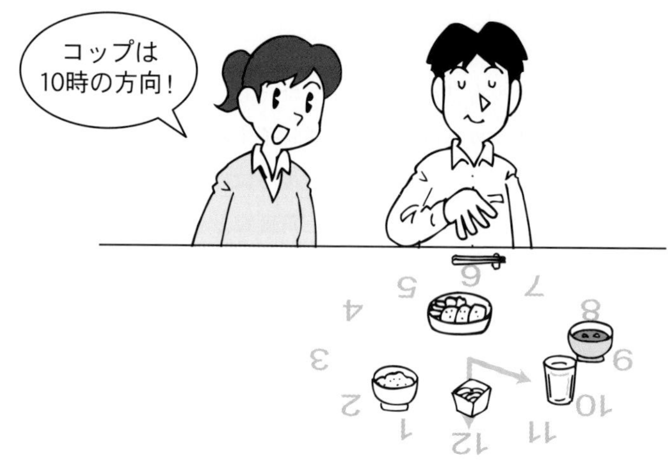

第 **6** 章　聴覚障がい者とアダプテッド・スポーツ

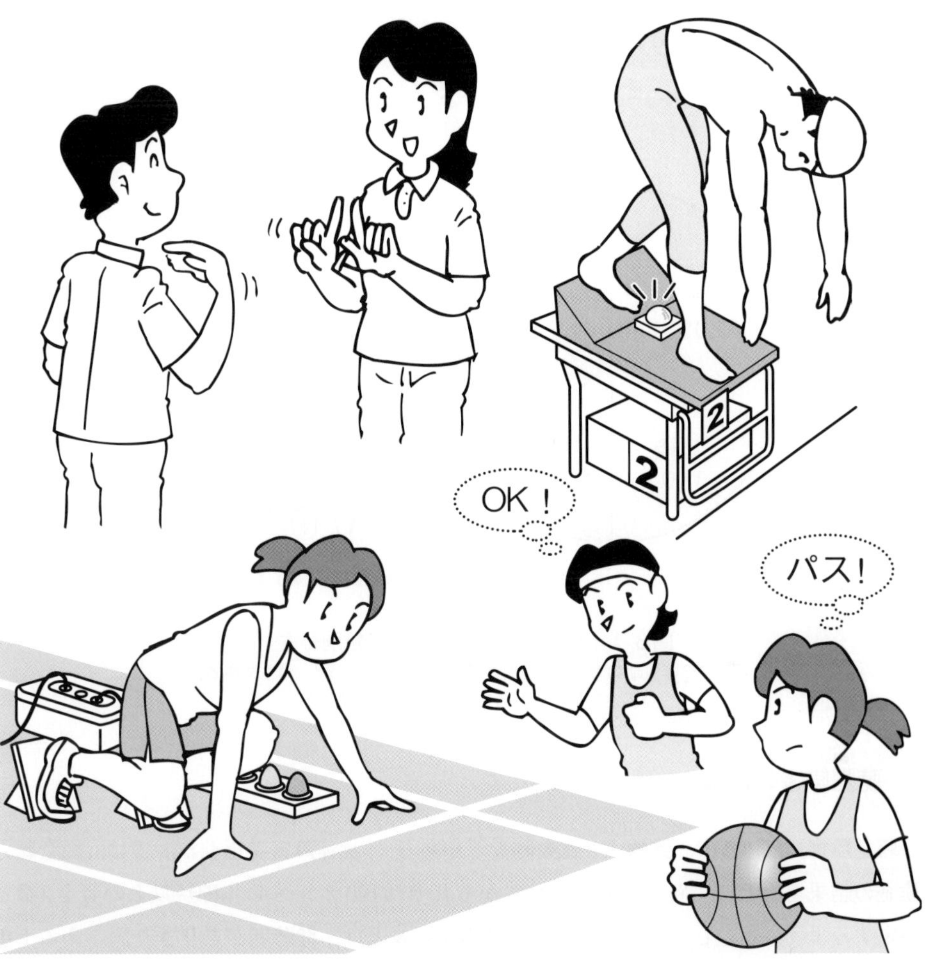

世界で最も古い記録が残っている障がい者のスポーツ大会は，聴覚障がい者のスポーツ大会（現デフリンピック）だったということをご存知でしょうか．第1回国際ストーク・マンデビル大会よりも28年前に開催されています．また，デフリンピックにとどまらず，オリンピックでも金メダルを獲得した聴覚障がい選手がいたことも意外と知られていません．では，聴覚障がい者はスポーツをするにあたって，なんの不自由も無く支援は必要ないのかというと，そんなことはありません．この章では聴覚障がい者がスポーツを楽しむために必要な支援について学びます．

6.1　聴覚障害の特性と種類

わが国の聴覚・言語障がい者数は，323,900人（厚生労働省，2013年）であり，身体障がい者の手帳所持者数の8.4％を占めている．障害等級別に見ると2級が33.2％でもっとも多く，次いで6級が32.9％となっている（図6-1）．年齢分布は，他の障害と同様に年齢階級が高くなるにつれて，その割合が多くなる（図5-2参照）．

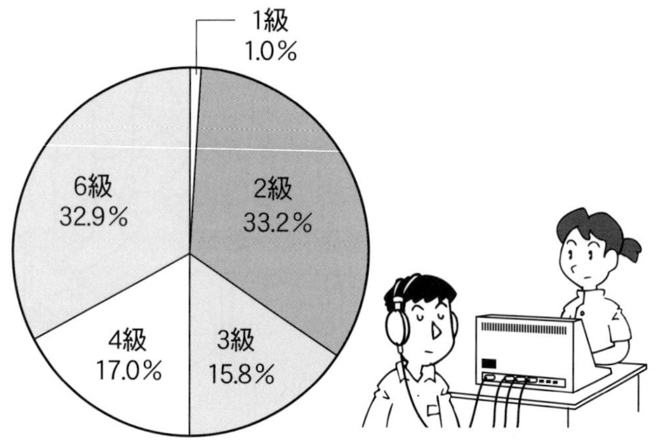

図6-1　聴覚障がい者の障害等級別分布
「平成23年生活のしづらさなどに関する調査」（2013，厚生労働省）
（全国在宅障害児・者等実態調査結果より作成）

1）聴覚障害の種類

聴覚障害には，ろう，難聴，中途失聴などがあり，「身体障害者福祉法」では，純音聴力検査の結果をもとに，両耳の聴力レベルがそれぞれ100デシベル（dB）以上の者を2級と判定するように規定している．ここでの聴力レベルとは，健聴者がぎりぎり聞こえる下限閾値を0dBとしたときに，それよりもどれだけ大きな音でなければ聞こえないかというレベルを示す．そのため聴覚障害2級の人は両耳の聴力レベルが健聴者の聴覚閾値よりも100dB以上の大きな音でなければ聞こえないということになり，これを両耳全ろうという（表6-1）．また，日常生活において私たちが普通に会話している声の大きさは約60dBといわれているので，会話に不自由を感じているにもかかわらず，障害認定を受けられない人は大勢いる．わが国では，このような人も含めて，会話をする上で困難がある人をその程度によって，**軽度難聴**，**中程度難聴**，**高度難聴**，**重度難聴**と分類している．一般的な難聴の程度分類を表6-2に示す．

表6-1　聴覚障害の等級表（「身体障害者福祉法施行規則」より抜粋）

級別	聴覚障害
2級	両耳の聴力レベルがそれぞれ100dB以上のもの（両耳全ろう）
3級	両耳の聴力レベルが90dB以上のもの（耳介に接しなければ大声語を理解し得ないもの）
4級	①両耳の聴力レベルがそれぞれ80dB以上のもの（耳介に接しなければ話声語を理解し得ないもの） ②両耳による普通話声の最良の語音明瞭度が50％以下のもの
6級	①両耳の聴力レベルが70dB以上のもの（40cm以上の距離で発声された会話語を理解し得ないもの） ②一側耳の聴力レベルが90dB以上，他側耳の聴力レベルが50dB以上のもの

（1級，5級は該当なし）

表6-2　難聴の程度分類

重度難聴	平均聴力レベル　90dB以上 補聴器でも，聞き取れないことが多い．人工内耳の装用が考慮される．
高度難聴	平均聴力レベル　70dB~90dB未満 非常に大きい声か補聴器を用いないと会話が聞こえない．しかし，聞こえても聞き取りには限界がある．
中等度難聴	平均聴力レベル　40dB~70dB未満 普通の大きさの声の会話の聞き間違いや聞き取り困難を自覚する．補聴器の良い適応となる．
軽度難聴	平均聴力レベル　25dB~40dB未満 小さな声や騒音下での会話の聞き間違いや聞き取り困難を自覚する．会議などでの聞き取り改善目的では，補聴器の適応となることもある．

（内藤　泰「難聴対策委員会報告ー難聴（聴覚障害）の程度分類について」）
（日本聴覚医学会，2014．より引用）

軽度難聴の人は，通常の会話には特に問題ないが，小さな話し声の会話や，騒がしいところでの会話にやや困難を感じる．中等度難聴の人は，大勢で話し合いをするような場面では聞き取れないこともあるが，呼びかけに反応したり，適切な指導を受けていると発音も明瞭なので，難聴と気付かれるのが遅れる場合もある．高度難聴，重度難聴では，普通の会話ではほとんど聞こえないため，視覚による情報保障（筆談，手話など）が必要になってくる．

2）聴覚障害の原因

耳は耳介（耳たぶ），外耳道，中耳，内耳から構成されている．耳介によって集められた空気の振動（音波）は外耳道を通って鼓膜に届く．鼓膜が振動すると中耳にある耳小骨（槌骨，砧骨，鐙骨）によって増幅され，内耳に伝わる．内耳では振動を電気の信号に変換して聴神経に信号を送り，聴神経を経て大脳の聴覚野に信号が伝わり，音として知覚される（図6-2）．聴覚障害は障害された部位によって，伝音性難聴と感音性難聴に分けられる．

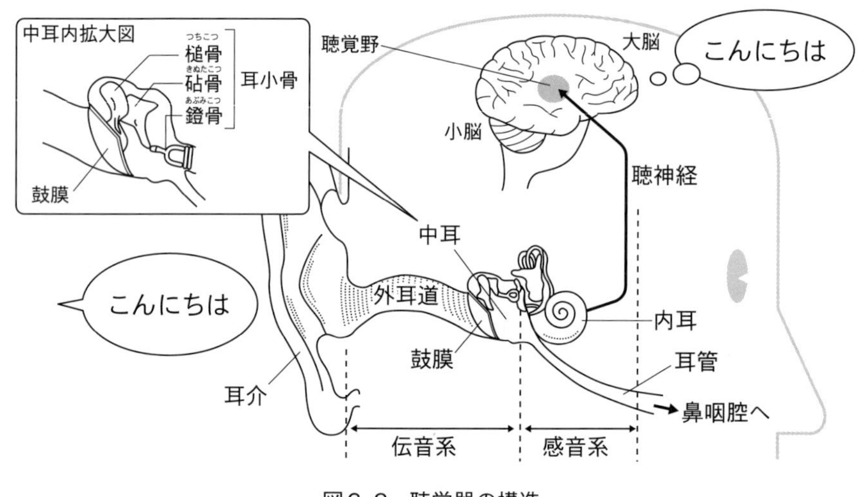

図6-2　聴覚器の構造

(1) 伝音性難聴

外耳道と中耳は音波を内耳に伝える部分で，これを伝音系と呼ぶ．外耳道，中耳の異常で聴力低下になった状態を伝音性難聴という．代表的な原因は耳垢詰まりや鼓膜の損傷，中耳炎である．ほとんどの場合は医学的な治療が可能で，補聴器による効果も期待できる．

(2) 感音性難聴

内耳や聴神経などが原因で起こる難聴を感音性難聴と呼ぶ．メニエール病などの原因不明な疾患が原因となる場合は，医学的な治療が困難である．また，大きな音を聞き続けたり，突発的な音を聞いたりすることによっても難聴になる．高い周波数の音が聞き取りにくくなる老人性難聴も，感音性難聴の1つである．感音性難聴の多くは，補聴器による音量の増幅ではコミュニケーション能力の回復が期待できないこともあり，そのような場合は人工内耳の適応が検討される．

(3) 混合性難聴

伝音性難聴と感音性難聴の両方の特徴を持つものを混合性難聴と呼ぶ．

6.2　聴覚障がい者におけるスポーツの意義

世界で最も古い記録が残されている障がい者のスポーツ大会は，1924年に開催された国際ろう者スポーツ連盟（CISS）による「第1回国際スポーツ大会」（現デフリンピック）であり，グットマン博士が始めた「国際ストーク・マンデビル大会」よりも実に28年も前に遡る．これは単に聴覚障がい者のスポーツは歴史が長いというだけでなく，いかに聴覚障がい者がスポーツをする機会に恵まれていなかったかということでもある．わが国においても，1967年から「全国ろうあ者体育大会」が開催され，野球，卓球，陸上など夏季10競技，冬季3競技が行われている．また，「全国障害者スポーツ大会」においても，陸上，水泳など6競技への出場が認められており，毎年レベルの高い競技が展開されている．

聴覚障がい者においても，スポーツは健康の維持増進のために重要な役割を担っている．聴覚障がい者の体力・運動能力に関しては，オリンピックで金メダルを獲得するようなトップアスリートもいる一方で，発達段階にある子どもでは，体力・運動能力は全体的に健聴児よりも低いことが分かっている[1)]．その原因としては，体力・運動能力が発達する時期と言語コミュニケーション能力が発達する時期が重なっており，周囲が言語コミュニケーション能力の発達を優先するため，運動の機会が充分に与えられないことや，遊びあるいは遊ぶ場が限られていることなどが関係しているのではないかと考えられている．また，以前は聾学校（特別支援学校）で学んでいた人が大半だったが，最近は統合教育が進み，通常校で一緒に体育の授業を受ける聴覚障がい児童・生徒も多くなっており，通常校における聴覚障がい児童・生徒が，聾学校に比べて活動する機会が少ないことと，体力・運動能力との関連についても注目されている[2)]．このことは学校に限らず，一般社会においても同様で，聴覚障がい者の多くは健聴者との日常会話に困難があるため，意思の疎通がうまくいかず，孤立してしまうことがある．会話の内容が一度で聞き取れず，何度も聞き返すことは誰でも気が引けるものであるし，話す方も聞く方も徐々に会話が少なくなる．しかし，スポーツでは言葉以外に，身体の表現や，ボールのやりとりなどで意思の疎通が図れる．このような体験こそがアダプテッド・スポーツの醍醐味といえるのではないだろうか．

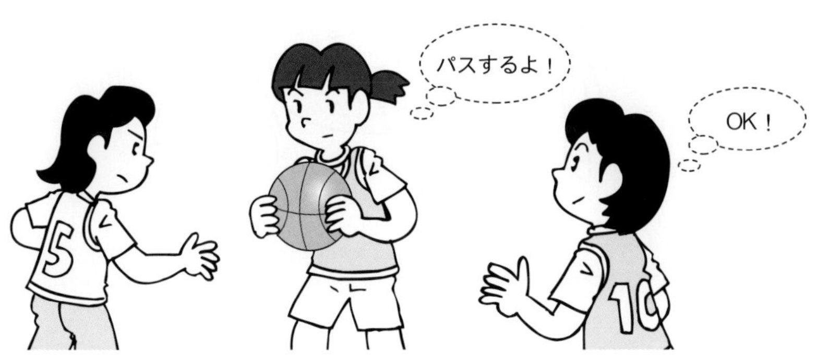

6.3　聴覚障がい者におけるスポーツ実施上の留意点

1) 聴覚障がい者とのコミュニケーション

聴覚障がい者は，体幹や四肢の器質的な問題がなければ，健聴者と同じルールで競技に参加することができ，他の障がい者に比べて健常者と一緒にスポーツをする機会が多いことが知られている．前述のオリンピックにおける聴覚障がい者のメダル獲得などはこの最たる例である．しかし，聴覚障害への理解が不十分なため，スポーツ参加を拒まれたり，実施する上で必要な配慮がなされないため，スポーツをしたくてもできない人が多いのも事実である．ここでは，聴覚障がい者と共にスポーツを実施する際に，気を付けなければならないコミュニケーションについて説明する．

(1) 正確な情報の伝達，確認

口話という口の動きから会話の内容を読みとる方法があるが，「ここ」「そこ」といった口の形だけでは判別しにくい言葉が混ざると，内容を理解しにくくなる．また，全ての聴覚障がい者が口話でコミュニケーションをとれるわけではないので，例え時間がかかったとしても，正しい情報が伝わることを重視したコミュニケーションを心がけることが大切である．指導にあたっては，個別のコミュニケーションでは口話が問題なくても，集団の中では1人ひとりに十分な情報が行き渡らないことも覚えておくとよい．

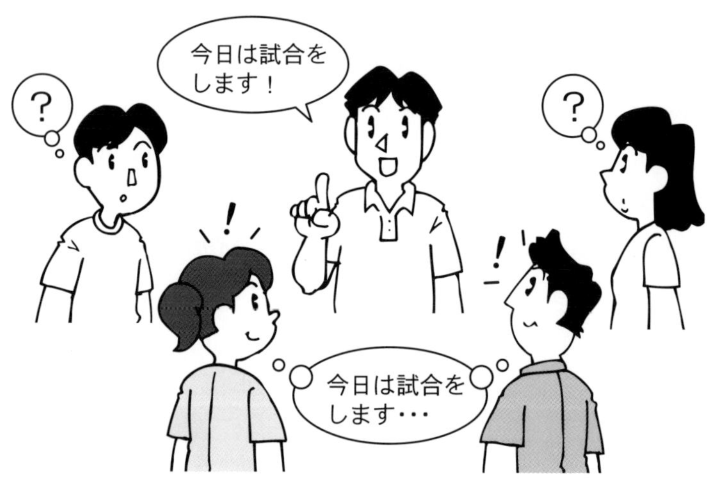

(2) コミュニケーション手段は多い方がよい

聴覚障がい者のコミュニケーション手段には，口話の他にも代表的なものとして**手話**，**筆談**，**身振り・手振り**などがある．これらの方法は，手話のように習得に時間がかかるものもあるが，筆談はペンと紙があればどこでもできるし，身振り・手振りにいたっては，用具は必要ない．しかし，伝達される情報の精度という面では，まだまだ改善の余地は残されている．最近ではICT（情報通信技術）の進展により，音声認識精度が向上し，スマートフォンアプリでもコミュニケーションが図れる時代になってきた．具体的にはメモ帳などの標準アプリに内蔵マイクで音声入力をすると文字変換してくれるため，こちらの発話を文字で見ることが可能になる．またこの技術を取り入れた専用のアプリも開発が進んでおり[3]，スポーツ指導以外の場面でも活用が期待されている．ただ，周囲の雑音が多いところでは音声の認識精度が下がるなど，課題もいくつか残されているため，積極的に最新の技術に関する情報収集も行うことが必要である．

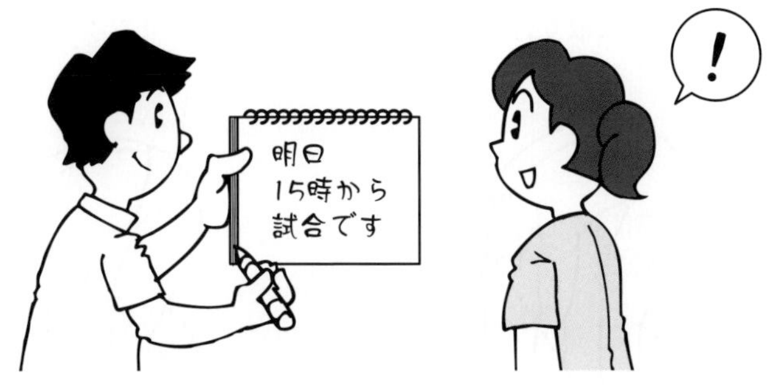

(3) 補聴器とスポーツ

補聴器は衝撃や汗などの水に弱い精密機器のため，スポーツ場面では外す人もいる．実際に，デフリンピックでは補聴器の装用は認められていないため，大会出場規定に合わせた練習をするアスリートもいる[4]．そのため，日常会話では補聴器を用いてコミュニケーションがとれている人でも，スポーツ場面では別の手段が必要になる．健聴の指導者と選手だけでなく，チーム内での選手同士のコミュニケーションにも問題を抱えている例も少なくないのは，このようなスポーツ場面に特有の理由があるのかもしれない．指導者の配慮がより一層求められる．

6.4 聴覚障がい者におけるスポーツの例

1）水泳

(1) 概要

水泳は，デフリンピックや「全国障害者スポーツ大会」にも採用されている，聴覚障がい者が参加する代表的なスポーツ種目の1つである．また，リレー種目ではオリンピックにも出場し，金メダルを獲得した米国の選手や，オリンピックとデフリンピックの両方でメダルを獲得した南アフリカの選手もいた．

(2) ルール，工夫する点

水泳競技のように100分の1秒で勝敗が決するような種目では，もっとも神経を使うのが出発の合図である．選手全員から見やすい位置で，ジェスチャーと併用してピストルに連動したランプをスタート台に取り付け，選手にスタートのタイミングを知らせる．

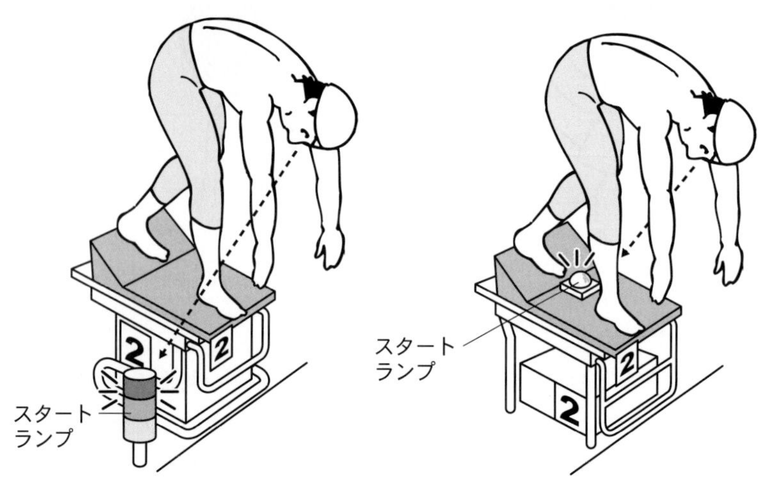

2）バレーボール

(1) 概要

デフリンピックでも「全国障害者スポーツ大会」でも，聴覚障がい者が参加できる団体種目はバレーボールである．

(2) ルール，工夫する点

コートの大きさ，ネットの高さ，ボール競技形式などは，健常者と同じルールで実施される．審判の笛の音が聞こえないため，サービス許可の合図については，ホイッスルの吹笛に加えてハンドシグナルによって選手に伝える．

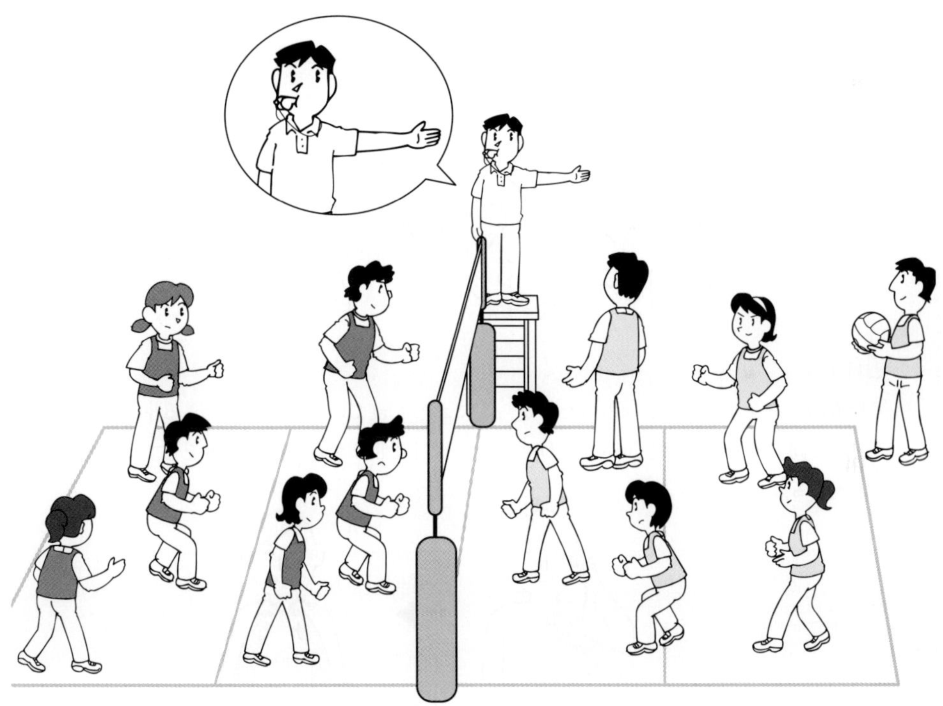

column

手話で挨拶してみよう

初めて出会う聴覚障がい者と，どのようにコミュニケーションをとればよいか，戸惑う方も多いと思う．そんなときは，簡単な挨拶だけでも手話でできるとお互いの距離がぐっと縮まる．例えば，あなたが外国の方に母国語で話しかけられるよりも，片言でも日本語で話しかけてこられると，何とか聞き取って相手の意図を汲もうとするのではないだろうか？言葉は上手でなくても，コミュニケーションをとりたいという気持ちが伝われぱきっと理解は深まるだろう．

はじめまして

「はじめて」と「であう」を組み合わせて「はじめまして」という手話になる．

両手を重ねた状態から，上の手を人差し指で1をつくりながら持ち上げ「はじめて」を表現し，次に両手の人差し指を立てて，相手と自分を表し，双方から同時に近づけ「であう」を表現する．

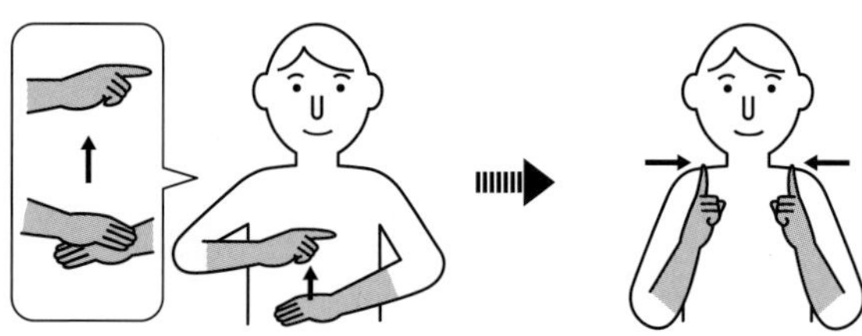

おはよう

片方の手を握り，こめかみのあたりから下におろし寝ている状態から起きる事を表現する．次に両手の人差し指を向かい合わせて，軽く折り曲げお互いにお辞儀をしている様子を表現する．

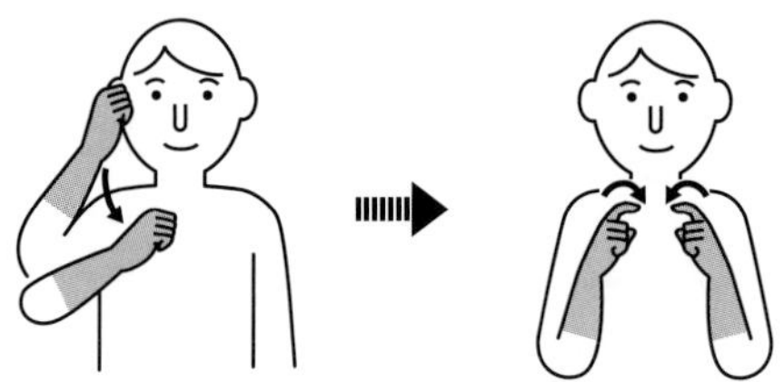

頑張って

自分の前で手を握って2回程度軽く上下に動かす．

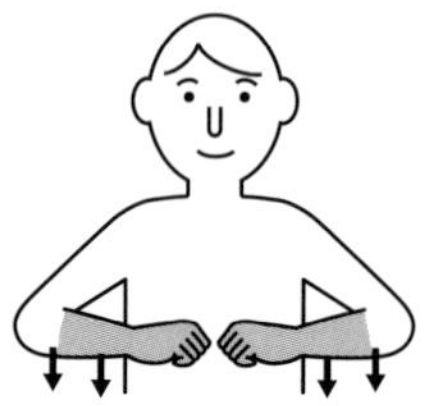

気をつけて

両手を胸の前で上下におき，握りながら胸にあてる．

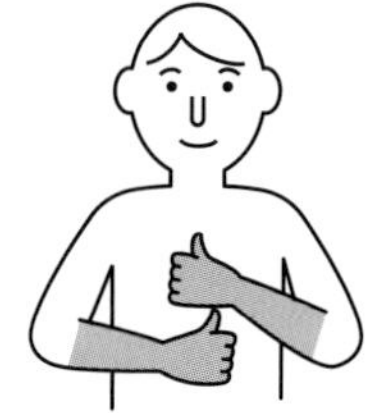

第 7 章　知的障がい者とアダプテッド・スポーツ

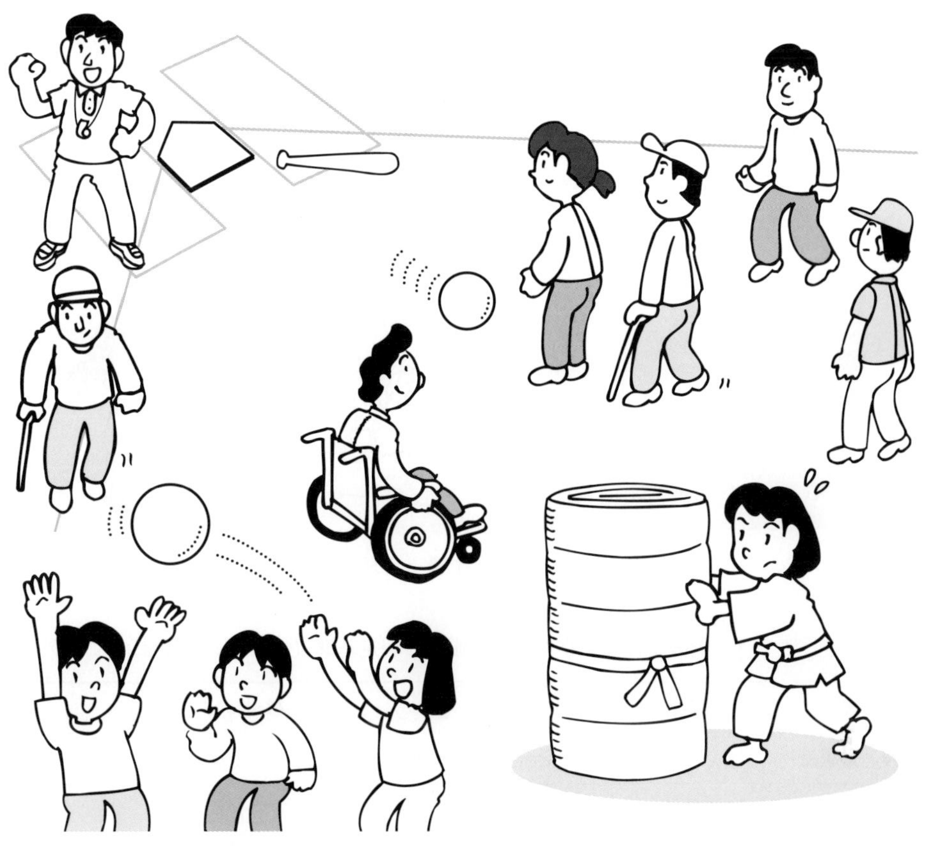

知的な能力や適応能力の遅滞が，18歳未満の発達期に生じた場合を知的障害というのが一般的です．知的障害と一括りにしても，その実態は幅広く，他の障害と同様に個に応じた配慮が必要であることは当然です．

また，知的障害の状態や程度は不変なものではなく，環境的な条件や社会的な条件で変わり得る可能性も十分にあります．発達上の遅滞はある程度持続するものですが，教育的な環境を整えることで，発達の遅れやアンバランスさが目立たなくなる場合もあります．つまり，知的障がい者にスポーツを指導する際には，個の要因だけでなく，環境的要因，社会的要因との相互関係を含めた関わりが重要となってきます．この章では，実態の幅広さや他との関わりで変化し得る障害であることも踏まえながら，知的障がい者を対象としたアダプテッド・スポーツについて学びます．

7.1　知的障害の特性と種類

知的障害とは，法令上の明確な定義は定まっていないが，一般的に「知的能力やコミュニケーション能力，社会生活上の適応力などが同年齢に求められる程には至っていない状態」ととらえられる場合が多いようである．ただし，事故の後遺症や発達期以降に起こる認知症などは含まれない．また，知的障害の程度を表す障害区分（療育手帳区分）も自治体ごとに決められている．例えば東京都の場合，療育手帳を「愛の手帳」（図7-1）といい，区分は知能検査による知能指数（IQ）と日常生活の様子から，1度から4度までの4段階に設定されている（表7-1）．

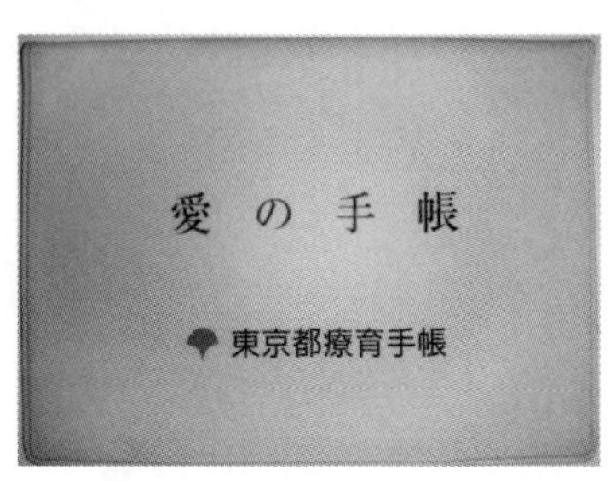

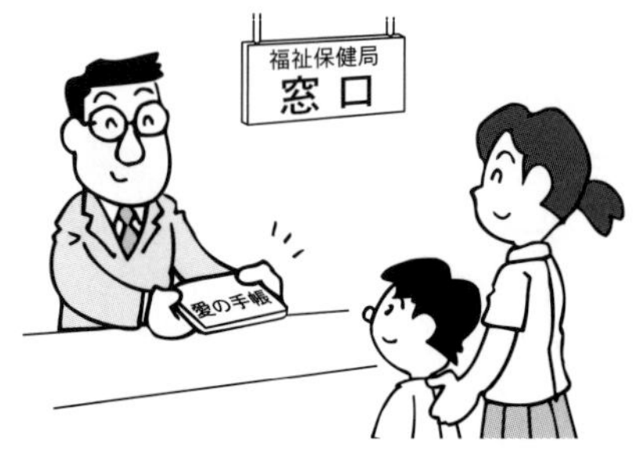

図7-1　療育手帳（東京都）

表7-1　愛の手帳（東京都療育手帳）の判定基準（18歳以上の場合）

	知能指数	生活の様子
1度（最重度）	19以下	生活全般にわたり常に個別的な支援が必要
2度（重度）	20から34	社会生活をするには，個別的な支援が必要
3度（中度）	35から49	何らかの支援のもとに社会生活が可能
4度（軽度）	50から75	簡単な社会生活の決まりに従って行動することが可能

＊上は判定基準の1部分について示したものであり，最終的には総合判定により障害の程度が決められる．
（参考：東京都福祉保健局ホームページより）

7.2　知的障がい者におけるスポーツの意義

一般的に，知的障がい者は同年齢の健常者と比べて，運動能力が低いという報告が数多くなされている．また，運動課題が複雑になる程，その差は大きくなるともいわれている．ただし，これらの結果はあくまでも平均を比べたものであり，知的障がい者の運動能力は個人差が大きいことを理解しておくことが重要である．さらに本人の動機づけの高さによっても測定値は異なってくるであろうし,興味や関心が限定的な知的障がい者であれば,成長過程において様々な動きを経験する機会が不足していたことも考えられる．したがって，知的障がい者は健常者よりも運動能力が低いと結論づけて終わるのではなく，その背景にある様々な要因が相互的に関連し合った結果であることを理解し，その部分にアプローチしていく必要があろう[1]．例えば運動課題が複雑なために自分の持てる力が発揮できていない場合，課題を単純化することで十分な力が発揮できるかもしれない．その結果，新しい動きにも挑戦しよう，もっと力を出してみようという動機づけにつながる可能性もある．

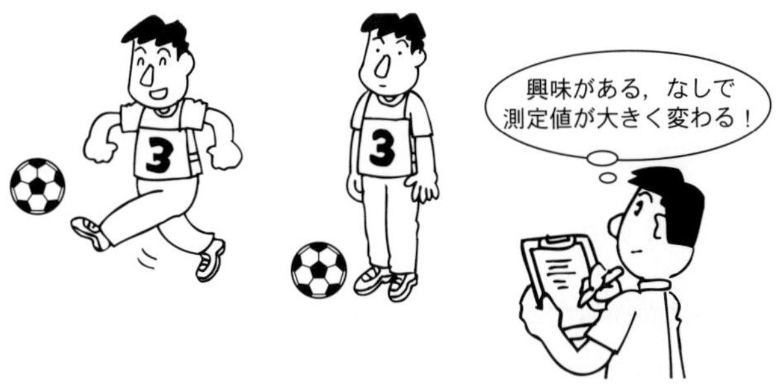
興味がある，なしで
測定値が大きく変わる！

健康面についても，知的障がい者は肥満傾向を示しやすいと指摘されることが少なくない．その理由として，偏った食事内容や支援学校卒業後の運動機会の減少などがあげられることが多いが，運動能力と同様に個人差が大きいことにも留意する必要がある．成人以降の生活習慣病の予防のためにも運動機会を増やすことは必要である[1]．ただし，肥満を予防するためにスポーツをやろうというよりも，楽しさを重視し，1人ひとりの楽しみとしてスポーツに親しみ，継続し，その結果として健康の維持につながるというのが理想であることはいうまでもない．

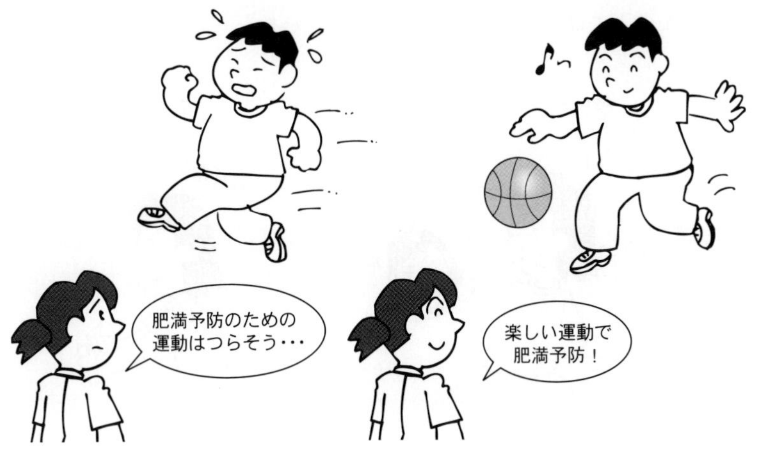
肥満予防のための
運動はつらそう・・・
楽しい運動で
肥満予防！

7.3 知的障がい者におけるスポーツ実施上の留意点

知的障害のある人たちのスポーツ実施や指導に関して注意すべき点として，以下の5点をあげたい[2) 3)]．

1）健康，安全に留意する（医療機関との連携）

知的障がい者は，身体に麻痺や欠損がある訳ではないため，他の障害種と比べると安全面への配慮が軽視されやすい傾向がある．しかしながら，ダウン症では心臓に合併症を起こしやすかったり，頸椎が不安定であったりする場合もあるように，障害によって医療的に配慮すべき点は様々である．また，てんかん発作などの有無や服薬の状態についても事前に確認しておきたい事項である．

2）用具やルールを工夫する

バレーボールで自分に向かってくるボールが怖くて，思わず身を避けてしまったという経験は多くの人が持っているのではないだろうか．その恐怖心を軽減するために，柔らかいボールを用いたソフトバレーボールが低年齢層では盛んに行われている．また，ゴルフのルールでは，2打目以降はカップから遠い選手がショットすることになっている．これでは，見通しの持ちにくい知的障がい者は，自分の打つ番の予測がつきにくく，混乱を招いてしまうことが考えられる．そこで，特別ルールとして常に交互にボールを打つと変更することで安心してゴルフを楽しめるかもしれない．

スポーツを楽しむためには，細かいルールを決めることや専用の用具を使うことは必須である．しかし，そのルールに縛られることで逆にスポーツを楽しめないこともある．ルールや用具は，スポーツを楽しむためのものであるという原則に従えば，その範囲内での用具の変更やルールの工夫は，積極的に行われるべきである．

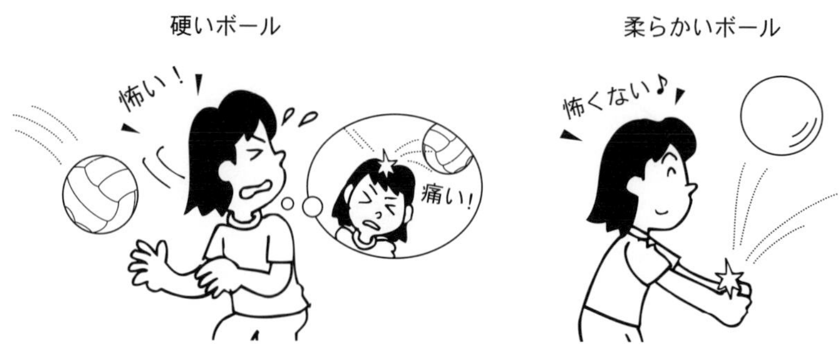

3）環境を整える

環境を整える意義については，安全管理のためと本人の力を十分に発揮しやすくするための2つの側面が考えられる．

障害の程度や実態により，危険の予測が難しい場合もある．運動の場には，必要な物のみを置き，使わない物，危険が予測できるものは可能な限り片付けておく必要がある．このように不要な物を片付けておくことは，注意の集中が困難な人がスポーツを実施する場合にも効果的である．

スポーツ活動では，常に同じことをやる訳ではなく，準備運動，基本練習，チーム練習，ゲーム，整理運動というように，様々な活動形態，内容が含まれる．見通しの持ちにくい知的障がい者にとっては，何をやるか事前に理解していたほうがスムーズに活動に取り組むことができる．スケジュールの事前の提示など，できるだけ活動の流れが分かるような環境を作るだけでも，安心して，持っている力を発揮しやすくなるものと考えられる．

4）年齢や発達段階を踏まえた支援

知的障がい者は，生活年齢（暦年齢）に比べて，物を考えたり，推測したりする力の発達に時間がかかる．しかし，実際よりも極端に子ども扱いしたり，幼児言葉で話しかけたりすることは避けたい．当たり前のことであるが，接する時には生活年齢を踏まえることが前提である．しかしながら，それと同時に，精神面の発達や身体の発達の状況をとらえ，適切に支援していく必要がある．例えば，複雑なルールの理解が難しかったり，他人との接触が苦手だったりする人に，バスケットボールやサッカーをいきなり導入することは，かなり難しい．

球技であれば接触プレイのないネット型の種目や，攻守が切り替わり，役割分担もはっきりしている野球型の種目が適しているかもしれない．ただし，ネット型種目も野球型種目もルールや技術の複雑な部分もあるため，対象に応じた導入の仕方を検討する必要がある．

5）賞賛と成功体験を積み重ねる

一般的に，十分な賞賛と成功体験はスポーツを継続するために必要である．賞賛といっても「良かったね」だけではなく，「○○の動きが良かったね」とか「前は××だったけど，今日は○○になったね」というような具体的な言葉かけが，より効果的である．また，成功体験は次の活動への動機づけにもつながる．

7.4 知的障がい者のスポーツの例

知的障がい者のスポーツは，肢体不自由者が行う車いすバスケットボールや，視覚障がい者が行うゴールボールのような，障害に応じた特別な種目はほとんど見当たらない．一般的に，学校や地域で様々な人々が楽しんでいるスポーツに，少しの工夫を加えて実践している例を2つ紹介したい．1つ目は，武道の1つである柔道に取り組んでいる事例である．柔道は他人との接触があることや，相手の動きに応じて自分の動き方を変える必要があり，知的障がい者には向いていないと思われがちだが，実施方法を創意工夫することで重度の知的障がい者でも安全に楽しく取り組むことができる．2つ目は，野球型球技の例である．数あるスポーツの中でも球技は人気の高いスポーツである．球技は一般的に「ネット型」「ゴール型」「野球型」に分類される．表7-2に球技の分類とそれぞれの特徴を示す．相手との身体接触について考えると，ゴール型が最も多く，野球型はポジションによって起きる場合もある．ネット型については，基本的に身体接触はないと考えてよいだろう．

表7-2　球技の分類と特徴

分　類	特　徴	競　技
ネット型	ネットを挟んで2チーム（個人）が相対し，相手側の空いたスペースにボールを入れる（落とす）ように，ボールの速度やコースを調整することが求められる．	バドミントン，バレーボール，卓球など
ゴール型	相手側の決められた場所（ゴール）に，自らのボールを入れることを競い合う．コート内に両チームが同時に入るため身体接触が多い．	サッカー，ラグビー，バスケットボールなど
野球型	攻撃と守備の時間が明確に分かれている特徴がある．攻撃した（打った）ボールが，守備側の連携によって所定の場所に到達するまでに，どれだけ移動できたかが重要となる．	ソフトボール，クリケット，キックベースボールなど

1) 特別支援学校での柔道の取り組み

2012（平成24）年度より，中学校において武道が必修化された．東京都立青鳥特別支援学校では，それに先立ち，30年以上に渡って保健体育の授業で柔道に取り組んできた．期間は水泳が終わる9月下旬から約2か月間の単元であり，12月に行われる校内柔道大会である「柔道納め」が学習の成果を発表する場となっている．柔道実施期間は，体育館の半面に畳を敷き詰めて柔道専用としている．表7-3に「柔道納め」の実施種目を紹介する．

表7-3 柔道納め（校内柔道大会）で実施される内容

実施種目	実施内容
集団演技	学年ごとに受け身の集団演技を披露する（図7-4）．この際，受け身が不得手な生徒を得意な生徒の間に配置することで，生徒同士で確認しながらペースや動きを合わせられるように配慮している．
教員組手	生徒対教員での乱取を行う．生徒同士の対戦が困難な生徒や医学的な課題のある生徒（頸椎を痛めやすいなど）を対象に実施する．生徒が教員に対して押したり引いたりと力を加えることができた時や，意図的な動きが出せたタイミングに合わせて対戦教員が投げられるように配慮している．
個人戦	生徒同士の対戦を行う．対戦相手に関しては，保健体育科の教員間で話し合い，技術的に同レベルの生徒同士を組み合わせる．
マット倒し	道場の四隅に置かれたロールマットを倒す時間を競う．ロールマットは柔道着の帯で留めてあり，引き倒しやすくしている． 他者との接触が苦手であるなど，知的障害の程度により生徒同士の対戦が困難な生徒を対象に実施する（図7-5）．
団体戦	各学年から選抜し，学年対抗という形で実施する．男子5名，女子3名の選抜である．優勝チームは教員チームと公開試合を行う年もある．

*保健体育における指導内容は，補強運動（図7-2，7-3），受け身，投げ技，寝技（図7-4），マット倒し（図7-5）などである．

障害の程度や特徴によって，生徒同士の対戦が困難な場合は，マット倒し，教員との組手など，種目を工夫し，生徒全員が柔道に取り組むことができている．例えば，マット倒しは生徒同士の対戦が難しい生徒が行う活動の1つであるが，自らマットに力を加えたり，マットを束ねている帯を引っ張ったりすることでマットが倒れるという分かりやすい結果が得られるため，重度の知的障害のある生徒にも取り組みやすい活動の1つである．

その他，安全上の配慮点として，学習する投げ技，寝技について限定していたり，生徒同士の対戦時には，審判教員を2名配置し，怪我や事故につながる危険性が予見された場合（授業で学習していない技がかかりそうになった場合など）に制止したりするようにしている．また，勢いよく投げられた際には頭部保護のために審判教員が手を出し，頭部を直接，畳に打ちつけないように配慮している[4]．

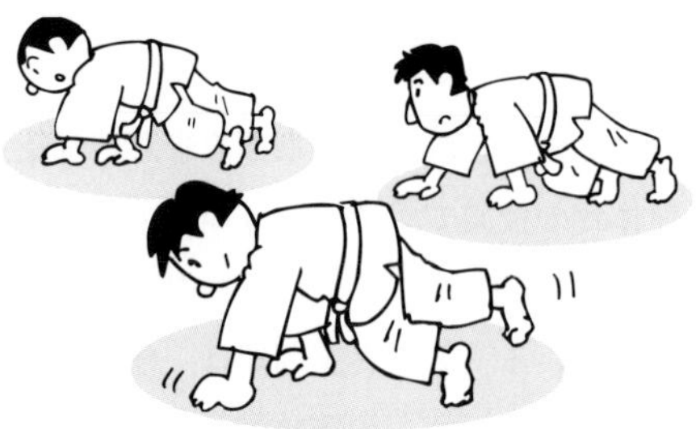

図7-2　補強運動の例（高這い移動）

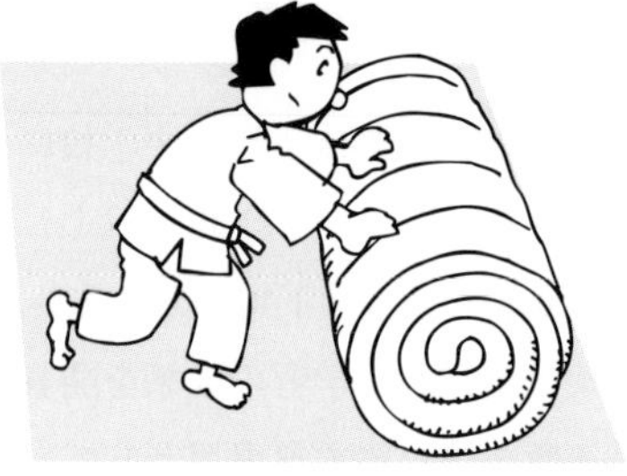

図7-3　補強運動の例（マット転がし）

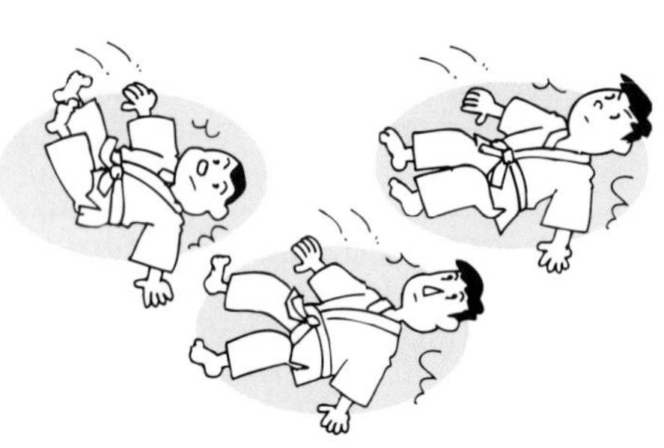

図7-4　集団演技

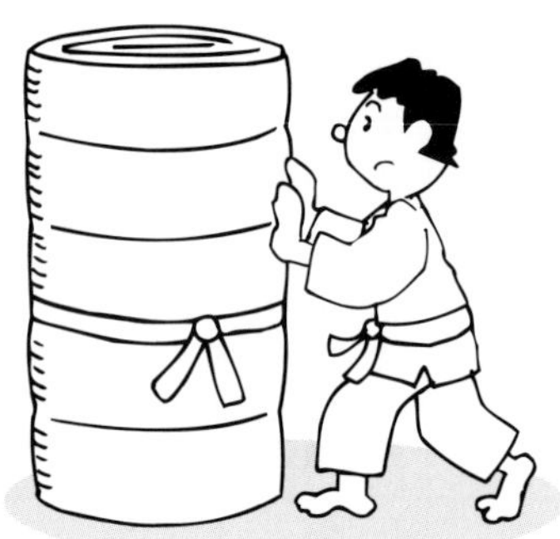

図7-5　マット倒し

柔道は相手との駆け引き，技の掛け合いが魅力の1つであるが，反面，打撲などの怪我の多さも指摘されている．障害の程度によっては柔道を実施するのは難しいと判断される場合も多いようだが，ここで紹介した支援学校では，医学的な禁忌事項に該当しない生徒全員が柔道に取り組めていることが特徴的である．まず，柔道着を着用するところから始め，生徒の実態に応じてマット倒し，集団での受身，教員との組手など，やり方を工夫することで，柔道の醍醐味の1つでもある力の加減や身体の使い方を調整し，相手（ここではマット）を倒すという経験が得られている．最初は他人の柔道着の袖を持つことが難しかった生徒がマット倒しで自信をつけ，教員との組手では相手の柔道着を引っ張りながら足をかけるような動きが見られるなど，身体の使い方が巧みになった例もある．

このような段階的な指導や安全面に配慮した指導は，知的障害の特別支援学校の実践というだけでなく，初心者や運動の苦手な生徒への柔道指導において，1つの重要な資料になるのではないかと考えている．

2) 野球型スポーツの導入（ならびっこ野球）

知的障害のある人の球技を考えた場合，見通しを持ちやすいルールを工夫すること，本人の力を発揮しやすいような環境を整備することなどが重要である．その点から考えると，野球型は攻撃と守備の時間が分かれており，攻守の切り替えのタイミングが決まっていること，投手，内野手，外野手のようにポジションによって役割が明確であることなどの理由から，知的障害のある人にも導入しやすい種目であると考えられる．ただし，守備側の複雑な連係プレイや，攻撃側の進塁を狙うのか，狙わないのかなど，瞬時の判断が求められる場面も少なくない．そのため参加者の実態に応じたルールの工夫が求められる．さらに運動量に注目すると場合によっては全く動かなくてもゲームが成立することもあるため，皆がある程度の運動量を確保するという点も考慮する必要があろう．

ここでは，「ならびっこ野球」について紹介し，その種目に含まれる様々な工夫点について共有したい．表7-4，図7-6にならびっこ野球の概要について記す．

表7-4 ならびっこ野球の概要

用　具	ベース4枚（コーンでも可），ボール（各種），ティーボール用のティー，バット，得点板
ルール	1） 2チームに分かれ，先攻・後攻を決める． 2） バッターはティーに置いたボールをバットで打つ． 3） 守備側は，打たれたボールに最も早く触れた者の後ろに1列に並ぶ．その時，ホームベースから見て1直線になるように整列する． 4） バッターは守備側が1列に整列するまでの間，ベースを走り続ける．1周したら，2周目に入る． 5） 審判は守備側が1列に整列した時点で「アウト」のコールをする． 6） 「アウト」になった時点でバッターが進塁していた数が得点となる．例えば3塁の手前でアウトなら2点，2周目の1塁を回った時点でアウトなら5点となる． 7） バッターはベンチに戻り，守備は所定のポジションにつき，次バッターの攻撃となる． 8） 打者1巡したら，攻守交代とする． 9） 2）から8）の流れを数回繰り返し，合計得点で勝敗を決める

＊参加者の実態に応じて，投げたボールを打つ，地面に置いたボールを蹴る，大きいボール，柔らかいボールなど使い分けることも可能である．

＊内野から並び始める場合，走ってくるバッターと整列する守備側が接触する危険があるため，守備側が入ってはいけないエリアを設けるなどの配慮が必要である．

ならびっこ野球では，攻撃側はボールの行方を追う必要はなく，打ったらアウトコールがあるまで走り続ける．守備側は最初にボールに触れた者の後ろに1列に整列するという非常にシンプルなルールが適用される．また，通常の野球であればスリーアウトが取れない限り，いつまでも攻撃（守備）が続く場合があり，見通しを持ちにくい側面もある．しかし，ならびっこ野球では全打者がアウトになり，打者1巡で交代と決められているため，攻守交代のタイミングを予測することが容易である．このような単純なルールであるが，守備側は攻撃の度に定位置から整列場所までの移動を繰り返すことになるため，かなりの運動量が確保できると考えられる．さらに，バッターが1塁に到達する前に整列が完了することは難しく，1人ひとりの攻撃の際，0点で終わることはなく，ほぼ確実に数点を獲得することができる．得点としてチームに貢献できることは，参加者の動機づけを高めるのに役立つと考えられる．

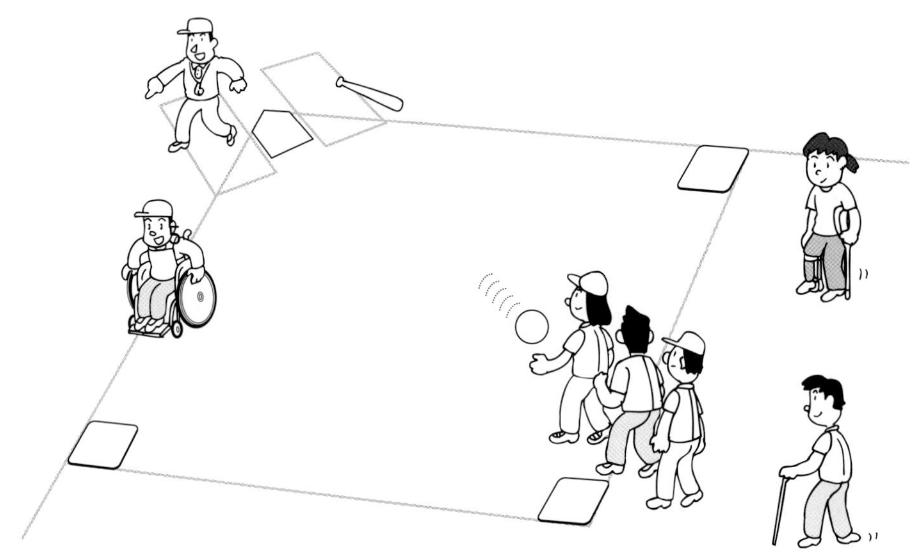

図7-6　ならびっこ野球の概要

知的障がい者のスポーツの例としてならびっこ野球を取り上げたが，ルールや用具の工夫さえできれば，聴覚障がい者，視覚障がい者，肢体不自由者などあらゆる障害に対応できうる種目であると考えられる．実際に障がい者スポーツ施設などでは，障害を限定せずに活動している事例や，通常の小学校などでも野球型球技の導入段階として取り入れている事例もある．

ここでは，特別支援学校での柔道の取り組みと野球型球技の工夫について紹介した．知的障がい者を対象とした特別なスポーツではないが，既存のスポーツを対象に応じてアダプテッドした好例であると考えられる．アダプテッド・スポーツとして最初から存在していた訳ではなく，現場での試行錯誤を経て現在の形となったものである．コートの広さ，ボールの硬さ，大きさ，試合の方法など，対象者の実態の数だけの実践があるものと考える．

つまり，アダプテッド・スポーツとは，何らかの完成した種目があるのではなく，柔軟にその場に応じて形を変え得る考え方のようなものであることが分かる．これは，知的障がい者を対象とした場合だけでなく，他の障害種を対象とした時も同様であり，さらには，高齢者や運動の苦手な子ども達，あらゆる人たちを対象とした場合も活かせるものである．

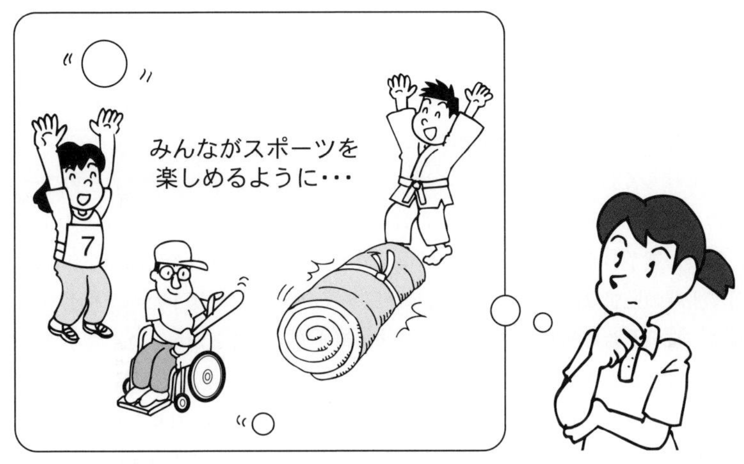
みんながスポーツを
楽しめるように・・・
7

column

スポーツを通して成長するとは？

著者が特別支援学校に勤めていた頃の，とても印象的なエピソードを紹介したい．当時，高等部のクラブ活動でフットベースボールの活動をしていた．著者が監督を任された1年目のチームは運動能力の高い生徒が多かったものの，大会になると緊張からか普段の力が出せず，先制点を取られたり，試合途中で追いつかれたりすると，そこから崩れ，負けてしまうことが多かったように記憶している．そのようなチームを指導して2年目の大会の時に，12時半プレイボールという試合があった．12時半といえば，いつもなら給食を食べている時間であり，引率教員たちの間で，いつもとリズムが狂うのは嫌だなというムードが流れていたが，主力の生徒数名が「先生，試合開始が12時半だから，11時くらいからお弁当を食べてもよいですか？」と申し出てくれた．イレギュラーなことが得意とはいえない生徒たちが，教員に指示されるでもなく，自分たちの取るべき行動を考えて申し出たことに，生徒たちの成長を強く感じた．このように成長を遂げたチームは，次の年，見事に優勝を果たした．決勝戦は先制点を取られてからの逆転勝利であり，不利な状況の中で積極的に声を出し，チーム全体を盛り上げていた生徒の姿は本当に頼もしかった．

それからしばらくして，同じようなエピソードを耳にした．それはサッカーのワールドカップでの出来事である．予選を通過した日本代表の監督に，記者から「予選の3試合を通して，監督が選手の成長に驚いたことはありますか？」という旨の質問がなされた．それに対して当時の監督は「ベンチからの指示が届かなかった時に，選手たちが相手のオフェンスを見て，自分たちで判断してディフェンスの形を変えたことがあった．選手自身が判断して動けたことが，うれしい驚きだった．」というような内容を答えていた．

特別支援学校のクラブ活動とサッカーの日本代表チームとでは，技術レベルや体力レベル，戦術の緻密さなど比べるまでもないが，どちらのチームの監督も選手の成長を感じた部分は同じだと気付かされたエピソードである．運動の得意，不得意，競技レベル，性別，年齢，障害の有無などに関わらず，スポーツを通して得られるものには共通の部分も多いのだろう．だからこそ，全ての人がスポーツに親しめるように，アダプテッド・スポーツの考え方が活かされるべきだと強く感じる．

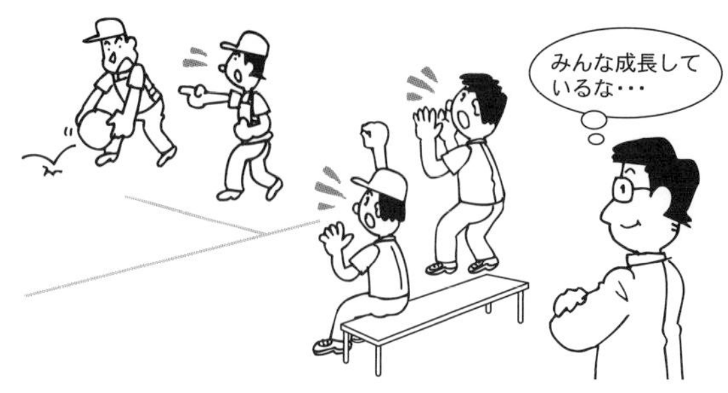

第 8 章　精神障がい者とアダプテッド・スポーツ

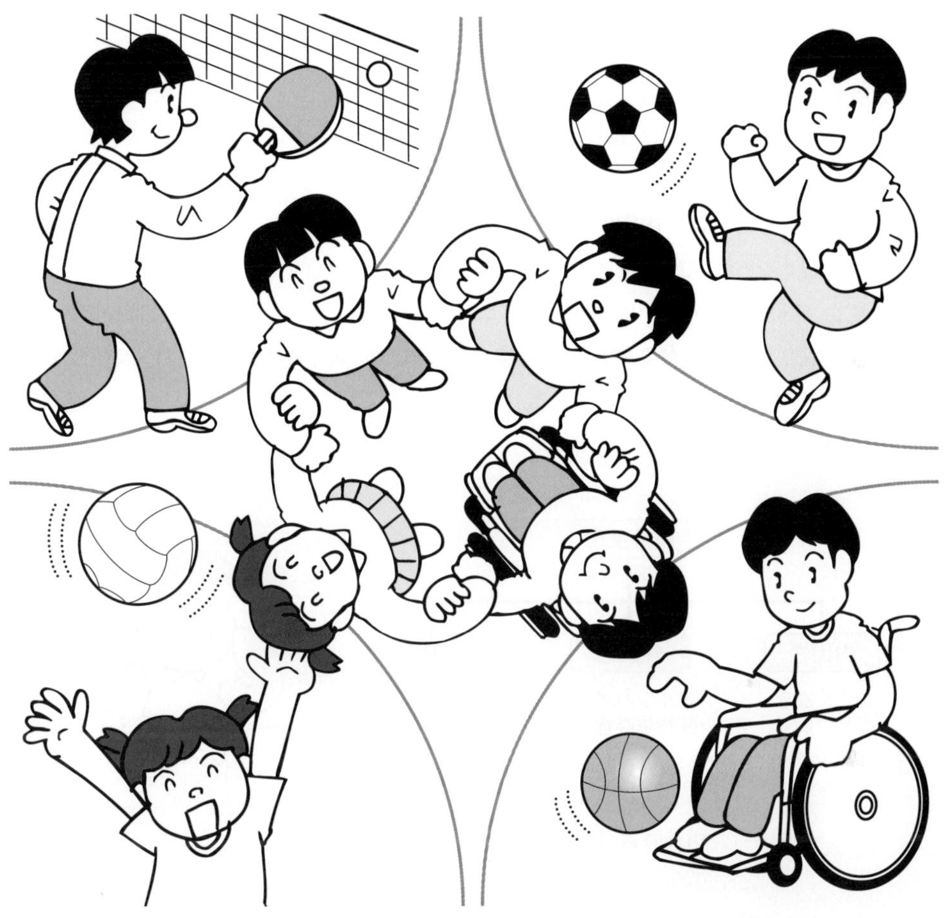

スポーツは，ゲームの開始から終了までチームメイトと目標達成のための共同作業です．そしてスポーツは，チームメイトとコミュニケーションを作りやすい環境を提供します．障がい者スポーツは，身体活動による生理機能の改善を促すだけでなく，障がい者の社会復帰や社会参加を支援する役割を担うという点で大切な意義があります．精神障がい者に対する運動やスポーツの効果の研究は，海外では多くの論文や総説がありますが，わが国ではまだ始まったばかりです．

この章では，精神障害に対する障害の理解を深めつつ，スポーツの効用ならびに指導法について学びます．

8.1 精神障害の特徴と種類

私たちは，健康であれば日々の生活をなんら苦痛なく送ることができる．健康であるときには，このことをあまり意識しない．しかし，病気や怪我を負うことにより身体に苦痛が生じ，身体活動が制限される．一方で，過度なストレスに持続的に曝されると，冷静に物事を考えることや判断すること，行動をコントロールすること（知的機能），楽しいと感じること（感情），頑張ろうと思うこと（意欲・意志）といった精神活動が制限されることもある．

精神障害（疾患）には，**内因性**，**外因性**と**心因性**の分類がある．いずれも正常に精神の活動が働かなくなった状態を指すが，その原因が体質や遺伝的要因であれば内因性，脳の器質的変化，脳以外の疾患や依存性（アルコールや薬物）によるものであれば外因性となり，個人を取り巻く人的および社会的環境によるストレスや不安であれば心因性となる．しかし原因が明確でないもの，複数の要因が原因となる場合も多くあり，簡単には分類できない（図8-1）．

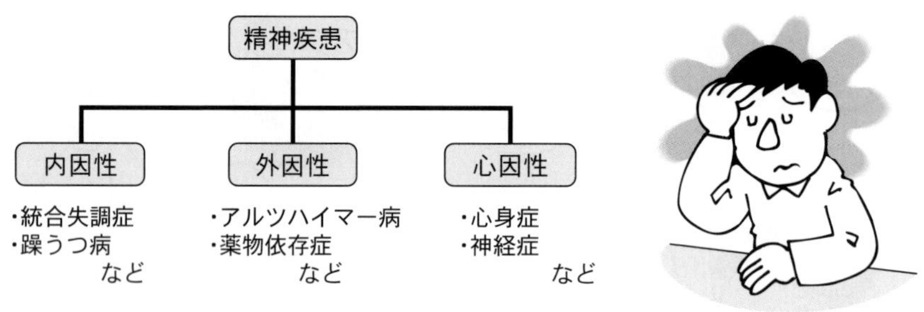

図8-1　精神障害（疾患）の分類

スポーツをする場面においては，過酷なトレーニングを長い間行うことで，心身に異常をきたすことも知られている（**オーバートレーニング症候群**）．

精神障害（疾患）に対する正しい知識が十分に普及していないこともあり，誤解や偏見，差別の対象となりやすく，社会参加が妨げられがちである．

8.2 精神障がい者におけるスポーツの意義

精神障がい者がスポーツを行う意義として，医学的視点と福祉的視点からの期待がある．医学的視点は，治療目的としての運動の実践である．運動の治療効果は，疾患にもよるが，有効であるとする研究報告が多く見られるものの，現在，その医学的根拠を明確に求めている段階である.

それでも多くの施設で軽運動やスポーツが行われている理由として，福祉的視点からの期待度の高さがあげられる．すなわち社会復帰のリハビリテーションとしての有効性である．社会復帰のために精神障がい者は，社会組織の中での様々なコミュニケーションの機会に触れることが求められる．私たちは，社会の中で様々な規則やモラルに基づき，地域社会の中で生活を営んでいる．スポーツを行う際，そこにはチームが作られる．チームは小さな社会組織である．その中で1人ひとりが，ルールやモラル（フェアプレイ）に基づき行動しなければならない．刻一刻と変化する状況の中で，行動や感情をコントロールし，状況の変化に素早くかつ柔軟に対応するだけでなく，自分の考えや判断を限られた時間の中で的確にチームに伝える必要性も生じる．精神障がい者にとってスポーツは社会の中でコミュニケーションを図る大切なスキルとなる.

1）精神障がい者へのスポーツ振興

2001年に宮城県仙台市において，精神障がい者のスポーツ大会としては初の全国大会「全国精神障害者バレーボール大会」が開催され，翌2002年（高知県開催）には「全国障害者スポーツ大会」に精神障がい者バレーボールがオープン競技として，さらに2008年（大分県開催）には同種目が正式競技として認められ，精神障がい者の身体能力ばかりでなく社会への適応力の高さが示された[1)]．精神障がい者の持つ衝動性により，身体的接触のあるスポーツの導入は難しいと考えられてきたが，今日ではフットサルを積極的に取り入れている施設もあり，これが全国的に普及し始めている[2)].

そもそも，障がい者のスポーツ大会を普及させる目的には，表8-1などがあげられる．しかし一方で，精神障がい者が全国大会のように高いレベルの競技会に出場するには，いくつかの問題もある．その1つに能力別という問題がある．統合失調症や双極性障害では，症状が不安定であり，いつも同じ力を発揮できるとは限らない．また障がい者のスポーツを普及・啓発させるために，新聞やテレビなどに自らの氏名が公開されることから，**プライバシー保護**に対する課題もある[1) 3)].

表8-1 障がい者のスポーツ大会を普及させる目的

目 的
● 障がい者への理解の向上
● 障がい者への偏見や誤解をなくす
● 障がい者の社会復帰を目指した教育訓練 （社会経験の増加）
● 障がい者の生きがいや生活の質の向上，地域社会の活性化，健康長寿社会や共生社会の構築

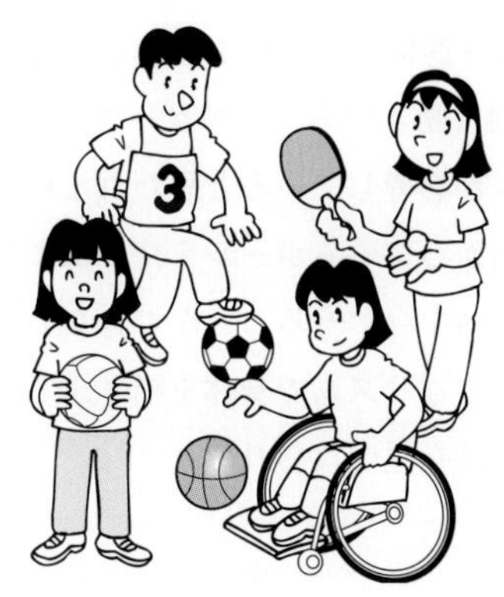

2) 精神障がい者のスポーツの効用

精神障がい者が，自立した社会復帰や社会参加を果たすための通所施設として，デイケアがある．デイケアでは，その目的を果たすために様々なプログラムが行われている．なかでもスポーツプログラムは通所者の人気も高く，多くの施設で実施されている．

スポーツの人気が高い理由として，身体活動の後で感じられる爽快感や充実感だけでなく，何よりもスポーツの中で見られる笑いのある環境が大きな要因となろう．

スポーツによる身体活動は，体力の改善，身体機能回復，肥満予防につながるばかりでなく，刻一刻と変化する状況がもたらすストレスに曝されることで，それに対する適応能力の改善も期待される．その他にも，表8-2のようなスポーツの効用があげられる．

表8-2　スポーツの効用

効　用
●表情の欠如やうつむき加減の姿勢の改善
●コミュニケーションの改善
●身体不活動による転倒の減少
●不安やイライラなどのストレス誘発因子の抑制（ネガティブな感情を一時的に忘れさせてくれる）
●睡眠時間や生活習慣の改善など

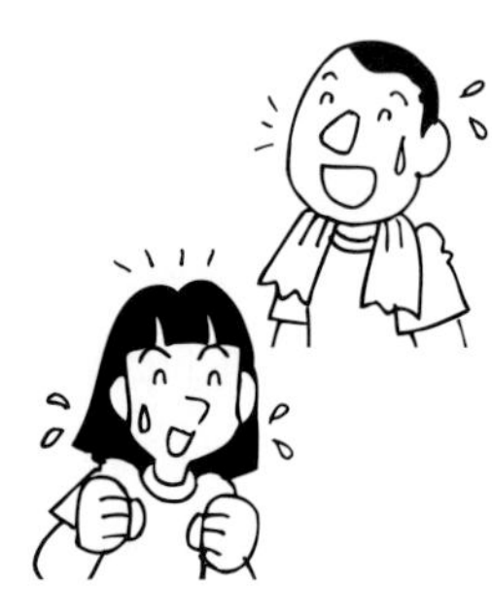

8.3　精神障がい者におけるスポーツ実施上の留意点

1) スポーツ活動時に見られる精神障害の特徴

精神障がい者は，運動開始前より「緊張」や「不安」などによる心理的作用が，生理的機能を過剰に亢進させることや，疲労に対する感受性の低さが指摘されている．精神障がい者の行動面からは，「攻撃性」や「衝動性」が認められる場合や，「頑張り過ぎる」あるいは「勝敗にこだわる」などの特徴も見られ，その結果として状況判断が困難となったり，過剰に動き回るなどのケースがある．運動のパフォーマンスでは，「時間・空間認知の低下」が影響していると思われる場合もある．例えば，バレーボールでレシーブの時，自分に向かってくるボールを待てばよいのに，向かって行ってしまい，タイミングよくボールに身体を合わせることができないケースがある．また運動動作の開始前あるいは動作時に不必要なリズムで身体を揺さぶる，四肢の運動よりも体幹をくねらせる動作をすることなどが時折見受けられる．

2）スポーツ実施上の指導者の留意点

スポーツ指導者は，運動時の安全性の確保（混乱や危険な状況を排除する配慮）を怠らないことは当然であるが，このことが参加者の不安感を減少させ，積極的なスポーツ参加につながることも理解すべきである．スポーツは人を興奮させ夢中にさせる．頑張り過ぎるのも分かるが，適度に休息を取り，水分補給などを促す配慮も必要である．また社会復帰へのリハビリテーションということを考えると，参加者が自らの心身のコンディションをコントロールすることが必要となる．本来スポーツは頑張るものであるが，この状況の中で，あえて「頑張らないスポーツ」を指導者は意識し，参加者が適度に力を抜くことを理解させるべきである．概して，指導は困難な部分もあるが，参加者の自信を喪失させないように，辛抱強く見守る必要がある．

(1) スポーツの実施前の留意点

デイケアでスポーツを行う時，運動を適切に設定することは，運動による心身への効果を増加させるだけでなく，安全性を確保するためにも大切である．適切な運動の設定条件には，身体条件と運動条件がある．身体条件とは，当日の参加者の身体的および精神的なコンディションのことである．スタッフ内のミーティングでは，これらについて確認をし，当該者の参加，不参加を注意深く見極める必要がある．またプログラム実施前および実施中の参加者の言動にも注意を払う必要がある．

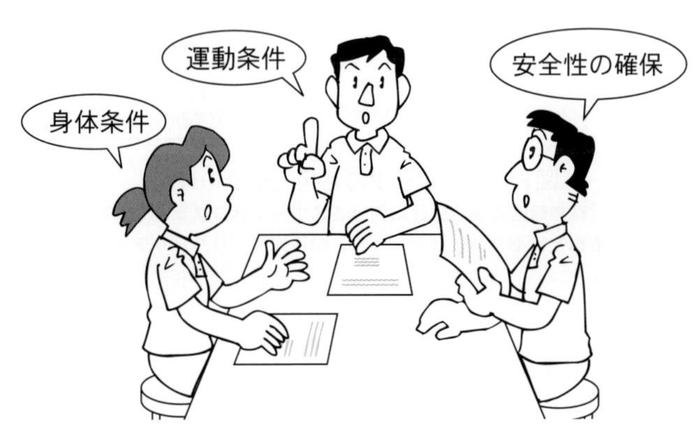

(2) スポーツの設定の留意点

運動条件とは，運動強度，時間と繰り返し頻度のことである．運動強度は有酸素運動レベルから無酸素運動レベルになるに従って強くなるが，あまり強度が強すぎると，「頑張り過ぎる」という特徴から，自分の体力を顧みず，ひた向きに頑張ってしまい，疲労困憊に陥る場合もある．これを考慮すると，有酸素運動レベルが安全である．運動強度は弱くても，1回の運動時間と運動の繰り返し頻度（運動と運動の間の休憩時間を調整すること）により，少しずつ体力を増進させることができる．プログラムに最後まで参加できる持久力は社会復帰に向けて大切な要素である．

精神障がい者の社会復帰や社会参加を目的に行うスポーツプログラムは，障がい者に自信や対人関係の改善を促すため，誰もができるようにルールを変更する柔軟な対応が必要である．そのために，スポーツがどのように成り立っているのか，即ちスポーツの構造を知っておくとよい．参考のために，スポーツプログラムを行う上での，一連の流れとスポーツの構造について，その例を図8-2に示しておく．スポーツの構造をなす4特性とそれらの特徴を対応させることにより，合目的的なスポーツの実践が可能となる．

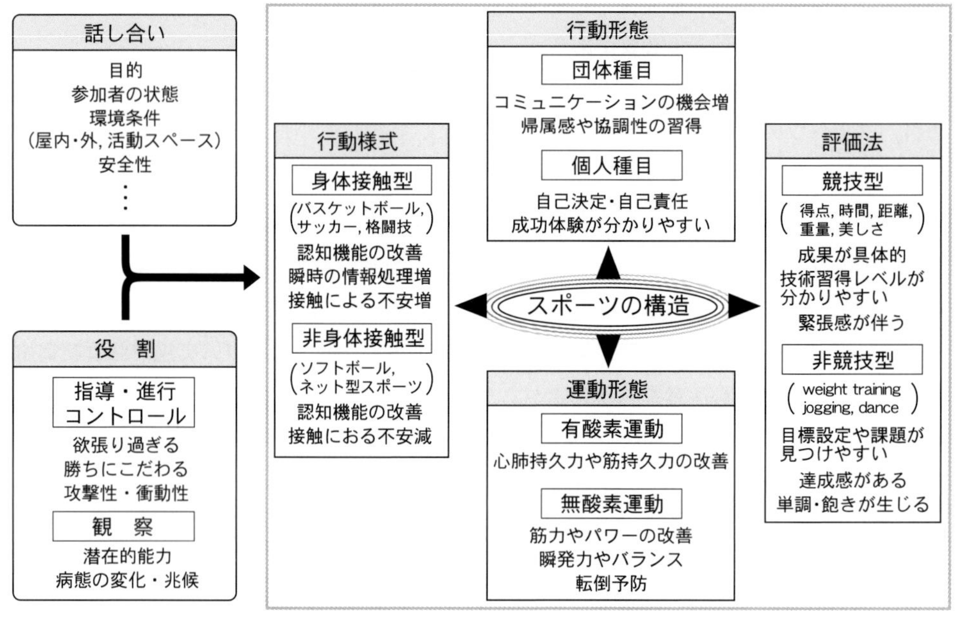

図8-2　スポーツの活用と構造の理解

（古林　俊晃「精神障害者通所施設におけるスポーツプログラムの効果的な活用」）
（東北文化学園大学医療福祉学部リハビリテーション学科紀要『リハビリテーション科学』，2011.）

(3) スポーツ実施中の留意点

指導者は，スポーツ活動時に見られる精神障害の特徴（前項）を配慮しつつ，多面的にスポーツを理解しようとする姿勢が求められる．

①一連のプレイを適切に評価できる視点

スポーツは1人ひとり（あるいは1回1回）のプレーの連続で成り立つ．例えば，試合中，ある1つのプレーから試合が大きく展開することがある．参加者は1つのプレーの成功や失敗だけに一喜一憂し，一連の過程で起きたプレーの評価はできないのが一般的である．もしそのようなプレーが見られた場合，そのどこが素晴らしかったのかをフィードバックをしてあげることにより，参加者はおおきな自信を持つようになるはずである．

②緊張や不安への配慮

精神障がい者は，環境や人的なストレスに脆弱であるといわれている．またスポーツを定期的に実施している施設と不定期に実施している施設がある．後者では，スポーツばかりか，体育館などの不慣れな環境が緊張を助長させることもあるので配慮が必要である（図8-3）．

健常群は運動前に比べ，運動後にRPE*の**スコア**が上がっているが，精神疾患群では

スコア	感　覚
20	非常にきつい
19	
18	かなりきつい
17	
16	きつい
15	
14	
13	ややきつい
12	
11	楽である
10	
9	かなり楽である
8	
7	非常に楽である
6	

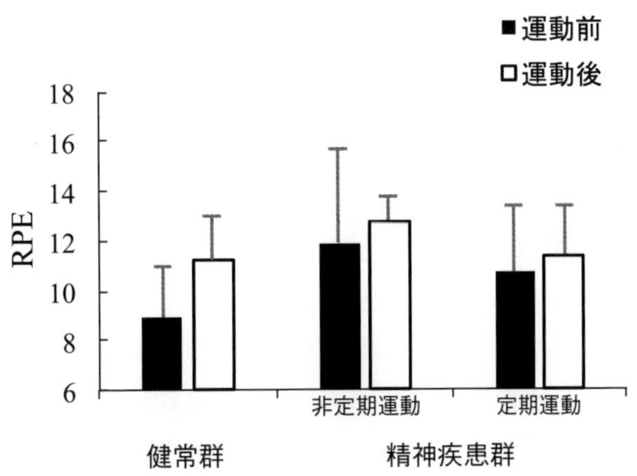

図8-3　デイケアスポーツプログラムの運動前後の主観的運動強度（RPE）の比較
（古林俊晃，寺尾安生，宇川義一「スポーツプログラム参加による精神障がい者の感情の変化」）
（スポーツ精神医学，2006（改訂）．（数値は平均値±標準偏差））

運動前後の差は顕著ではない．特に非定期運動群ではRPEスコアは運動前から既に高くなっている．なお，図中の非定期運動と定期運動は，非定期，定期にスポーツプログラムを実施する施設の結果をそれぞれ示す．

＊ RPE：Rating of Perceived Exertion（主観的運動強度）
Borg scaleとも呼ばれ，言語表示により表現される運動強度を6から20までの数字で評価させ，現在感じている運動強度に最も近い数字を1つ選択させる主観的尺度である．数値を10倍すると心拍数に相当するとされている[4),5)]．

③「攻撃性」や「衝動性」への配慮

例えば，バレーボールでは，ボールをレシーブする際，過剰に動き回り，他者の守備範囲を侵害してプレイする場合がよく見られる．この場合，ボールばかりが目に入り，チームメイトの存在が見えておらず，チームメイト間やネットの支柱などへの衝突に注意すべきである．

④「勝敗にこだわること」や「頑張り過ぎること」への配慮

スポーツを楽しむこと，失敗は失敗として引きずらず，次へのプレイに目を向けさせるなど視点を変えさせる指導が大切である．また疲れてもひたすら頑張り続け，結果的に体調を崩す例も時折見受けられる．参加者が疲れたら，「疲れた」と一言伝えられるような環境づくりが必要である．これらに向けた指導は，社会復帰に向けたリハビリテーションの一環として重要なことである．

(4) スポーツ中の参加者の心の変化をとらえる

スポーツの特徴は，プレイを通じて，成功体験や失敗体験を直接的に体験することができる点にある．成功が認められることで自信を付けるきっかけとなる．失敗も時には必要である．落胆することもあるが，それを引きずらないことを習得するには格好のプログラムとなる．そのための指導者の助言が大切となる．

また，スポーツは感情が表出しやすい状況を作る．感情鈍麻の見られる参加者が，スポーツの活動中，にこりと笑顔を見せたり，悔しさや怒りといった感情を表現することが，時折，見られる．これらは障害で失われたと思われていた機能が，実は潜在的に残存していたととらえることもできるし，一方で何らかの疾病の兆候を示している場合もある．このことを理解しつつスポーツを行えば，参加者の心のコンディションの変化をとらえることも可能となる．

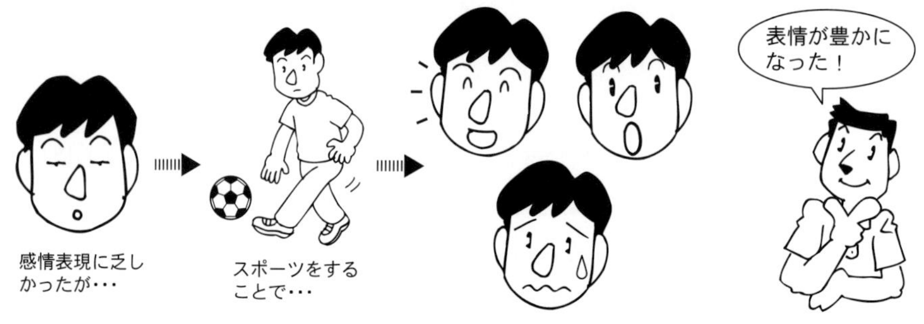
感情表現に乏しかったが・・・
スポーツをすることで・・・
表情が豊かになった！

8.4　精神障がい者のスポーツの例

スポーツプログラムでは，単にスポーツを行うだけでなく，知的好奇心を促す配慮も必要である．例えば，社会的な話題がスポーツにあるとき，それをプログラムに採用するとスポーツに興味を示さなかった者が見学にくることがある．オリンピックの年，男子バレーボールと同じネット高（2m43cm）でプログラムを行った．実際にその高さを見たときの驚きは誰とでも共有できるであろう．さらには，それで試合ができた喜びは大きな自信につながる．このことは参加者の知的好奇心を煽るばかりでなく，その経験はコミュニケーションを作るきっかけともなろう．

1）ワンバウンドバレー

ファウストボールをモデルにしたものであり，参加者による命名である．ファウスト（faust）とはドイツ語で「拳」を意味し，バレーボールの原型ともいわれている（図8-4）．

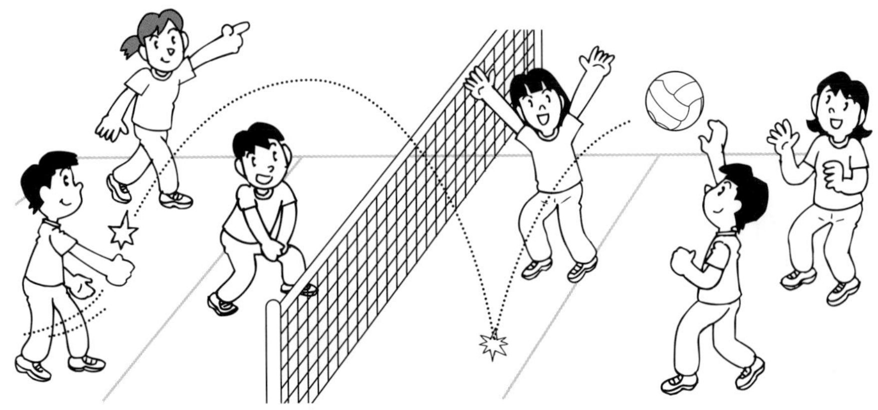

図8-4　ワンバウンドバレー

(1) 設定と用具

バレーボール用のコートとし，ネットの高さは1m80cm．ボールは，バレーボール大のポリ塩化ビニル製の柔らかいボールを使用する．

(2) ルール

- 5～6名／チーム．基本的にはバレーボールのルールに準じる
- サーブは前衛の一番右側の者が行う．ボールを床にワンバウンドさせて片手で相手コートに打つ．
- ボールの処理は，片手もしくは脚や頭で，ダイレクトもしくはワンバウンド以内に行う．
- 自陣にあるボールには1人1回しか処理できない．
- 相手チームがボールをワンバウンド以内で処理できなければポイントとなる．
- 7ポイント先取で勝ちとなる．

(3) ポイント

ボールをワンバウンドで処理すればよいので，非常に簡単であり，身体能力の低い者，運動が苦手な者でも成功体験を得やすい特徴がある．ただ自陣にあるボールを，1人1回しか触ることができないので瞬時の判断力が求められる．ダイレクトでの返球が繰り返される場合は，例えば2回以上パスをして（3人目以降）から相手コートへの返球を可能とするようにルールを変更してもよい．人数や運動レベルにより，コートおよびネットの高さを，バドミントン用で行ってもよい．ボールのサイズを変える（小さく）と難易度が高くなる．

2）サッカーバレー

(1) 設定と用具

バレーボール用のコートとし，ネットは75cm（卓球用防球フェンスが便利）．キャンディーボールを使用する（図8-5）．

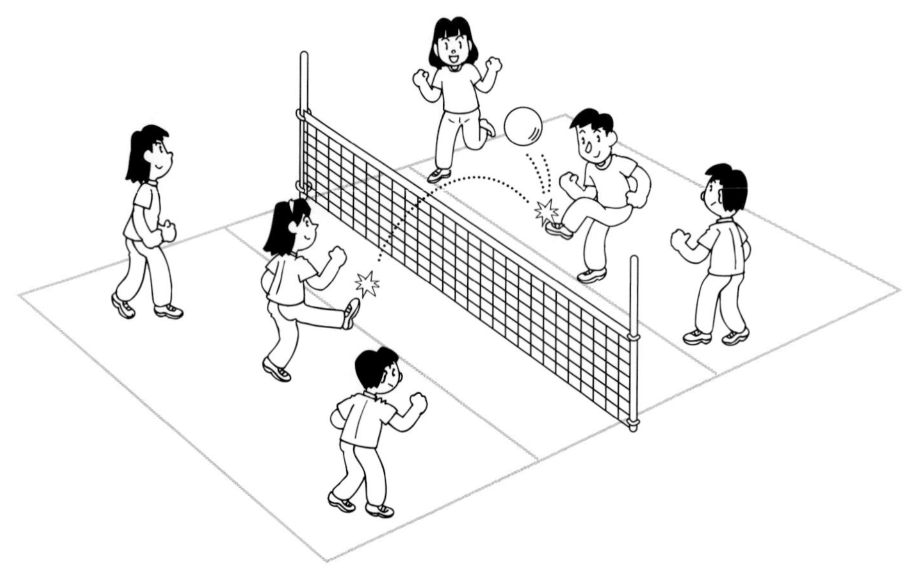

図8-5　サッカーバレー

(2) ルール

- 7～8名／チーム．
- サーブは前衛の1番右側の者が行う．ボールを手で床にワンバウンドさせてからキックで相手コートに入れる．
- ボールの処理は，脚や頭でダイレクトもしくはワンバウンド以内に行う．
- リフティングは何回行ってもワンプレイとみなす．
- 3人以内に相手に返球をする．
- 相手チームがボールをワンバウンド以内で処理できないとポイントとなる．
- 15ポイント先取で勝ちとなる．

(3) ポイント

日常生活において，足を上げる動作はあまりないので，脚の筋力ばかりでなく，筋感覚を鍛えられる．また普段しないような動作を適度に強いられるため，平衡感覚も大切な要素となる．これらは転倒予防にもつながると思われる．足を上げ過ぎると，後方に転倒することがあるので注意が必要である．

3）卓球テニス

⑴ 設定と用具

バドミントン用のコートとし，ネットの高さは75cm（卓球用防球フェンスが便利）．卓球用のラケットとボールを使用する（図8-6）．

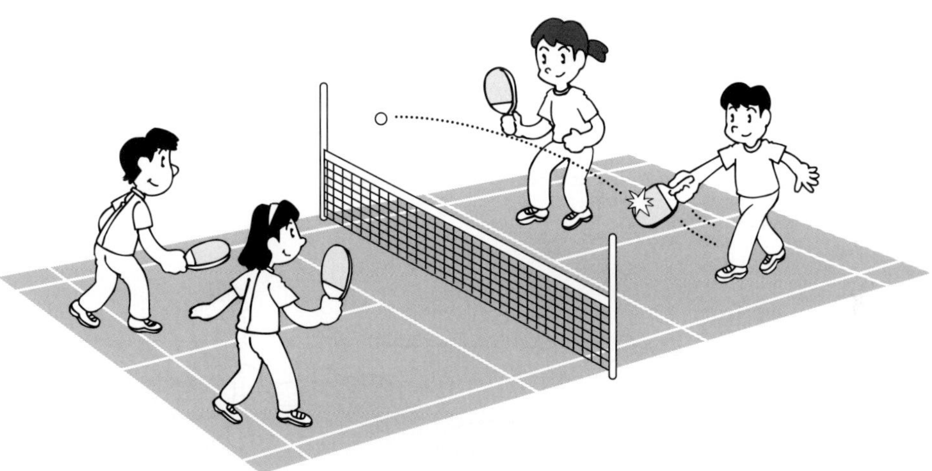

図8-6　卓球テニス

⑵ ルール

- 4名／チーム（室内），シングルス．
- サーブは前衛右の選手がボールを床にワンバウンドさせ，相手コートへラケット（ラバーのある面で）でボールを打つ．
- 相手チームはサーブ球を自陣でワンバウンドさせてから打ち，返球，あるいはパスをする．
- 3回以内に相手に返球をする．
- 相手チームがボールをワンバウンド以内で処理できないとポイントとなる．

⑶ ポイント

普段卓球で行う用具を用いるが，正規の卓球を行うときよりも大きな動作となり，また思いっきりボールカットしたり，変化球を試みたり，卓球とは異なる楽しさがあり，とても人気がある．室内でシングルスを行う場合には，コートは施設に合わせ適度に作ることもできる．

column

オノマトペ（onomatopoeia）擬態語を活用しよう

近年，スポーツ時やその指導にオノマトペ（擬態語：力であれば「グッ」，速さであれば「サッ」）を用いたときの有効性が報告されている．著者もデイケアのスポーツ指導時に，力の入れ具合やスピード感を強調したいときにオノマトペを活用している．例えば，バレーボールのサーブのとき，サーブの構えをさせ，「ドーンと大きな動作でボールを打ってください」というだけで格段と成功率が上がることを経験している．オノマトペを用いた指導は，指導者が参加者に伝えたいことを容易にかつ効果的に伝えられると実感している．どのような場面でどのようなオノマトペが有効であるのか，スポーツの指導の場面で取り入れてみるとよい．

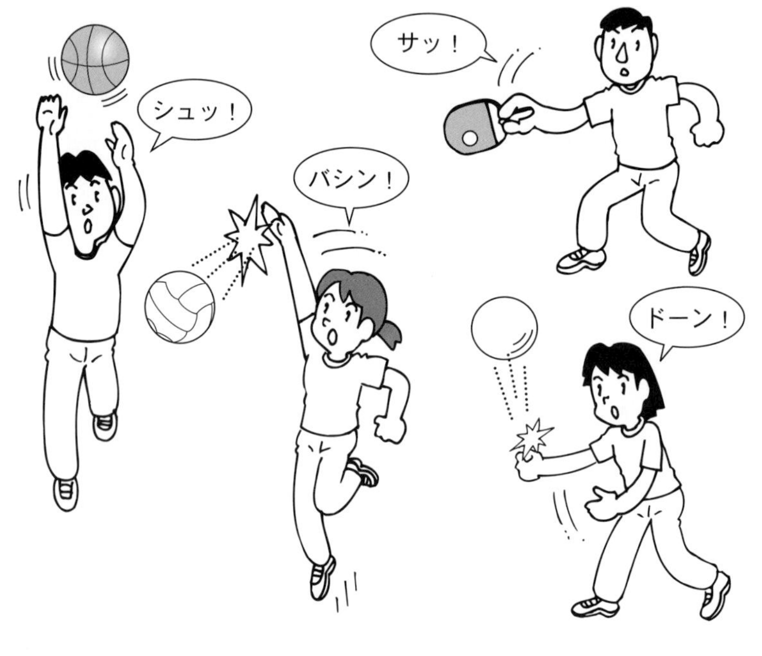

第9章　発達障がい児のアダプテッド・スポーツ

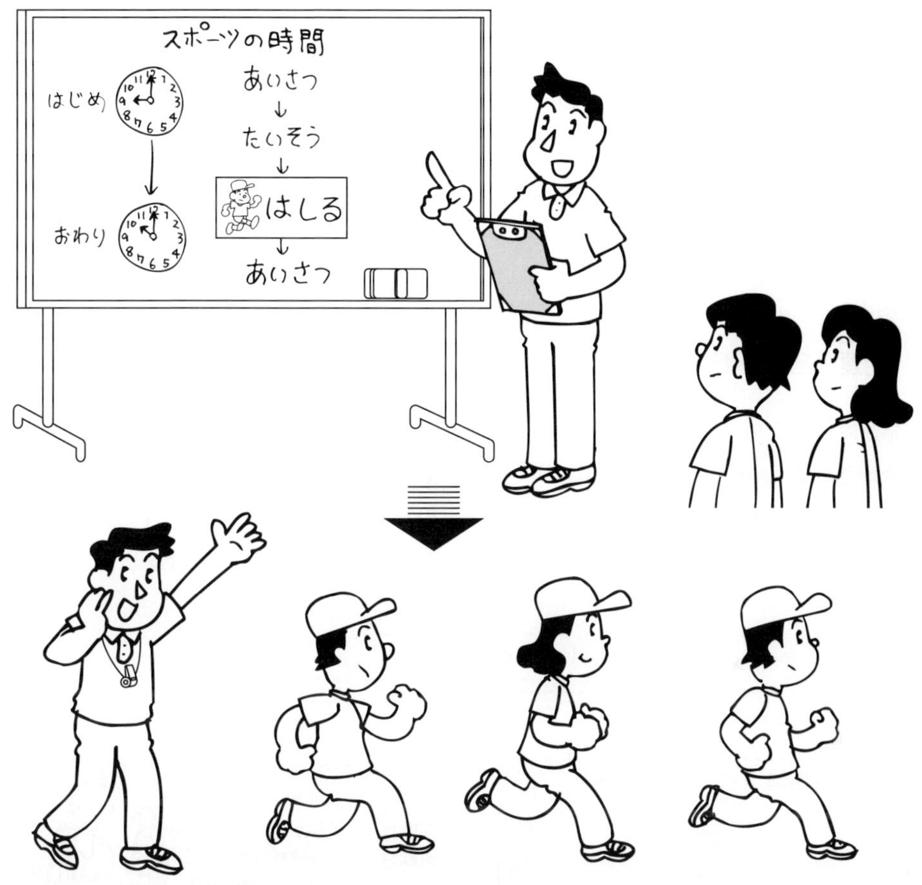
スポーツの時間
はじめ
おわり
あいさつ
たいそう
はしる
あいさつ

私たちは日々，目や耳，筋肉などの様々な感覚をもとに，脳で多くの情報を処理しています．ところが，その情報処理の仕方になんらかの困難が生じると，物事を「理解」し「判断」し「計画」するといった認知機能がうまく働かず，コミュニケーションや対人関係など，社会生活に影響を及ぼします．特定の困難性は，そのまま見過ごされれば，生きにくさを感じ，対人関係上のストレスや不安，あるいは周囲の不適切な関わり方によっては，本来的な特性が強くなります．

この章では，発達障がい児の成長の過程を通して，その特性に合わせた関わり方やスポーツの教え方のアプローチを工夫する方法について学びます．

9.1 発達障害の特性と種類

1) 発達障害の一般的特性

発達障害とは，脳機能の発達が通常とは異なる，生まれつきの障害である．言葉の発達の遅れや，物や数などへの著しいこだわり，不注意・多動・多弁，衝動性のほか，読み書き・計算などの困難さや感覚や運動の特異性など多様なパターンを含む総称である．

一般的な特性としては，行動や認知の発達の偏りがあり，得意なことと苦手なことの極端なアンバランスが見られたり，感覚過敏や運動の困難性が併存したりすることがある．個々によって目立つ症状は異なり，コミュニケーションや対人関係が苦手で社会生活に支障をきたす．

2) 発達障害の種類

発達障害は行動や認知発達の偏りによる障害として，図9-1のようにいくつかのタイプに分類される[1]．しかし，実際の臨床・指導・支援の場面では，自閉症，注意欠如・多動性障害，学習障害，運動の苦手さの障害などが少しずつ重なりあって存在する場合や，知的な発達の遅れを伴うことがあり，個人差がかなり大きいことも特徴である．

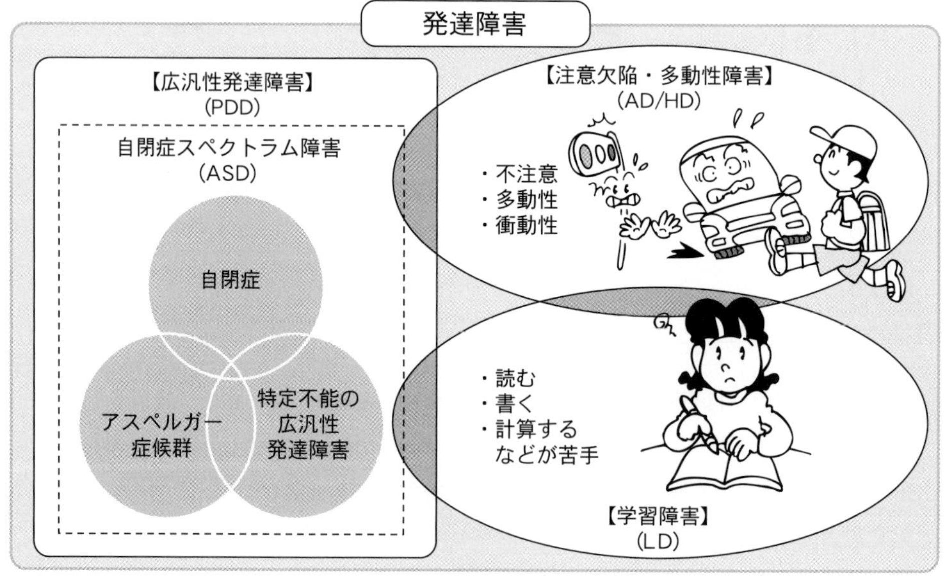

図9-1　発達障害とは

(1) 広汎性発達障害（PDD：Pervasive Developmental Disorders）

国際的診断基準であるWHO（世界保健機関）のICD（International Classification of Diseases）-10（疾患及び関連保健問題の国際統計分類：1992年）における診断カテゴリーでは，PDDとして言葉の発達の遅れを伴う**自閉症**が含まれる．また自閉症と類似性があるが，基本的に言葉の発達の遅れを伴わない**アスペルガー症候群**や比較的症状の目立たない特定不能の広汎性発達障害のほか，まれだが小児期崩壊性障害などの小児神経学的な疾患を含む総称として広義に解される．一般的に，知的な発達の遅れを伴わない自閉症を“**高機能自閉症**”と呼ぶ．

(2) 自閉症スペクトラム障害（ASD：Autism Spectrum Disorder）

ICD-10と共に，世界の標準的な診断基準と定義される米国の精神疾患の診断・統計マニュアルであるDSM-5（Diagnostic and Statistical Manual of Mental Disorders, Fifth Edition：2013年改定）において，自閉症スペクトラムという概念が用いられている．自閉症スペクトラム障害は，神経学的発達障害の下におかれ，ICD-10におけるPDD（自閉症，アスペルガー症候群，その他の広汎性発達障害を含む）よりも狭義に解されるが，おおむね同じ群を指している．スペクトラムとは，症状の強さの違い，あるいは必要な支援の度合いの違いなど，多様なパターンを，連続的に含んだ複合体であることを表している[2)]．

(3) 注意欠陥・多動性障害（AD/HD：Attention-Deficit/Hyperactivity Disorder）

典型的なAD/HDの特徴として，不注意，多動・衝動性などの行動面における困難性（表9-1）がある．不注意だけ，もしくは，多動性・衝動性，あるいは併存している場合もある．AD/HDとASDの両者が併存していることも多く，その関係を判断して対応することが求められる．

表9-1　不注意，多動・衝動性などの行動面における困難性

特　性	困難性	例
不注意	見るもの，耳に聞こえる話し声や周りの些細な音などが気になってしまい，気が散って注意を持続できず，バランスよく注意力を配分することが困難．	・話を聞いていられない ・飽きっぽい ・忘れ物や無くしものをする
多動性	不必要な刺激を，全て同じように感じてしまい，周囲が気になり，あちこち動き回る．	・じっと座っていられない ・おしゃべりがやめられない ・落ち着きのなさ
衝動性	見る，聞こえる，などの刺激に対して，すぐに反応してしまい，行動や感情などの反応を抑えることが難しい．	・話が終わるのを待てず，すぐに行動に移してしまう ・せっかちでイライラする

(4) 学習障害（LD：Learning Disabilities）

学習障害は，全般的な知的発達に遅れはなく，読む（読字障害），書く（書字障害），計算する（算数障害）などの学習に関わる特定の課題の習得だけが，他と比べてうまくいかない状態をいう．学習の障害は混合して存在するとされ，聴いたことを覚えていられない，推論が苦手など，スポーツや学校体育を含め，あらゆる教科や社会生活に影響を及ぼす問題も存在する．

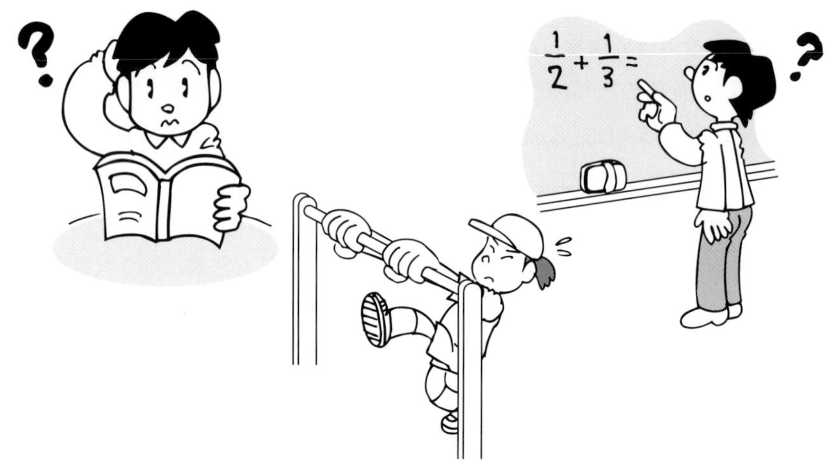

(5) 発達性協調運動障害（DCD：Developmental Coordination Disorder）

運動の不器用さが日常生活に大きな影響を及ぼすような場合が該当する（詳細は第10章を参照）．

9.2 発達障がい児におけるスポーツの意義

1) 身体の使い方を学ぶ

知的な発達の遅れがないASD幼児を対象とした，運動の苦手さに関する研究において，定型発達児（通常の発達）の同年齢の運動能力の標準スコアと比較して，量的（何秒で走れたかなど）にも質的（腕の振り方や脚の使い方など）にも低値を示す（図9-2）．とりわけ，「用具を用いた物体操作能力（ボール投げ・捕る，蹴るなど）」は，「移動能力（走る，跳ぶなど）」よりも低下している．一定期間，こうした子どもたちに運動介入を行うことで，移動・物体操作能力は高まり，移動能力と比べると物体操作能力の効果が，その後も持続しやすい可能性が示唆されている．

対象

全般的な知的発達に大きな遅れのない，5歳5か月の自閉症スペクトラム障がい男児1名(2014年).

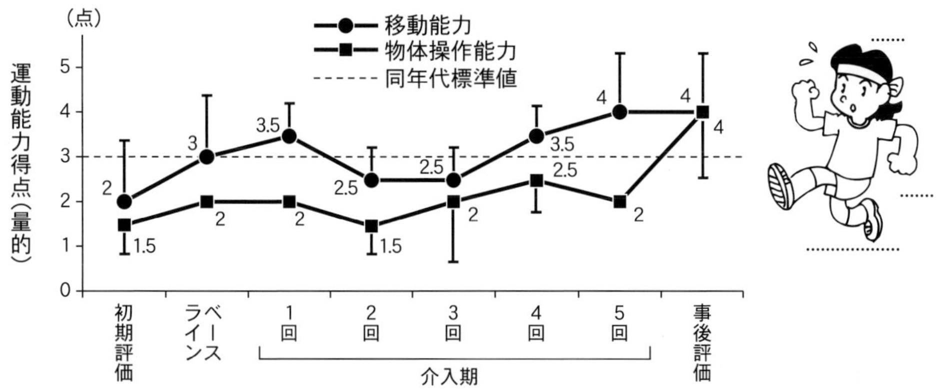

移動能力と物体操作能力の運動パフォーマンスについて，速度や距離など（量的）を点数化し，5回（週1回，1回30～50分）の各運動介入時とその前後の変化について示した.

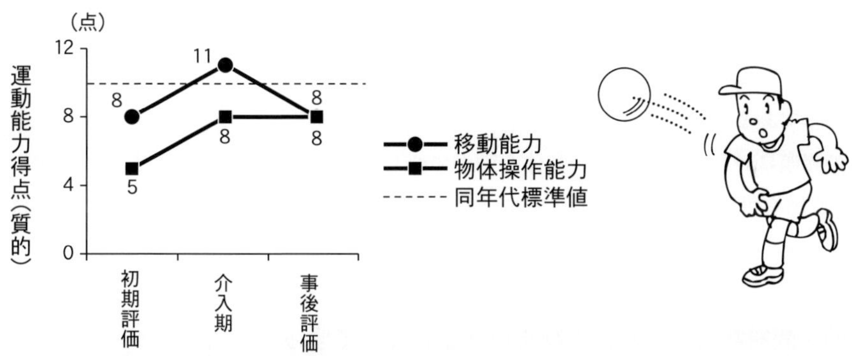

移動能力と物体操作能力の基本的運動スキルについて，運動パフォーマンスの課題運動の達成度（質的）を点数化し, 5回（週1回, 1回30～50分）の運動介入とその前後の変化について示した.

図9-2　定型発達児（通常の発達）の同年齢の運動能力の標準スコア
（高橋　春一「スポーツ精神医学」Vol.11. 日本スポーツ精神医学会，2014. より引用）

また，青年・成人期の発達障がい者を対象とした調査でも，筋力，持久力，瞬発力，身体の柔軟性に関する項目からなる新体力テストの結果から，体力年齢が標準値より大幅に低下（2標準偏差以下）している（表9-2）. こうしたことから，発達障害のある子どもたちのスポーツは，成長の発達段階に応じて低下しがちな運動能力を高めるための「身体の使い方を学ぶ」手段となる．そして，この過程を通して「自分や他者との関わり方について学ぶ」ためのトレーニング手段の1つになる可能性がある.

表9-2　発達障がい者（青年期・成人期）の運動能力値

	発達障がい者	同年代標準値
握力	28.2±3.8kg	47.6±7.2kg
上体おこし	12.2±3.5回/30秒間	28.7±5.8回/30秒間
反復横跳び	27.3±8.3回/20秒間	54.0±7.5回/20秒間
長座体前屈	21.4±6.1㎝	45.94±10.6㎝
立ち幅跳び	167.8ｃｍ±10.9㎝	226.3ｃｍ±25.4㎝
急歩	817.8±120.9秒/1500ｍ	673.3±98.0秒/1500ｍ
合計点（体力年齢）	14.2±4.6点	42.5±7.4点

自閉症スペクトラム障がい男性6名，平均年齢24歳（2012年）
（車谷　洋「日本作業療法研究学会雑誌」14（2），日本作業療法学会，2012．より引用）

2）身体を動かす楽しさと達成感を得るために，まずは成功体験

学習場面や社会生活などでの失敗経験の積み重ねや，特異な感覚や行動に対して周囲の理解が得られないと「できない，やりたくない」と自己評価してしまい，意欲や自尊感情が低下しがちである．

これらの課題に対して，まずは，身体を動かす楽しさと達成感が得られるように支援する．この達成感を得るにあたり，「できた」といった小さな成功体験の積み重ねで自信が持てるようになる．

3）社会的・問題解決スキルおよび自己決定について学ぶ

発達障害の子どもたちは，困ったときに人に助けを求めたり，拒否するなど自己決定することが難しく，自分の気持ちを適切に表すことができないことがある．また，もともと意欲的に取り組めるものが日常生活に見出せないことが多く，生活のリズムが乱れたり，学校などの休み時間や休日の過ごし方に戸惑いを見せることがある．したがって，余暇（趣味）活動の1つとしてスポーツに取り組む時間を設けることは，生活リズムの安定につながる．そして，スポーツのルールやチームプレイを通して，言葉や他者との関わり方などの社会的スキルの学習を体験しながら，自らの行動を自ら決定する能力（**自己決定能力**）や自分から訊く，断るスキル（言葉だけでなく絵カードなどの提示）といった問題解決スキルを練習する場になることもスポーツには期待できる．

9.3 行動を分析してスポーツを支援する

人間の「行動」は，周囲の環境（人も含む）との相互作用（言葉，周りの状況の変化など）から生じており，何らかの意図（心の中の活動も含まれる）を持っている．ASDの子どもたちへの行動支援に役立つモデルとして，**応用行動分析モデル**（Applied Behavior Analysis：ABA）[3] がある．これは，人間の行動を環境との相互作用でとらえ，問題行動の解決を目指すアプローチであり，スポーツ支援においても重要である．

1）行動を理解するために，その行動の前後に目を向ける

ASDの子どもが示す行動を，環境との関係からとらえることで，その状況でなぜそのような行動をとったのか理解することができる．「どうして？」と感じた時は，図9-3のように考えてみる．これをABC分析という．支援の対象となる行動（B）に焦点を当て，その行動のきっかけ（A）と，その行動が起きた後の"デキゴト"（C）と日頃の様子を踏まえ，その行動の意図（注目，逃避，要求，理解できない，うまくできないなど）を特定する．

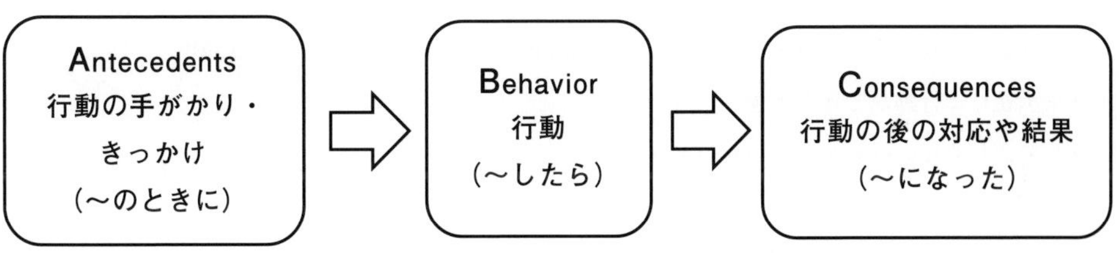

図9-3　その状況でなぜそのような行動をとったのか理解するためのABC分析

「デキゴト」とは，単独では起こらない．例えば，卓球でラリーが続いていた際の空振りで「あれ？」という行動には何か意味がある．自分が何をしていこうとしているのか？ASDの子どもたちが何を意図して取り組んでいるのか？何をしようと（言おうと）しているのか？1つひとつの動きの中で，意図をくみとる術を持っておくことが大切である．

2）行動支援の基本法則

望ましい行動に少しでも近い行動を，タイミングよく評価しながら，少しずつ目標に近づけていく．ある行動を獲得させるために，その目標とする行動を小さなステップに分けて，達成が容易なものから順次達成させていく．

ある行動の直後に，その子どもにとって好ましい評価（表9-3）がもたらされると，その行動はその後も同様のきっかけで起こりやすくなる．その子どもにとって好ましい評価

は異なるが，通常は「上手に褒めること」が用いられ，褒めるタイミング（表9-4）も重要なポイントの1つである．新しい行動を学習するときや，その行動の自立度が低く介助や手がかりなどの支援が必要なときは，1回の行動に，1つの評価を続けて与えると効果的である．声かけや指示に反応できていない場合（表9-5）や行動ができなかった場合（表9-6）も，振り返って行動の前後に目を向けて考えてみる．介入中，支援者がその子どもから注意をそらす，あるいは無視することは，その子どもにとって好ましくない評価となり，逆に行動が減ることになる．

表9-3　行動を増やすためのよい評価の例

- 賞賛（声かけ，うれしい表情，握手，頭をなでるなど）
- 賞状，シール，引換券（トークン），報酬ポイント
- 好きな活動や物（ゲーム，TV・音楽鑑賞，おもちゃ，風船など）
- 食物，飲物など

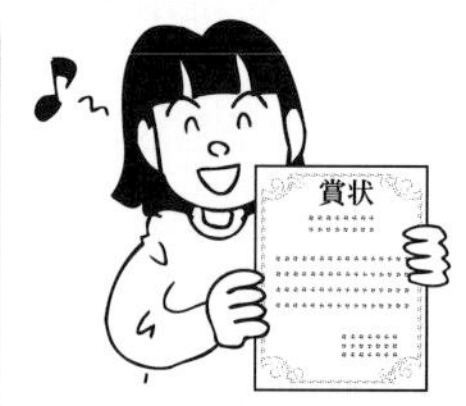

表9-4　褒めるタイミング

- 基本は望ましい行動の直後
- これまでより，よい行動をしようとしているとき，したとき
- 指示通りに行動ができたとき
- してほしくない行動をしていないとき

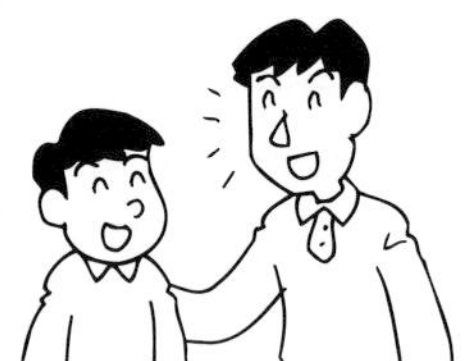

表9-5　声かけや指示に反応できていないときに考えること

- 聞いてない・聞こえてないのか（注意集中ができない）
- その行動のやり方が分からない（理解できていない）
- やり方は分かるがやりたくない（興味がない）
- やり方は分かるがうまく行動ができない（技術がない）

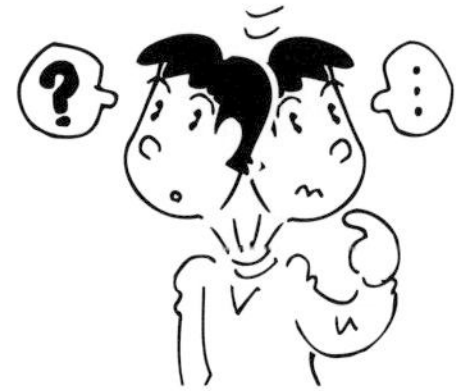

表9-6　行動ができなかったときに考えること

- 行動のすぐ後に適切な刺激（よい評価）を行っているか
- 反応をしばらく待っているか
- 量・時間を分かるよう明示しているか
- できないことばかりを要求していないか
- 不適応行動をしたときの対応が楽しいことにつながっていないか

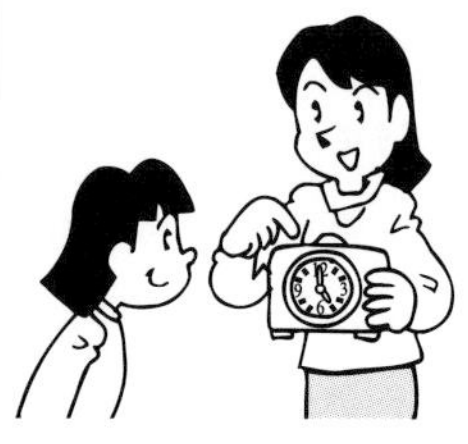

3）行動支援の基本的計画の立て方

(1) ターゲット行動（獲得したい・減らしたい行動）を決める

獲得してほしい行動を具体的に1つ決める（図9-4）．具体的な目標を立てる条件を表9-7に示す．

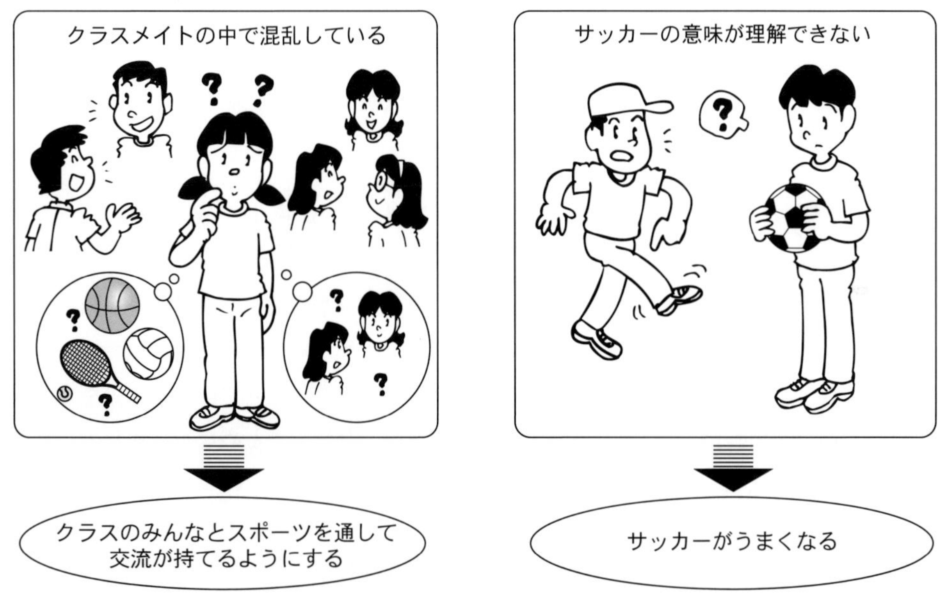

図9-4　具体的なターゲット行動を決める練習

表9-7　具体的な目標を立てるための条件

1．どういう場面や状況で？
2．どのような行動を？
3．どれくらいする・しないのか？
　行動の「正確さ，回数，続く時間，行動が起こるまでの時間」など
4．いつまでに達成する？

(2) 一連の行動をいくつか小さなステップに分ける（課題分析）

通常1つの動作として取り扱う複雑な行動を，いくつものステップに分けて達成していく．大まかに行動を段階分けし「できる・できない」を評価し，できないところをさらに細分化して評価する（図9-5）．困難なステップが明確になり，そこでできていないポイント（小さな行動ステップ）に焦点を絞って集中的に教えていく．課題の分析の仕方（細かさ）は目的・目標，特性，環境，使う用具などによって異なる．

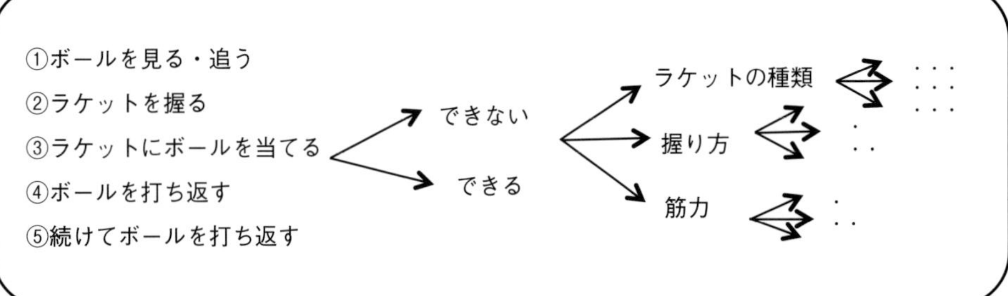

図9-5　卓球のラリーを上達させるための課題分析

9.4 発達障がい児におけるスポーツ実施上の留意点

発達障害のある子どもたちは，しばしば運動の苦手さ（空間の中で自己の身体の位置関係のとらえ方など）を併せ持つことが知られている．また，発達障害の中でも，ASDの子どもたちは，定型発達の子どもたちよりも物事の見通しを自分で立てにくく，先をまったく予測せずに決め付けて行動して失敗することが多い．全体をまとめながら複数のことを1人で遂行していくことも苦手である．規則的な行動にこだわり，いつも同じで変わらないものは安心するが，本人が決めたルールを変えること，あるいは予定外の行動を嫌うため，急な変更や新しい環境では不安や緊張が強く，混乱しやすい．

それでは，ASDの子どもたちがスポーツを楽しむためには，どのような**合理的配慮**が必要なのであろうか．図9-6に示す得意なこと・苦手なことを踏まえ，以下の事柄に留意して，物事の計画は1つひとつ一緒に立てながら支援することが望ましい．

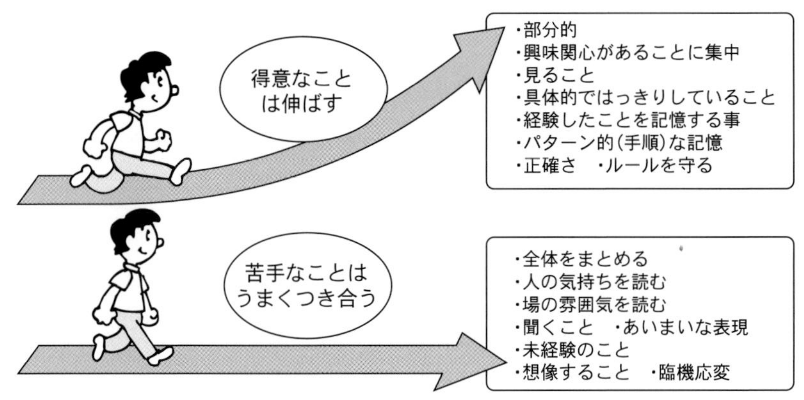

図9-6　自閉症スペクトラムにおける得意なこと・苦手なこと

1）発達障がい児を指導する上での留意点

(1) 基本的留意事項

- 自分の特性（よいところ・苦手なところ）に気付かせる．
- スポーツ活動の終わりは易しい課題，あるいはうまくできたときに終わり，より多くの「できた」という感覚を得させ，少しずつ自信を積み重ねる．
- 見えない暗黙のルールは，本質的な理解を求めるというよりは，1つひとつ具体的に，見て分かる情報を添えて明示し，課題が達成できればタイミングよく評価する（褒める）．
- 協調性を高めるため，皆と同じことを強く要求することはしない．
- 1つひとつの動きの中で，意図（注目，逃避，要求，理解できないなど）をくみとる．

(2) スポーツプログラムを構造化する

- スポーツ活動の流れを一定にする（特定の人，時間，活動内容，場所）．
- スポーツ活動の手順や目標を明確にして習慣化する（図9-7）．
- スポーツ活動の終わりを明確にし，見通しをもたせる（時間・量）．
- 周囲にある刺激を整理し，注意が逸れないようにする（遊具や音，人など）．
- 切り替えが難しく，次の行動への移行をわかりやすくする．
- 予定を事前に提示し，予定に変更がある時は，できるだけ前もって予告する．

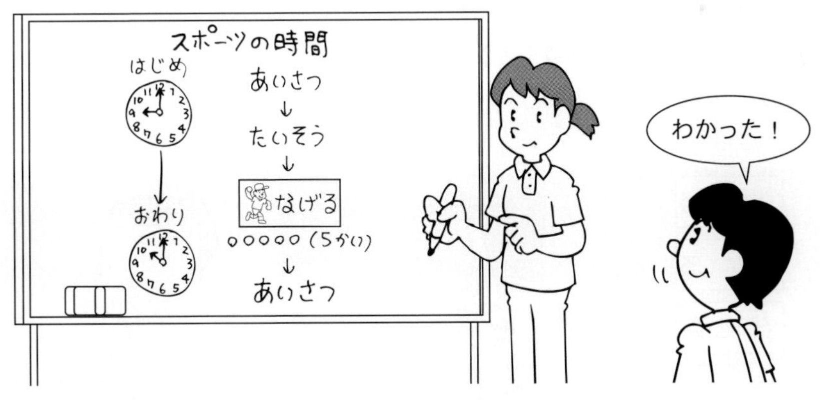
スポーツの時間
はじめ
あいさつ
たいそう
なげる
おわり
○○○○○（5かい）
あいさつ
わかった！

図9-7　活動の手順を明確にする

(3) わかりやすい説明・伝達の方法

- 言語指示（音声）以外の手がかりを使って呈示する．

　ホワイトボードなどを用いて，役割やローテーションをいつでも見て分かるように呈示し，必要に応じて終わったら自己チェック（課題を消す，シールを貼るなど）してもらう．

- 指示する前に注意を引き，これから話す内容のテーマと全体を伝える言語指示と視覚的情報により1つひとつ伝えることの数を明示し，流れを追って説明する.
- 言語指示は短くはっきりと具体的にする.
  「○○した方がいい」というような指示をしたときは,「いつ」「どこで」「どんなとき」に“やるのか”,“やってよいのか”と限定した情報を加える.
- 省略を使う場合，あらかじめ何の省略語なのか説明が必要（代名詞を使わない).
- 一般化した説明を自分に照らし合わせて理解することが困難なとき，具体的な適応行動を体験的に学習してもらう.

(4) 手がかり刺激のレベルタイミングを決める

就労を目指す発達障がい者6名（18～45歳）の注意機能や，短期記憶について調査した研究によれば，共通した特徴として「聴覚性の情報の処理（口頭での指示の理解など）の困難性と，書き取りや見比べに時間を要する」ことが示唆されている[4]．聴覚性の短期記憶に困難性がある場合には，例えば，いつでも見て分かるように手がかり刺激を工夫することで，指示理解の一助となる.

以下は，行動を増やしたり，減らしたりするために付加的に与える手がかり刺激（ガイド）の例である.

- 視覚的ガイド：絵カード・写真・文字（図9-8)，記号・シンボルマーク（図9-9)，動画，指さし，ラインテープ（図9-10)，線画，ゼッケン，ハチマキ，具体物など.
- 言語的ガイド：「ボールを蹴る」「次は何する？」という声かけ，言語など.
- 身体的ガイド：手をとって誘導するなど身体的な接触.
- モデリング：手本を示す（実物)，タブレット端末による再生など.

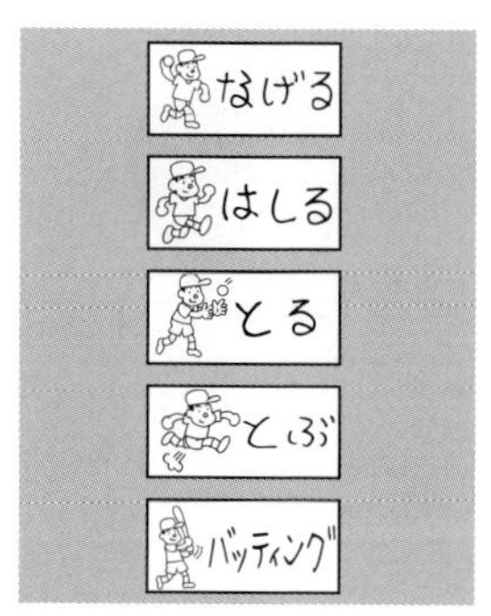

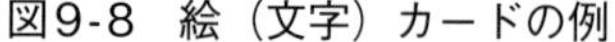

図9-8　絵（文字）カードの例

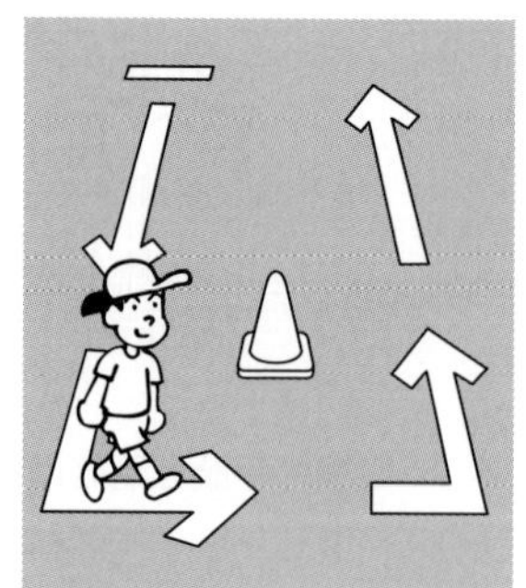

図9-9　矢印による誘導

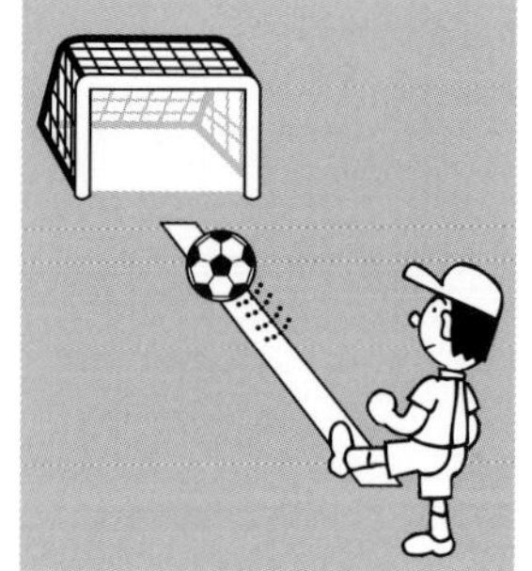

図9-10　床のライン上にボールを転がす

2）発達障がい児への指導実践例

症例：ASD ５歳７か月の男児（知的に大きな発達の遅れはない）

(1) 行動特性

話し言葉にやや遅れがあり，お遊戯など集団行動に入りたがらず，1人で遊んでいることが多い．指示が通りにくく，会話は一方的な発語になりがちだが，やり取りはある程度できる．数字へのこだわりが強く，入室後にカレンダーを読み上げる，すぐに数字の話ばかりしたがる．運動面では，ボールを扱う運動で苦手さが見られ，用具を用いた動作において苦手さがある．書字や指先の運動は特に問題なく，感覚の偏りは見られない．この男児は，行動面の問題が自宅では目立たないが，集団生活の場で顕在化したケースである．

(2) ターゲット行動

ボールを扱う運動の苦手さから，ボールを投げる課題について，できること・できないことを評価した．

(3) 視覚的構造化

スポーツ活動の場所や時間，内容といった手順を一定にし，それを何回・どれくらいまで達成したら終わりか，見て分かるように数字の情報を添えて，見通しを持たせた．

(4) 用具・環境設定

ボールはテニスボールを用い，投球方向の先に，背の高さ程に張ったテープの上を通過させて投げる課題を設定した． 指示は，口頭での説明に加え，絵カードを呈示することにより課題の理解を促した．

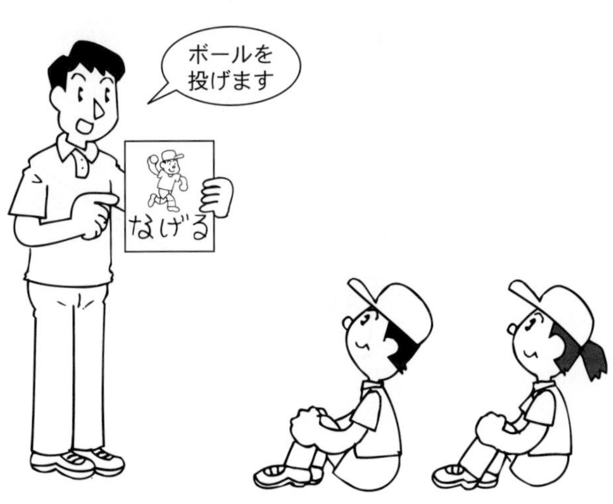

(5) 指導内容

投げる動作の発達段階

1. 正面に向いたままで両足の変化や体重移動はなく，片手で上手投げ
2. 両足の変化や体重移動はなく，反対側へ上体をひねる動作によって投げる
3. 投げる腕と同じ側の足の前方へ，ステップによる体重移動
4. 投げる腕と逆側の足のステップ
5. ワインドアップ動作

さらに1つひとつ細分化した課題を，指導者が子どもの手を取って誘導したり，指導者が示す手本やポイントが分かるように，あらかじめタブレット端末に収録した動画を用いて指導した．指導は同じ人が最後まで務め，1つひとつの行動の背景にある意図を見抜きながら，課題が達成できればタイミングよく褒めることでその行動を増やしていった．

(6) 結　果

とてもうれしそうな表情が見られ，その後「もっとやってみたい」，「やらせて」といった意欲的，積極的な姿勢が見られるようになり，さらにパフォーマンスの向上にもつながった．介入前3mの投球距離だったものが，最大8m近くにまで伸びた．記録が伸びるごとに家族が喜ぶ姿は，子どもにとって最高の楽しみとなり，適応行動をさらに増やすことにつながった．捕球についても同様に支援し，親子でキャッチボールの練習ができるまでになった．子どもの特性や年齢に応じた合理的配慮により，適応的な行動を導くことができた．

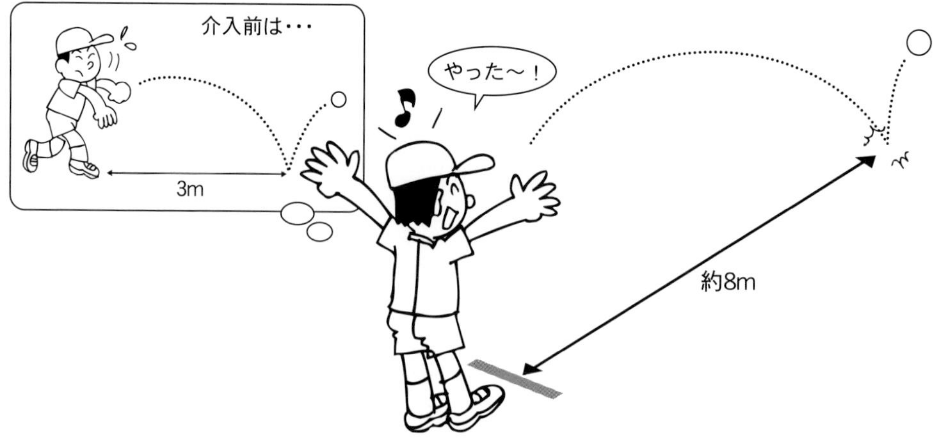

第**10**章　運動の苦手な子どものアダプテッド・スポーツ

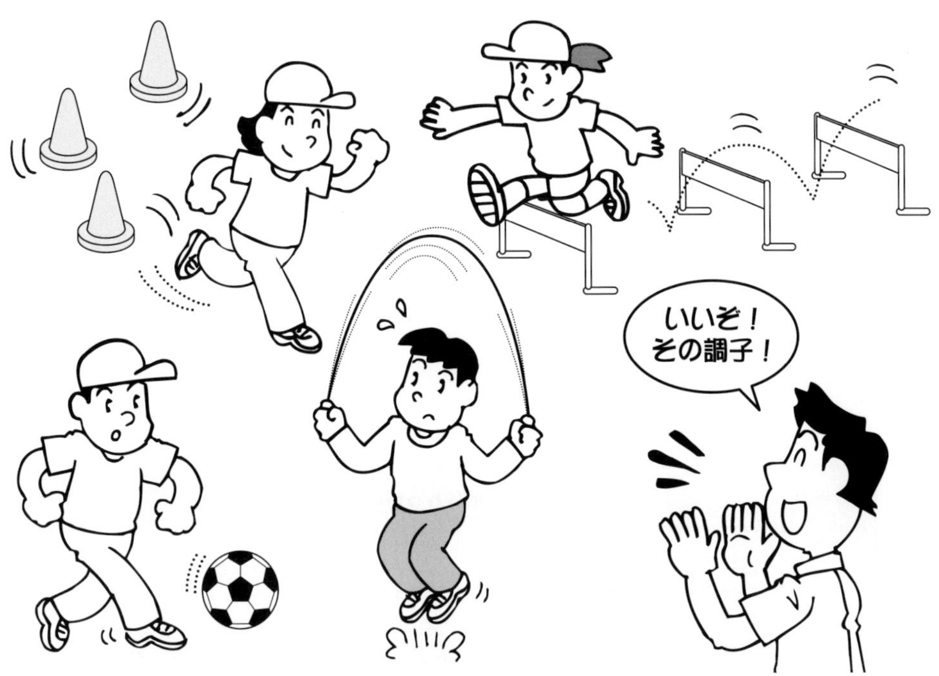

科学技術の進展によって生活が便利になり，子どもが日常的に身体を動かす機会は減少してきています．また，遊びの形態も外遊びが減少して屋内遊びが増えています．しかし，全ての子どもの活動量が低下しているわけではありません．

9章で示された発達障害のある子どもたちの中には，AD/HDなど活動量そのものは多い子どももいます．ただ，その動きを見ていると，どこか“動きのぎこちなさ”や“不器用さ”を感じることはないでしょうか？身体機能そのものに障害は見られないのにです．また，発達障害と診断は受けていないものの，学校の体育の授業についていけなかったり，集団での遊びになかなかなじめなかったりして悩んでいる子どもやその家族もいます．

そういった状況を改善したいと，運動クラブやスポーツクラブへの入会を申し込んでみるものの，「個別での対応は難しい」といわれることもあるようです．そういった状況を当人や家族も悩んでいますが，実はクラブの指導者もどう対応してよいか悩んでいるかもしれません．この章では，運動の苦手な子どもの特徴や運動・スポーツを支援する際のポイントを学びます．

10.1　運動の苦手な子どもの特性

運動の苦手な子どもは，動くことそのものが嫌いなわけではない．いろいろ手伝おうとするものの，物を壊して怒られてしまったり，怪我をした経験から恐怖で動けなくなったりすることがある．また，集団スポーツでチームメイトから失敗を責められて人と関わるのが嫌になったり，いじめにあったりと二次的・三次的な問題に発展することもある．

1）発達性協調運動障害

運動の苦手な子どもの中には，運動の不器用さが日常生活に大きな影響を及ぼすことがあり，その場合は**発達性協調運動障害**（DCD：Developmental Coordination Disorder）と診断されることがある（表10-1）．

表10-1　発達性協調運動障害の診断基準

診断基準	子どもに見られる行動や症状など
A	協調運動技能の獲得や遂行が，その人の人生の生活年齢や技能の学習および使用の機会に応じて期待されるものよりも明らかに劣っている．その困難さは，不器用（例：物を落とす，または壁にぶつかる），運動技能（例：物を掴む，はさみや刃物を使う，書字，自転車に乗る，スポーツに参加する）の遂行における遅さと不正確さによって明らかになる．
B	診断基準Aにおける運動技能の欠如は，生活年齢にふさわしい日常生活活動（例：自己管理，自己保全）を著明および持続的に妨げており，学業または学校での生産性，就労前および就労後の活動，余暇，および遊びに影響を与えている．
C	この症状の始まりは発達段階早期である．
D	この運動技能の欠如は，知的能力障害（知的発達症）や視力障害によってうまく説明されず，運動に影響を与える神経疾患（例：脳性麻痺，筋ジストロフィー，変性疾患）によるものではない．

（日本精神神経学会監修「DSM-5精神疾患の診断・統計マニュアル」p.73，医学書院，2014．より作成）

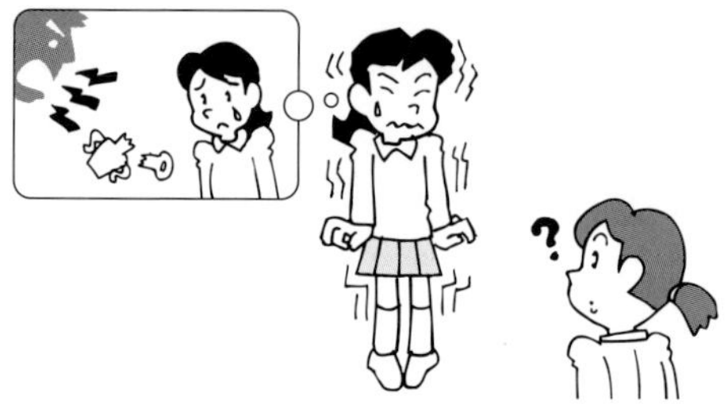

2) 自閉症スペクトラムとの関係

発達障害のある子どもには，“運動の苦手さ”を併存している子どもが少なくない．また，広汎性発達障害はスペクトラム（連続体）としてとらえられるようになり（図10-1），「障害の傾向はあるものの診断されていない子ども」もいて，この中にも「うまく運動できない」「不器用」と悩んでいる子どもやその家族がいる．発達性協調運動障害の発生頻度は6～10%と高く，小学校の30人クラスで換算するとその中に2,3人はいる計算になる[1]．

発達障害の要因として，脳機能の障害も関連すると考えられるようになってきた[2]．脳

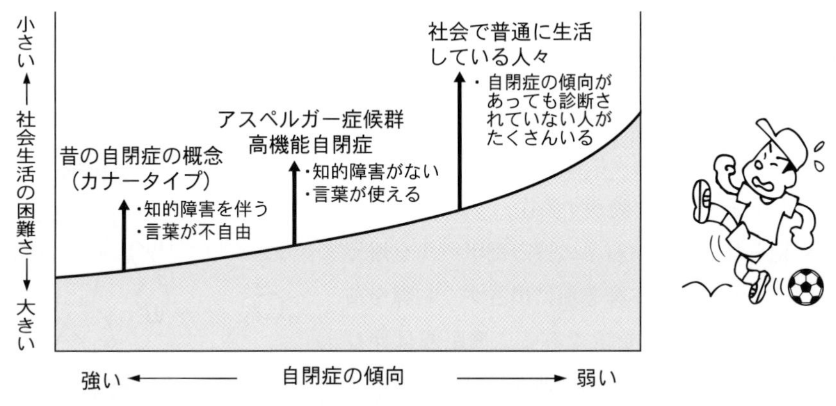

図10-1　自閉症スペクトラム
（泉　流星「エイリアンの地球ライフ—おとなの高機能自閉症」 p25．新潮社，2008．より引用）

はものごとを記憶したり想像したりするだけでなく，外部からの刺激を受けて身体を動かしたり，その出力調整も担うことを考えれば，発達障害のある子どもやその傾向のある子どもに「運動の不器用さ」が見られることは推測できる．

それゆえ，形態的な障害は軽度でも，「生活のしやすさ」から見れば，決して軽度とはいい難く，本人やその家族も悩むことがある．

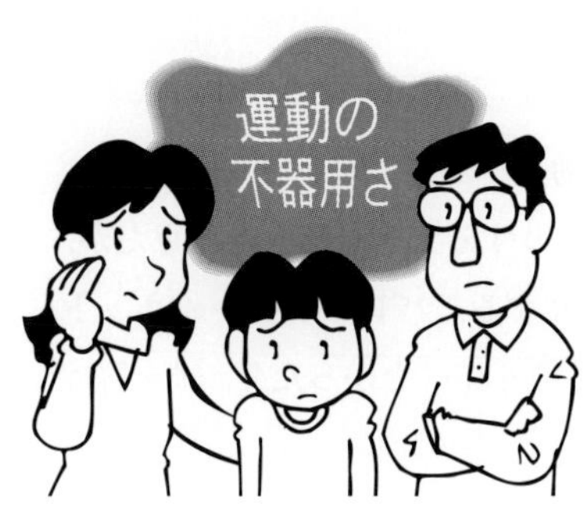

3）運動の苦手な子どもが不得意な動き

同じ障害の診断やその傾向があっても，個々の生まれ持った身体特性や，これまでの運動歴（身体の使い方）などによって有無は異なるが，運動の苦手な子どもが不得意としがちな動きを示す．

①身体を捻る動き

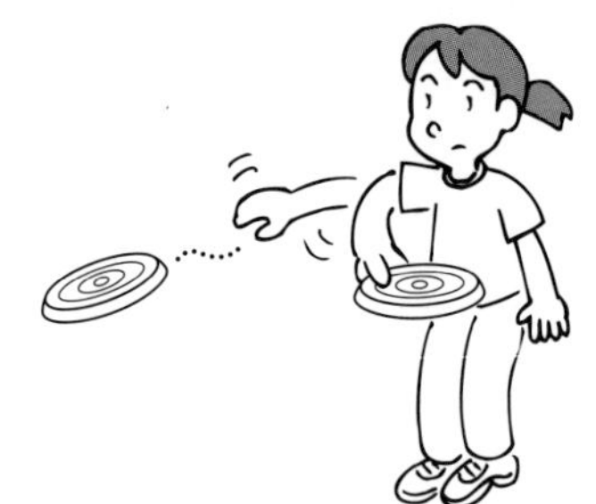

- 体幹の捻りを腕や脚に伝導して大きな力を出す動き

　フリスビーやボールを投げる際に体幹をうまく捻れず，腕だけで投げたりすることがある．

②左右非対称の動き

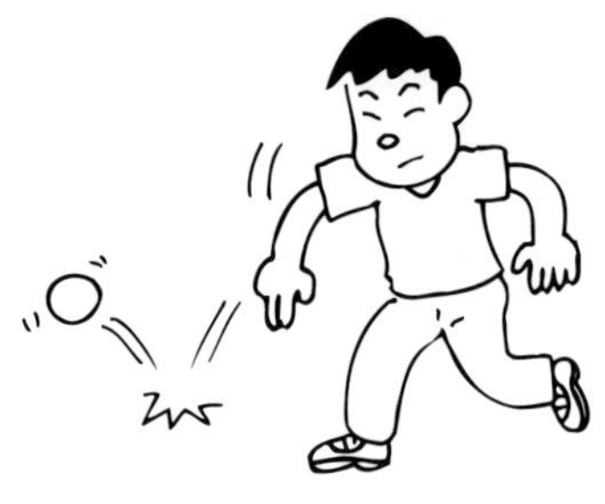

- 右腕と左腕の動きが別々になる動作
- 右腕と左足を対角的に動かす動作

　よく見られるのは，右手に持ったボールを遠くに投げようとしても左脚を前に出さず，右脚を前に振り出してしまう光景である．飛距離は伸びず，持っているボールを床や地面にたたきつけてしまう．

③やわらかな動き

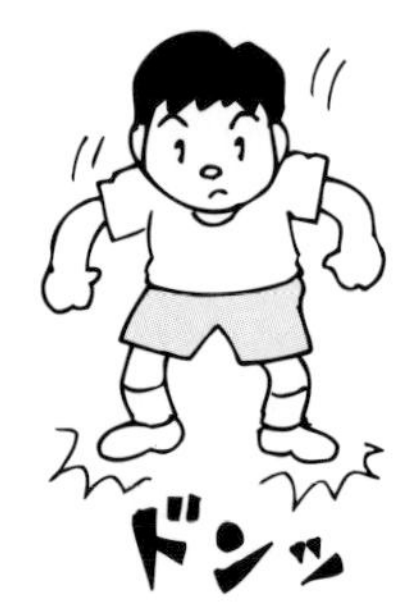

- 物のやわらかさに合わせて力の入れ具合をコントロールする
- 関節のクッションを利用して運動エネルギーを吸収（減弱）する

　やわらかいものをそっと掴めず潰してしまうことがある．大きな動きでは，ジャンプした後に膝を曲げてそっと着地することができず，ドンっと足を着いてしまう子どももいる．

④こまかな動き

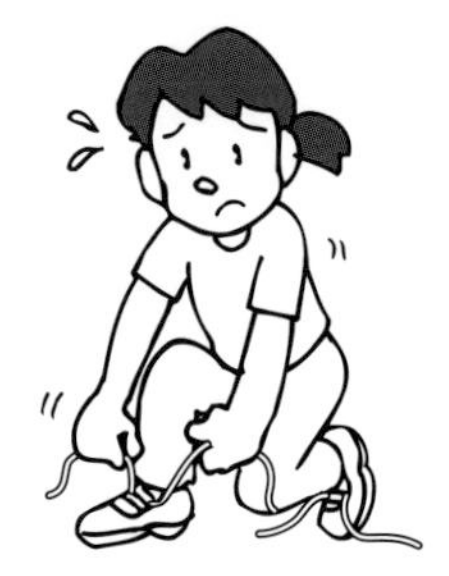

- 指先などを使った細かな動き

　走ったり，ジャンプしたりする大きな動きは得意だが，紐を結ぶのが苦手だったりする．バレーボールのネットを張る際，支柱に固定する紐を結べなかったり，紐を解けなかったりする例がある．

⑤バランスを保つ

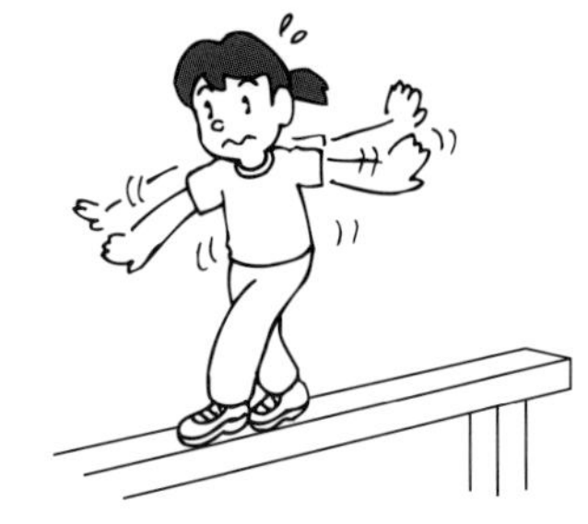

- 片脚立ち姿勢の維持
- 細い道のつぎ足歩行移動

その場で片脚立ちを維持しようとしても，数秒で足を床についたり，平均台を移動しようとしても，上半身がグラグラしてなかなか進めなかったりする．

⑥距離感をつかむ

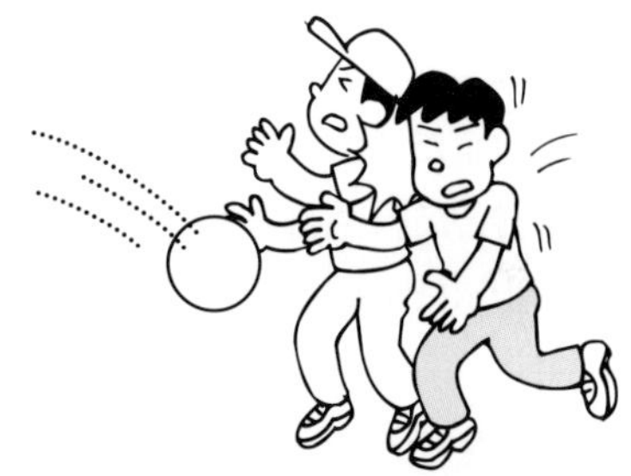

- 人やボールなどとの距離感をはかって行動する

同じ空間を複数人で走っていると，ぶつかることの多い子どもがいる．スポーツの場面では，前から飛んでくるボールに対してキャッチするタイミングが合わず，うまく掴めない例が見られる．

⑦用具を使う

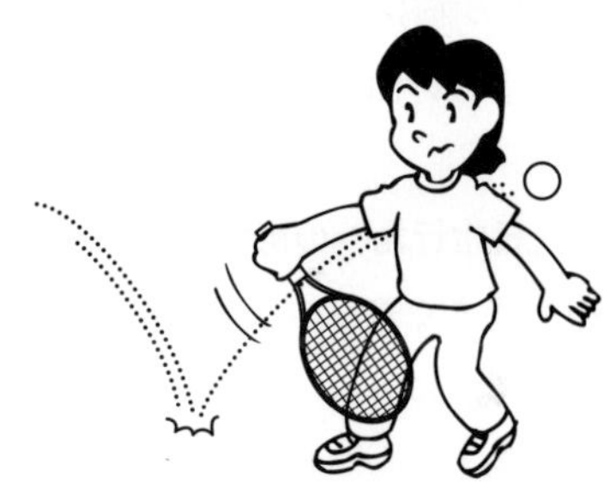

- 手に持った用具で，物を取ったり打ったりする

前述の“距離感を掴む”ことも関連する．ラケットでボールを打とうとしても，なかなか当てることができない子どもがいる．

⑧複合的な動き

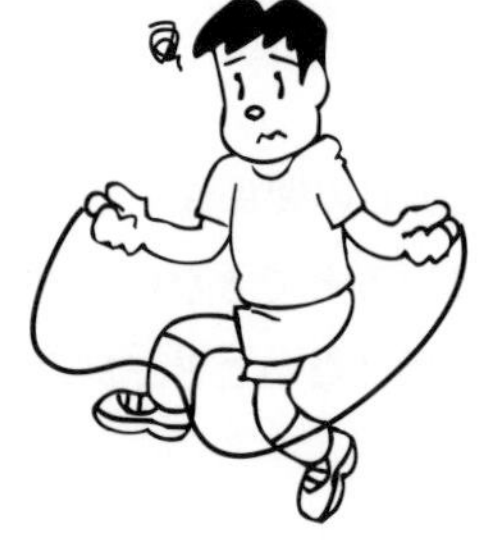

- 身体各部別々の動きを1つの動きにまとめる

代表的な例として縄跳びやバスケットボールのドリブルがある．縄跳びは腕で縄を回しながら，縄のタイミングに合わせてジャンプする複合的な運動であるが，運動の苦手な子どもは跳ぶことに気が取られて，縄そのものを回すことが難しかったり，縄が足元へ到着する前にジャンプしたりすることがある．ドリブルも片手でボールをつきながら脚で移動する運動であるが，腕と脚の同側を前に出しながら移動したり，ロボットのようにカクカクした動きになったりする子どもがいる．

⑨人の動きをマネする

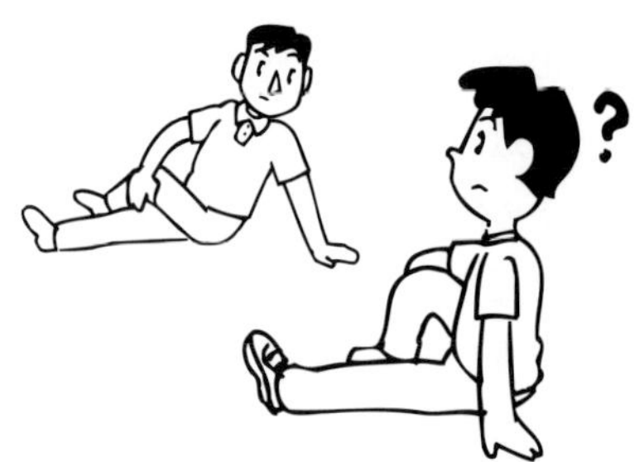

- 目の前の見本を見て，それと同じ姿勢をとったり，動いたりする

　右図のような床に座って身体を捻る動きを提示しても同じ姿勢をとれなかったりする．また，前にいる人の動きを次々とマネすることが難しく，フリーズしてしまうこともある．

⑩言葉だけの指示で動く

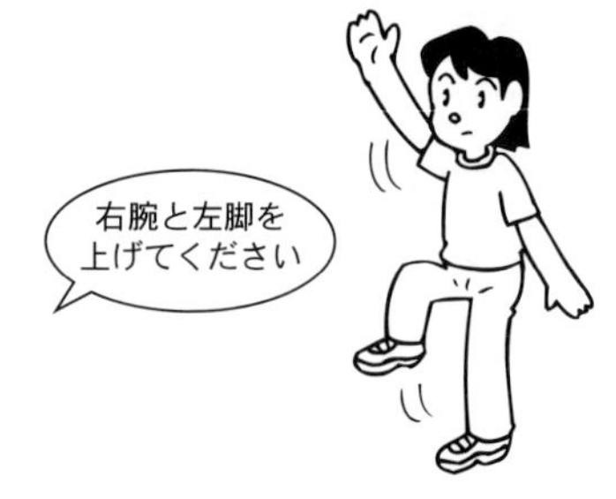

　目に見える形で提示されればマネて動けるが，言葉だけで説明されると動けない場合がある．例えば，「右腕と左脚を上げてください」という指示に対して，右腕と右脚を上げたりする．

4）日常生活への影響

「運動の苦手さ」はスポーツや遊びの場面に限ったことではない．日常行為や自尊心形成，他者との関係性など二次的・三次的に影響を及ぼすことがある．

⑴ 日常行為への影響例

- 服をうまく着ることができない
- お盆の上にコップや皿を乗せながら移動するのが苦手
- 車の動きに合わせて横断歩道を渡るのが苦手

⑵ 心理的影響

- できないことが周囲にはっきり分かってしまい，プライドが傷つく
- 何度やってもうまくいかないので達成感や自信を持てない

⑶ 他者との関係性

- 一緒にいるとできないことが多く，引きこもりになりがち
- うまく動けないことで厄介者扱いされたり，いじめを受けたりする

　こういったことが引き金となって運動やスポーツに対する苦手意識が強まると，身体を動かす機会がますます減っていく負のループに陥りかねない．ただ，運動の苦手な子どもは，けっして運動そのものが嫌いというわけではない．自分にあった運動の仕方が分かれば好奇心や笑顔を引き出すことが可能である．

10.2　運動の苦手な子どもに対するスポーツ指導上の留意点

スポーツをしようとする際，多くの人は既存のスポーツを選択し，そのルールに則って動きはじめる．練習を重ねて動きが上達すれば楽しくなり，大会に参加することもあるだろう．

運動の苦手な子どもの場合も，まずは既存スポーツの選択から始まる．ただ，発達性協調運動障害のある子どもに関しては，ルールに則った動きやその習得が難しいこともある．ここからは，そのような場合に配慮すべき点を述べていく．

1）特性を知る

(1) 動きの質や障害の特性を知る

「できる動き」と「苦手な動き」を把握する．発達障害と診断されている子どもの場合は，第9章に記されている発達障害の特性も参考にしてほしい．

(2) 運動・スポーツをしようとする動機（目的）を知る

「運動をしたい」「ある運動ができるようになりたい」という悩みの奥には，何かを解決したいという本当の理由が潜んでいる．

【事例の紹介】

≪『自転車にまったく乗れないのでなんとかしてほしい』という小学6年生女子の例≫

もうすぐ中学生になるのに自転車に乗れないという悩みだったが，聞き深めていくと，彼女の目的は「お父さんと一緒にでかけたい」だった．その女子は自転車を押して歩くことさえぎこちなかったが，1時間の練習3回で自転車に乗れるようになった．この目的が明確になっていたからこそ，練習に取り組む姿勢が引き出せ，実現できたと考えている．

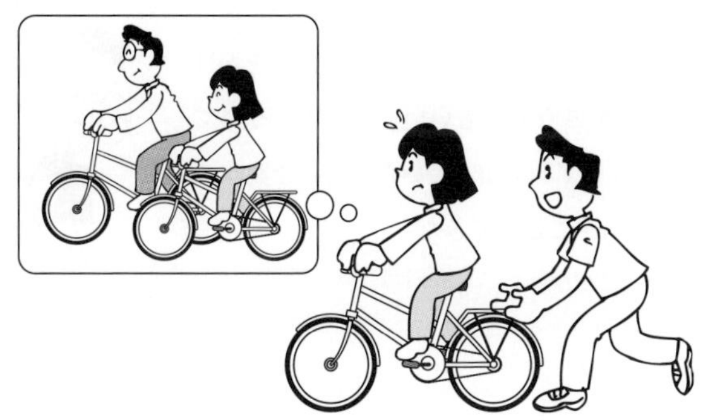

(3) 興味の対象を知る

その子どもが何に興味を示すのかを知ることで，運動・スポーツの選択や実施時のアプローチ方法が異なってくる．

例1)「誰かと一緒にやる」ことに興味がある場合は，個人ではなく複数人でやれる種目を選択する．

例2) 物に興味がある子どもには，用具を使うスポーツを選択肢の1つとする．

例3) 場所に興味がある場合は，屋外や屋内，特別な場所などを考慮して運動を選択する．

(4) 得意な情報処理感覚を知る

人は情報を処理するのに五感や言葉を使うが，個々によってインプットしやすい感覚や，しにくい感覚がある．また，中には特定の刺激に嫌悪感を示す場合もある．これらの感覚は子どもと話している時に，出てくる言葉や動きから推測する．

例1) 言葉でいわれてもよく分からない→絵や写真，文字で提示

例2) 言葉より擬音語や擬態語だとわかりやすい→「トントン」「パッパッ」と音で提示

例3) 身体に触れてもらうとわかりやすい→腕や脚に触れて動かしながら教える

(5) モチベーションポイントを知る

運動・スポーツを始める，もしくは継続しようとする時は，どんな感情が感じられると率先して取り組めるのかも関係する．子ども本人のモチベーションを考慮せずに指導すれば“やらされ感”を覚えて，運動・スポーツを楽しめなくなりかねない．

【事例の紹介】

≪縄跳びがうまくできなくて相談にきた小学3年生の例≫

この子どもの目的は，『縄跳びの学習発表会までに跳べるようになりたい』だった．なぜ跳べるようになる必要があるのか聞いていくと，先生に怒られるからでも，跳べなくてバカにされるからでもなく，『低学年の子に跳べる姿を見せたい』だった．もし，このモチベーションポイントを把握せずに声をかけていたら，「縄跳びなんかできなくてもいい」と途中でやめていたかもしれない．このポイントを知っていたからこそ跳べるように導け，笑顔を引き出すことができた．

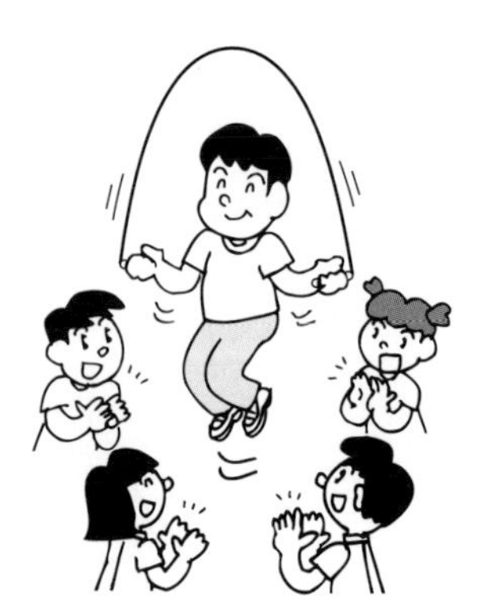

2) プログラム作り

(1) 何を目的にするかを確認する

子どもがどんな状態になりたいのかを，子ども本人や家族に確認する．これが明確でないと単なる身体活動になりかねない．

(2) 目的や特性に合わせてスポーツを選択・作成する

目的を考慮することは大事だが，やることが難しければ運動の継続は困難になる．運動の苦手な子どもは，空間をボールが飛んでくるような三次元要素のあるスポーツや，人が特定エリア内で交錯するような運動，左右非対称の複雑な動きは苦手傾向にある．

もし，既存のスポーツで対応が難しければ，スポーツに子どもを当てはめるのではなく，心身の特性に合わせて既存スポーツのルールや用具をアレンジしたり，新しいスポーツを作ったりすればよい．

とりわけ，運動の苦手な子どもが運動をする場合は，①平面で行える二次元要素の運動，②個人や少人数でできる運動，③動きが複雑ではない運動，④大きめで柔らかい用具を使う運動から始めると進展させやすい．

(3) スモールステップ計画

運動種目を選択した後は，いきなりゴールを目指すのではなく，各ステップを細分化し，さらに教える順番も考慮する（図10-2）．

その際，一般の子どもに教えるよりもさらに細分化し，その1つひとつのステップに明確なミニゴールを設定するとよい．そうすることで指導する側だけでなく，参加する子どもや家族で目標を共有しやすくなる．

実際，自転車に乗れなかった小学6年生の女子を指導した時は，27個の小ステップに分割した．

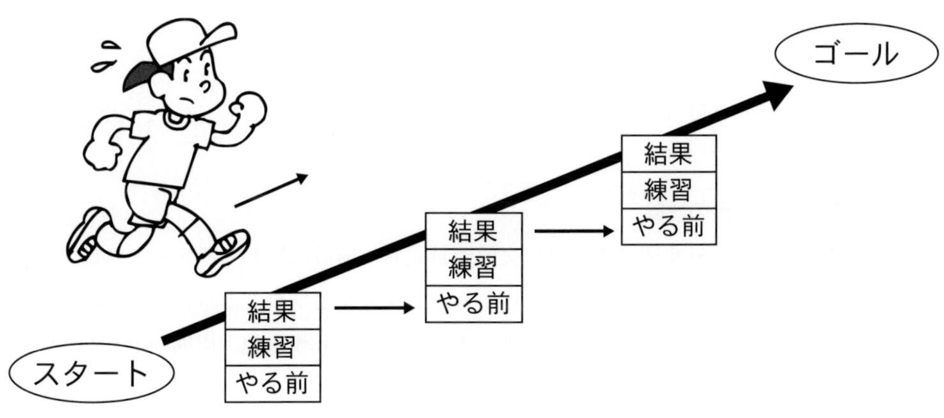

図10-2　スモールステップ計画

3）安心できる環境づくり

(1)「失敗してもかまわない」と安心させる

運動の苦手な子どもは，できないことを恥ずかしがってなかなか動こうとしない場合もある．最初からうまくできる人はほとんどいないことを伝え，「できないからやらない」の壁を壊していく．

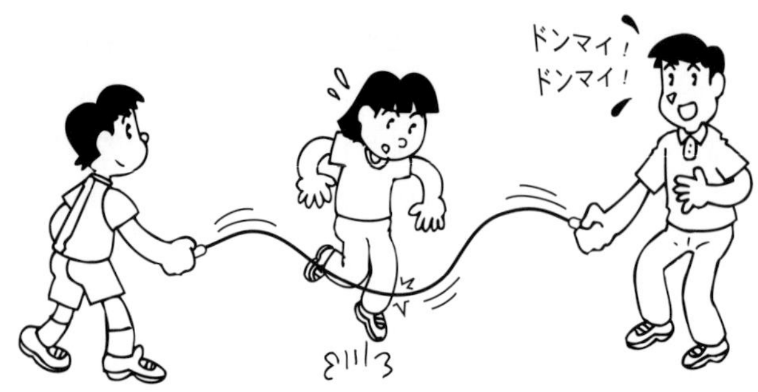

(2) 恐怖の撤廃

運動やスポーツをした時に，うまくボールを取れず身体に強くぶつけたり，人と接触して転んだりした経験があると，同じような環境で恐怖を感じることがある．中には用具が怖いという子どももいる．事前に恐怖のトリガー（引き金）を把握し，それを排除するか別の安全なものに変える配慮が必要である．

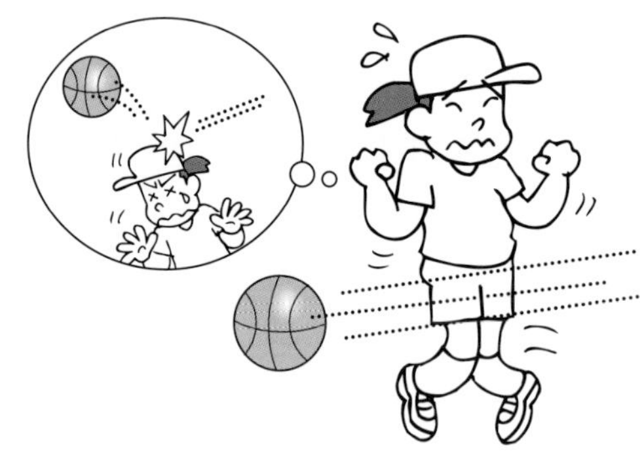

(3) 責められる要因の排除

運動の苦手な子どもは集団スポーツで失敗が目立ち，勝敗に関わる状況やそれにこだわる子どもがいると，責められてしまうことがある．後述するプログラム作りにも関連するが，責められにくい種目を選択したり，ルールを変更したりする他，周囲の子どもへの声がけも大切になってくる．

4）プログラムの実行

(1)「できること」から始める

運動の苦手な子どもの中には，うまくできないことで自信をなくしている子どももいる．「できるようになってほしい」という思いから，つい現時点の運動能力より進んだレベルを要求したくなる気持ちは分かるが，難しいことをやらせてさらに自信を喪失させてはよくない．

まずは，「できた」という自信を感じることが大切である．そうすれば，「またやりたい」「うまくなりたい」と次々に意欲が湧いてくる．

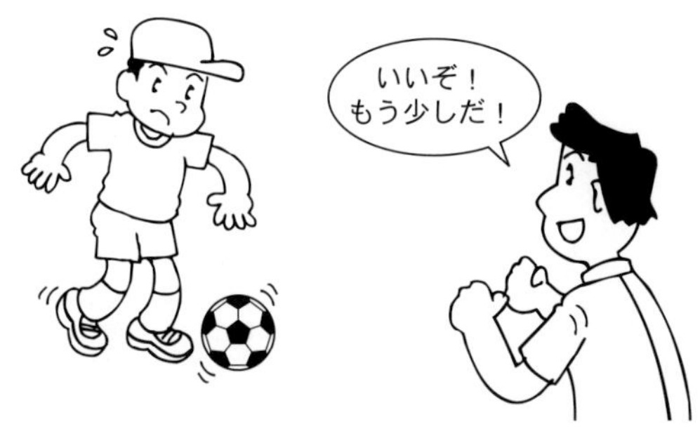

(2) 簡単にもしすぎない

「できることから」といって，あまりにも簡単なことから始めすぎてもよくない．運動の苦手な子どもの中には，一般の子どもとの遊びにはついていけないが，あまり動かない子どもと遊ぶときには，物足りなさを感じている子どももいる．普段，思い切り運動できていないようであれば，提供するプログラムを調整することでフラストレーションも解消できる．

運動能力に対して，やることが簡単であれば挑戦内容を上げ，逆にやることが難しくて不安になっている時は，挑戦内容を下げて調整していく（図10-3）．

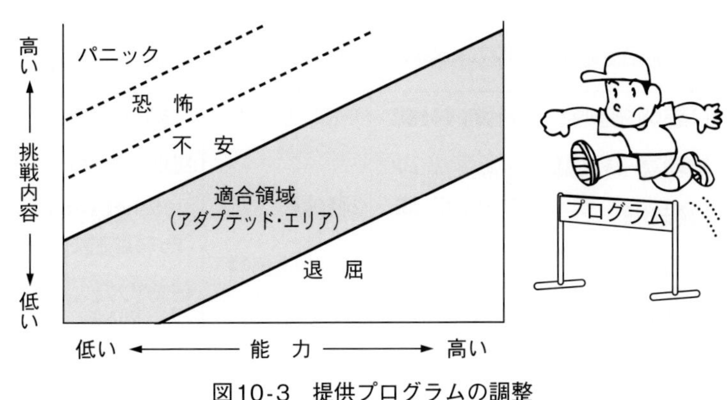

図10-3　提供プログラムの調整

(3)「じわじわ成長させる」と思って長期的視野にたつ

できることを増やしたいという思いから，細かく立てた計画を次々に進めていきたくなりがちだが，実施に際しては焦らないことが重要になる．発達性協調運動障害の要因として，脳機能の障害も関連すると考えられていることは冒頭で記した．特定の動きが苦手ということを忘れず，週単位，月単位，状況によっては半年から年単位で進めることも視野にいれておく．

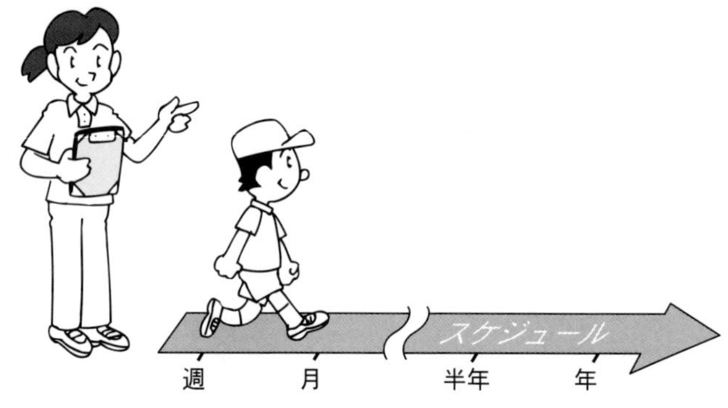

(4) 本人への確認を含むモニタリングとフィードバック

前述した「得意な情報処理感覚」を考慮しながら，運動中にうまくできているか確認したり，教えたりする．例えば，音での情報処理が得意な子どもには「どんな感じでできた？」と自分の動いた様子を音で表現してもらったり，動かしてもらうとわかりやすい子どもには身体に触れながら「このあたりに」と誘導したりする．

留意することは，指導者が使いやすいフィードバック方法ではなく，子どもが情報処理しやすい感覚を通すことである．

表10-2　指導上の留意点と工夫 ＜まとめ＞

(1)特性を知る	(2)プログラム作り	(3)環境づくり	(4)実行
①動きの質や障害の特性	①何を目的にするか確認	①「失敗してもかまわない」という安心感	①できることから始める
②運動スポーツをする動機	②目的や特性に合わせてスポーツを選択・作成	②恐怖の撤廃	②簡単にもしすぎない
③興味の対象	③スモールステップ計画	③責められる要因の排除	③「ジワジワ成長させる」と思って長期的視野にたつ
④得意な情報処理感覚			④モニタリングとフィードバック
⑤モチベーションポイント			

10.3 運動の苦手な子どもが参加しやすい運動・スポーツの例

運動の苦手な子どもでも始めやすい，①平面で行える二次元要素の運動，②個人や少人数でできる運動，③動きが複雑ではない運動，④大きめで柔らかい用具を使う運動をベースにした運動例を2つ提示する．どちらもアレンジしやすい種目である．

1）サーキット運動

運動要素の異なる種目を複数つなげたコースをつくり，そこを進んでいく運動．複数人で活動しながらも，個別運動要素の強い運動である（図10-4）．

個々の運動能力に合わせて実施項目の増減や順番，運動レベルのアップ・ダウンを変更しやすく，身近にあるものを使って始めやすい．例えば，著者の場合ミニハードルを市販のパイプをカットして作成した．子どもの能力に合わせて高さを3段階に調整できる仕様で，組み立ても子どもたちの運動の1つになっている．

(1) 特　性

- 会場の広さや形にあまり制約を受けない．
- 1つの空間に目的に合わせた複数の運動要素を入れることができる．
- 同じ要素でもレベルを上げたり，距離を長くしたりとコースをアレンジしやすい．
- 何が得意で何が不得意か評価する場にもなる．

(2) 留意事項

- 用具に破損がないか運動前後に確認する．（怪我の防止）
- コースの全てを必ずしも通らなくてよいと伝えておく．チャレンジできることにはチャレンジし，どうしても不安なことは無理をさせない．一段階レベルを下げたり，補助したりすることも検討する．
- 平均台などは，踏み外しや転倒がないように手をつないだり，マットを横に敷いたりする．
- ゆっくりと進む子どももいるため，状況に応じて次に出発する子どものスタートをコントロールする．

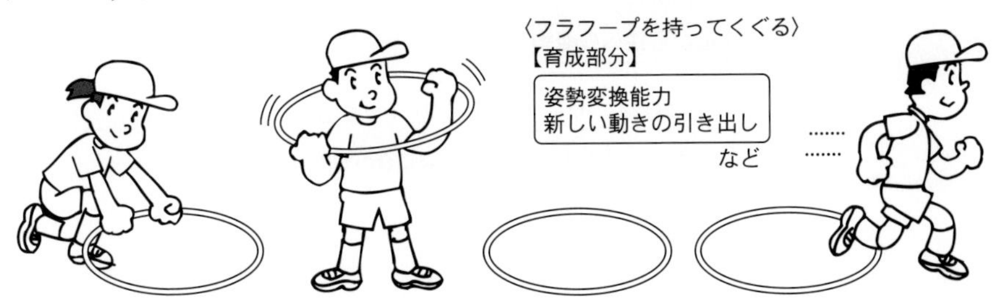

図10-4　サーキット運動

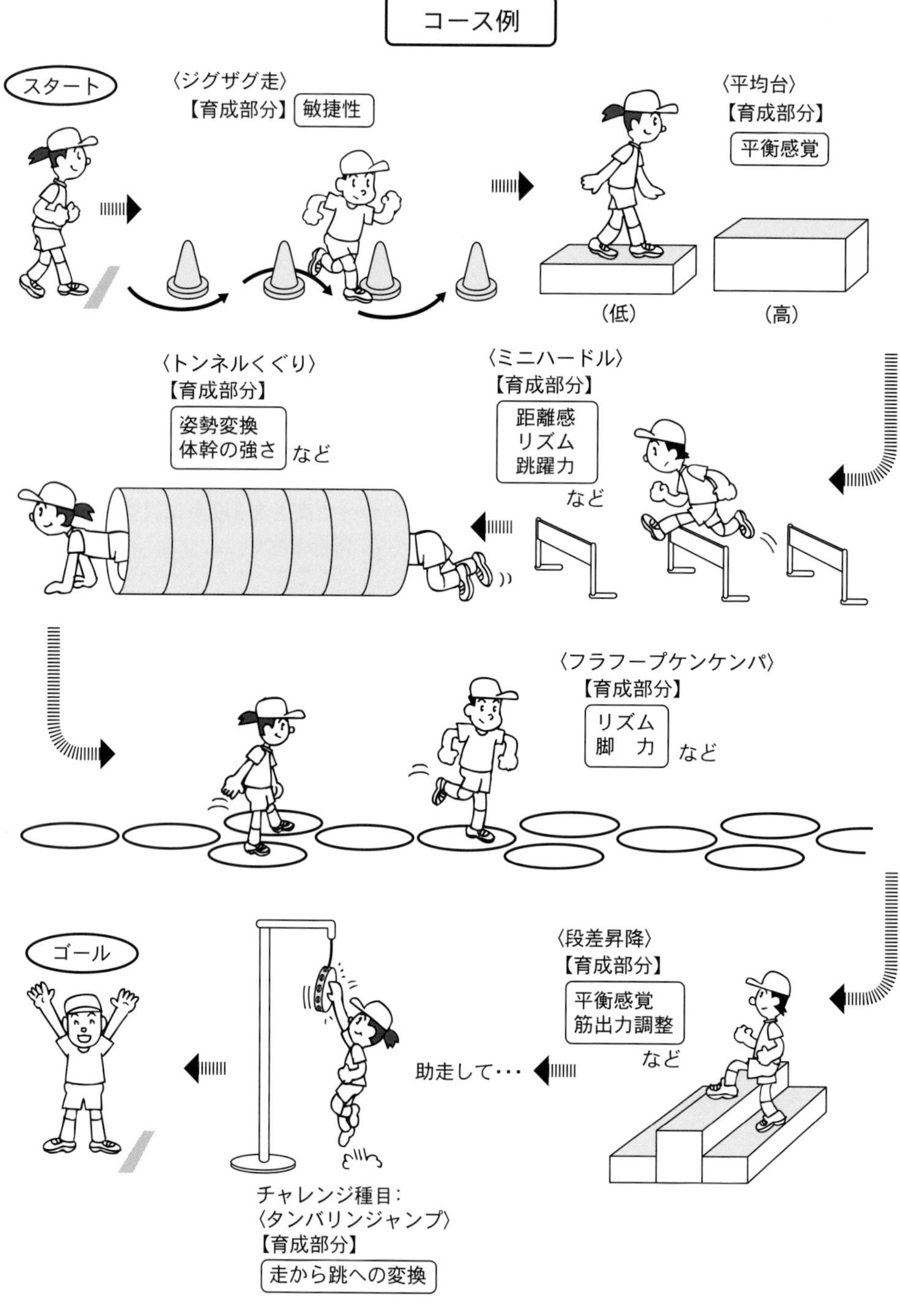

図10-4　サーキット運動（つづき）

※参加する子どもの特性や会場に合わせて，
組み合わせや種目数を変更する．

2）転がしドッジボール

空中を飛んでくるボールをキャッチしたり，当たらないように逃げたりするのではなく，平面を転がってくるボールに当たらないよう逃げるドッジボール．平面で複数人同時に行える運動の1つ．ルールも簡単で，用具も大きさや柔らかさを調整しやすい．

外野にいる時は，勢いをつけてボールを転がすことで全身の連動性を高めたり，ボールが転がってくる方向を予測して位置を取ったりする能力を養える．内野では，素早く動く俊敏性はもちろん，ボールや人にぶつからないように動く能力を楽しみながら養う練習にもなる．

(1) 特　性

- ゴロ（二次元）なので，空中を飛んでくる物を避けたり，取ったりすることが難しい子どもでも参加しやすい．
- 逃げる側と当てる側がはっきりしているので混乱しにくい．
- ボールやコートをアレンジしやすい．

［ボール］大きなバランスボール，25～30 cm大のゴムボール，スポンジボールなど．

［コート］四角形，三角形，丸形など．ラインだけで内野を判別しにくい場合は内野の色を変える．

- ルールも参加する子どもに合わせてカスタマイズしやすい．

［終了の条件］全員当たるまで，時間制など．

［外野へ出る条件］当ってよい回数の変更など．

(2) 留意事項

- 内野で子ども同士がぶつかって怪我をしないよう見守り，声がけ．子どもの能力によっては指導者も内野に入ってリスクを軽減する．
- 特定の子どもだけがボールを転がすことがないよう，声がけやルール作りをする．

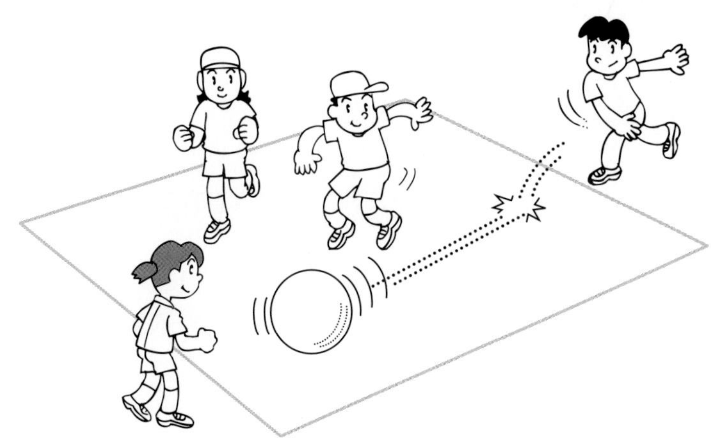

column

引っ込み思案だった女の子が，積極的に前へ

定期的に運動教室へ参加している中学1年生の女子がいた．身体が硬く，動きもギクシャクしていることで，運動の時間はいつも後ろの方にいる．自分から話しかけてくることも，ほとんどなかった．

ある月の運動プログラムは，テニスボール投げだった．始めに自由に投球してもらったところ，右手にボールを持って同じ側の右脚を出して投げていた．身体を捻る動作がないため，当然ボールは遠くに飛ばない．他にも似たような投げ方をする子どもがいたため，ボール投げの練習をすることにした．

すると，滑らかな動きにはならなかったが，身体を捻る動きが入ることでボールが遠くへ飛ぶようになった．おとなしく引っ込み思案だった彼女は，「やったー！飛んだー！」と声を出し，スタッフに笑顔を見せた．

その後の運動教室から，少しずつ集団の中程，前方へと出てくるようになり，今では教室開始の挨拶役へ立候補するまで積極的になった．その変化は運動中だけでなく，家にも波及．相変わらず身体が硬い彼女だが，家でも柔軟体操をするようになったと聞く．運動・スポーツでの成功体験は，日常行動や人への接し方を変えるきっかけになる．

そんな彼女は，今週もニコニコ話しかけてくる．「今日は何するの～？」と．

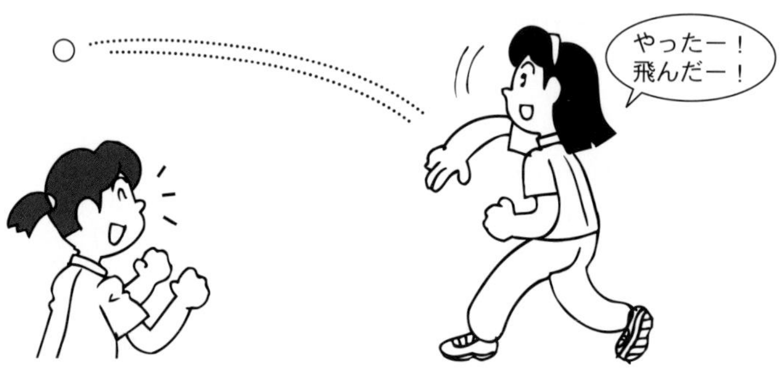

第11章　高齢者とアダプテッド・スポーツ

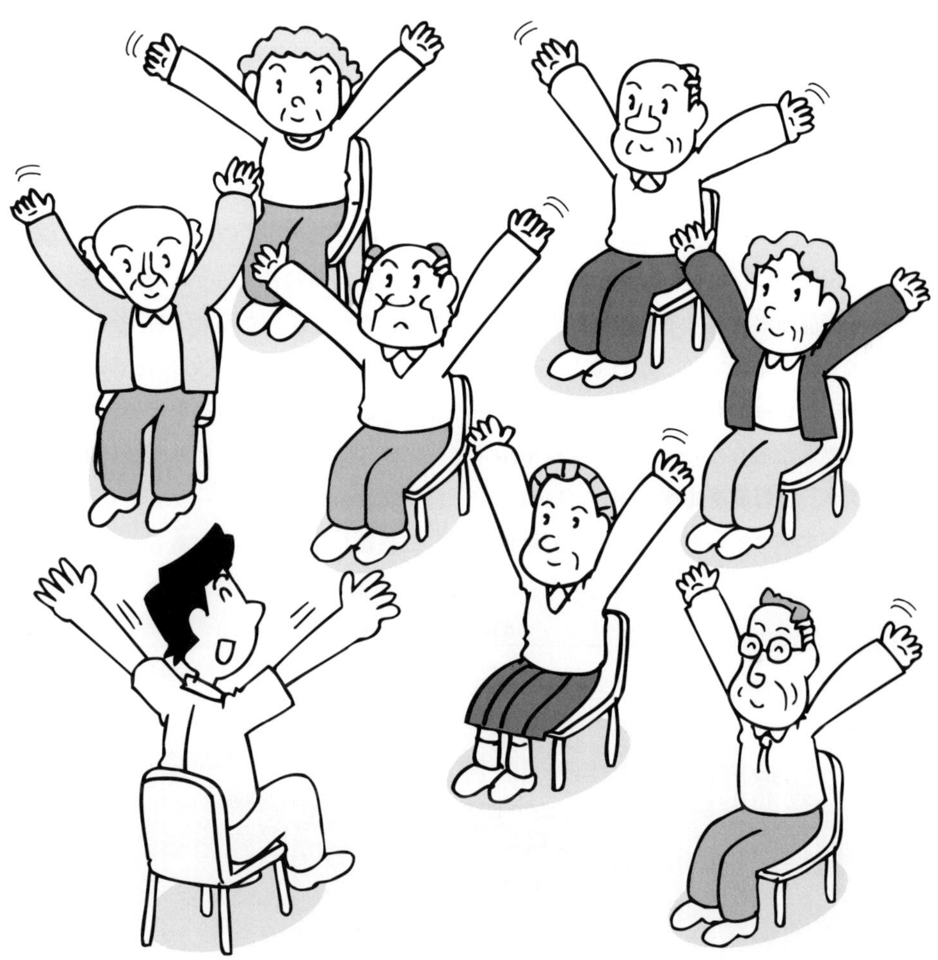

この章では，わが国の高齢者を取り巻く状況から，高齢期に求められるアダプテッド・スポーツについて考え，その上で，心身機能の低下した高齢者を対象にした運動療法の進め方を紹介し，特に機能訓練指導員として従事する施設職員や自治体における健康・福祉関係職員，保健・福祉・教育分野で活用できる内容について学びます．なお，本章では「アダプテッド・スポーツ」という用語を，関係法令や施策で使用されている「機能訓練」に，一部用語を置き換えて記載しています．

11.1　高齢期に必要なアダプテッド・スポーツ

1）いわゆる「虚弱」な高齢者とは

わが国が長寿大国として世界に名を馳せてから久しいが，高齢者人口は，いわゆる「団塊の世代」（1947年（昭和22）〜1949年（昭和24）に生まれた人々）が，65歳以上となる2015年（平成27）には3,347万人となった．その後も増加し，2042年（令和24）には3,935万人でピークを迎える．その後は減少に転じるものの，少子化によって高齢化率は上昇し，2065年（令和47）には38.4％に達して約2.6人に1人が65歳以上となる．また75歳以上が総人口の25.5％に達して，3.9人に1人が75歳以上になるとされている（図11-1）．近い将来，中山間地に留まらず，都市部でも住民のほとんどが高齢者という状況が生まれ，老化に伴う機能障害を有する人々とともに暮らすことが当たり前となってくる．そのため「虚弱高齢者」が，地域で何とか自立して暮らしていけるための方策が求められている．「虚弱」と一口にいっても，その状態はいくつかの要因がからみ複雑な様態を表し，個別的な対応が必要となるものの，概ね，**フレイル**（老化に伴う廃用症候群により機能低下のハイリスク状態）と**軽度認知機能障害**（MCI）が，自立状態の維持やスポーツを楽しむことを目的としたアダプテッド・スポーツの対象者として認識しておく必要がある．

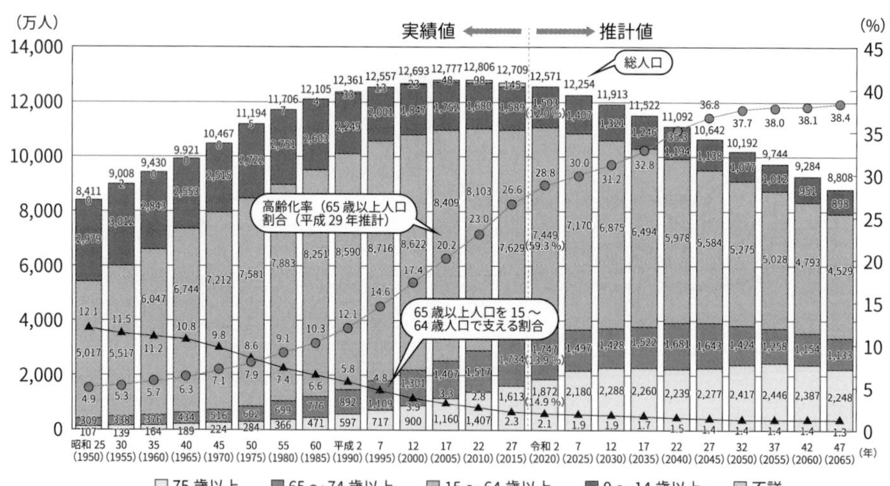

□75歳以上　■65〜74歳以上　■15〜64歳以上　■0〜14歳以上　■不詳

資料：棒グラフと実線の高齢化率については，2015年までは総務省「国勢調査」，2020年は総務省「人口推計」（令和2年10月1日現在（平成27年国勢調査を基準とする推計）），2025年以降は国立社会保障・人口問題研究所「日本の将来推計人口（平成29年推計）」の出生中位・死亡中位仮定による推計結果．

（注1）2020年以降の年齢階級別人口は，総務省統計局「平成27年国勢調査　年齢・国籍不詳をあん分した人口（参考表）」による年齢不詳をあん分した人口に基づいて算出されていることから，年齢不詳は存在しない．なお，1950年〜2015年の高齢化率の算出には分母から年齢不詳を除いている．ただし，1950年及び1955年において割合を算出する際には，（注2）における沖縄県の一部の人口を不詳には含めないものとする．

（注2）沖縄県の昭和25年70歳以上の外国人136人（男55人，女81人）及び昭和30年70歳以上23,328人（男8,090人，女15,238人）は65〜74歳，75歳以上の人口から除き，不詳に含めている．

（注3）将来人口推計とは，基準時点までに得られた人口学的データに基づき，それまでの傾向，趨勢を将来に向けて投影するものである．基準時点以降の構造的な変化等により，推計以降に得られる実績や新たな将来推計との間には乖離が生じ得るものであり，将来推計人口はこのような実績等を踏まえて定期的に見直すこととしている．

（注4）四捨五入の関係で，足し合わせても100%にならない場合がある．

図11-1　わが国の高齢化の推移（令和3年版高齢社会白書より引用）

この「フレイル」という言葉は，2014年，日本老年医学会からFrailtyの統一した日本語訳として提唱されたものであり，健常で自立した状態と要支援・要介護状態の中間の状態としている[1]．ほとんどの場合，健常な状態からフレイルの時期を経て要支援・要介護状態に移行する．したがって，フレイルの状態は，要介護状態に至る1歩手前の危険な状態であり，さらに，生命予後が悪く，入院のリスクが高く，転倒する可能性も高いといわれている．また，複数の疾患があり複数の薬剤を使用している場合が多い傾向にある．

2) みんなで支える仕組みとアダプテッド・スポーツ

フレイルな状態の高齢者が，いつまでも住み慣れた地域の中で暮らしていくためには，地域に潜在する様々な人々の連携をはかりサポートしていく仕組みが必要となってくる．そこで，厚生労働省は，団塊の世代が75歳以上になる2025年（令和7）を目途として，医療・介護・予防・住まい・生活支援が一体的に提供される「地域包括ケアシステム」の構築を実現することを目指している．このシステムでは，地域の自主性や主体性を基盤とし，その担い手として元気な地域高齢者にボランティアとして活躍してもらうことが期待されている．いつまでも地域で元気で暮らすために，生活支援とともに介護予防が必要である．そのための心身機能を維持し健康状態を良好なものとする上で，体操などの軽運動やグラウンドゴルフなどのニュースポーツの実践，それを先導するリーダーを養成し活動を支援する仕組みが考えられている（図11-2）．

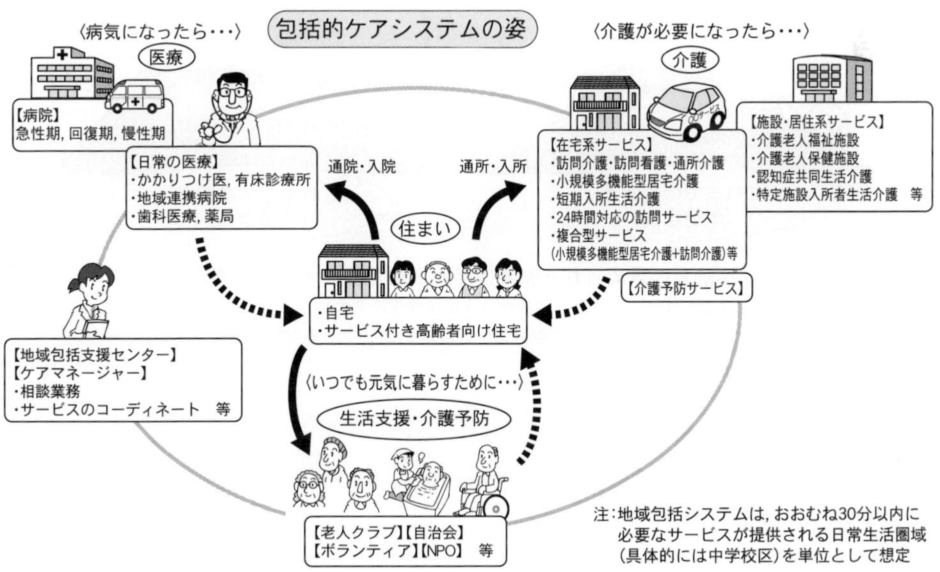

図11-2　地域支援事業の充実と介護予防の見直し
（厚生労働省老健局振興課，平成26年4月25日，より引用）

従来の高齢者は，老化に伴う基礎的体力の低下により生活機能が低下し，精神的健康度も低くなり**プロダクティビティ**（社会に対する役割度）も高くないという状態で認識されることが多かった．そのため，身体を動かす機会は，体操や散歩など生活に根ざした運動を日常生活に取り入れていく「生活体育」の発想で十分であった．しかし，団塊の世代が高齢期を迎えた今，若年期に東京オリンピック（1964年）を目の当たりにし，中学高校時代に部活動で競技スポーツを経験してきた人が多いこの世代が巷に溢れてくる．彼らは，高齢期を迎えても基礎的体力も十分に高いので，生活機能や精神的健康度も高く，プロダクティビティも高い人々である．したがって，生きがいを求める水準が量的にも質的にも高く，スポーツに対するニーズも多様化することが予想される．そのため，「生活体育」の範疇を超え，生活の中に種々のスポーツを持ち込むことが必要になることは想像に難くない（図11-3）．

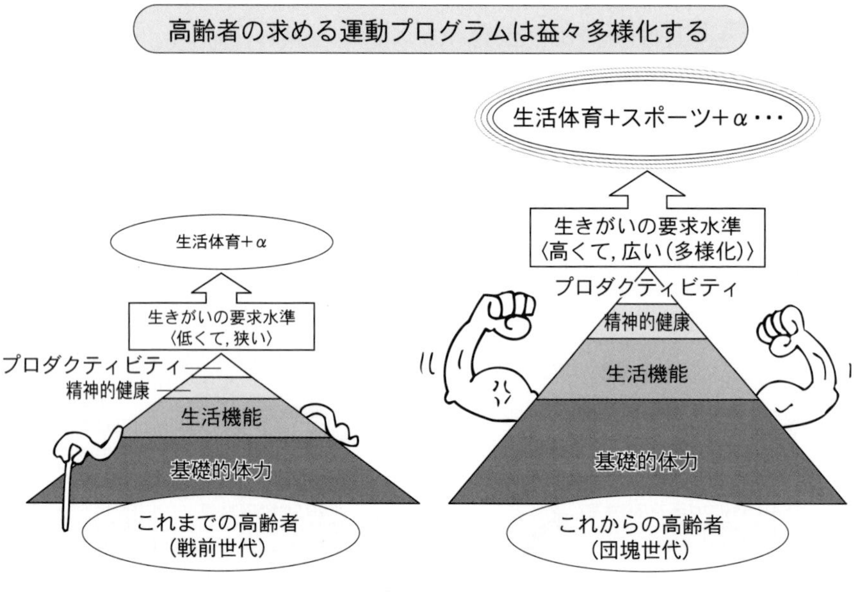

図11-3　高齢者に求められる健康運動が多様化しスポーツの重要性が増す
（植木　章三「生活に根ざした運動を見直そう～生活体育のすすめ～．働きざかりから始める，人生80年時代の健康づくり①『元気な高齢期は一日にしてならず』」東京顕微鏡院，2009．より引用）

一般に，トレーニングやフィットネスは，若年者が競技力向上や体力向上のために行うもの，生活習慣病予防の運動は中高年者が行うもの，そして介護予防のための運動（体操や筋トレ）は高齢者が行うものという棲み分けがされてきたように思われるが，若い時から，トレーニングやフィットネスに興じてきた人々は，それを年齢に応じていかに安全に効果的に実施できるように工夫するかということを考えるだろう．そうなると，トレーニングから介護予防まで各世代が行っているスポーツには継ぎ目がなくつながっていることになる（図11-4）．

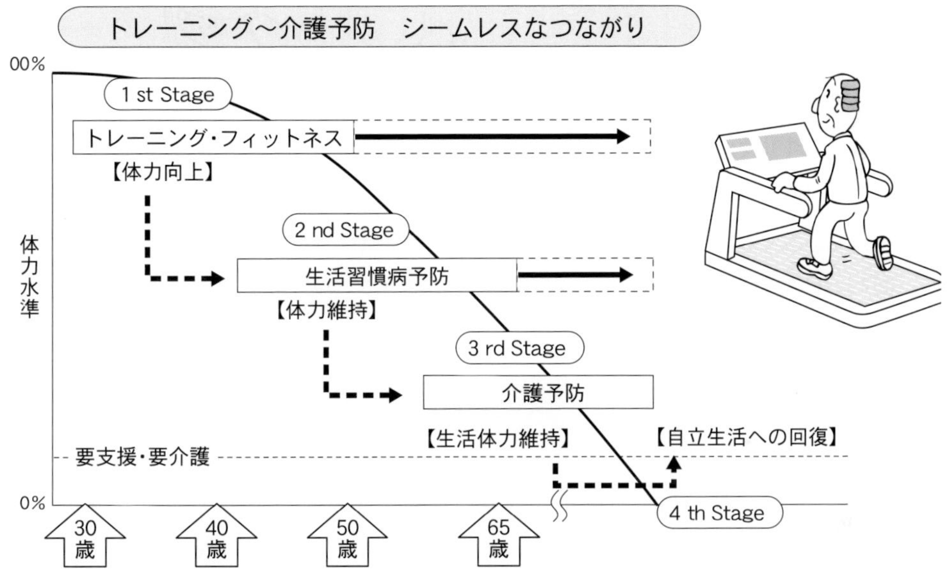

図11-4　若年期から始まる介護予防
（植木　章三「トレーニング・フィットネスと生活習慣病予防，介護予防のつながり」『公衆衛生情報みやぎ』No.422,2013.より引用）

今後，高齢者に求められるアダプテッド・スポーツに関しては，虚弱高齢者でも実施できる体操や散歩といった健康運動と，超元気な高齢者が参加する競技スポーツに加え，その中間に位置する生涯スポーツや健康スポーツを，ニーズの多様化に合わせて新たに創造していくことが求められる．つまり，「普通の高齢者」がそれぞれの好みに応じて実施できる「ルールや用具が工夫された」アダプテッド・スポーツをより多く用意する必要が出てくる．既に広く高齢者に実施されている，ノルディック・ウォーキングをはじめ，従来のスポーツのノウハウを活用した新たなアダプテッド・スポーツが，今後次々に提案されることになるだろう（図11-5）．

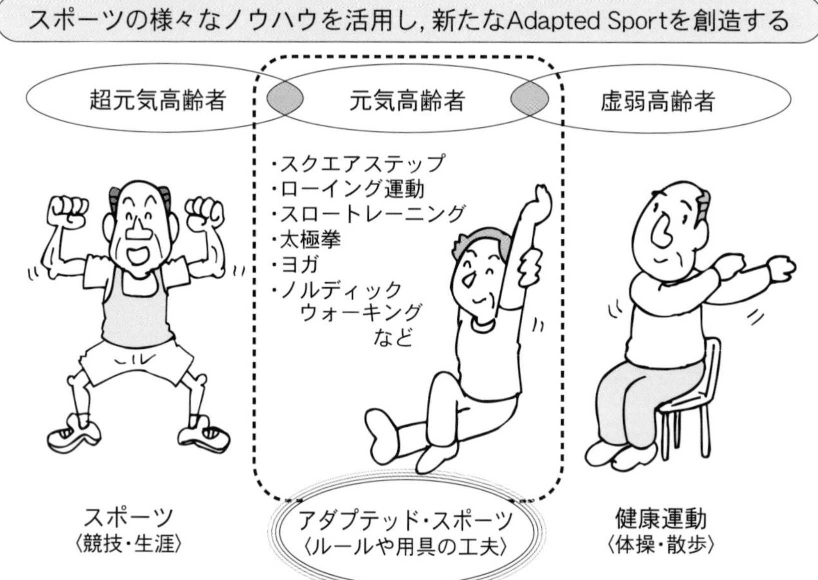

図11-5　高齢者に求められるアダプテッド・スポーツ（Adapted Sport）のイメージ
（植木章三『公衆衛生情報みやぎ』No.422. 9-12, 2013.より引用）

11.2　施設利用高齢者とアダプテッド・スポーツ

2006年（平成18）以降，要支援・要介護者の増加を抑止するため，介護予防の考え方のもと，全国で様々な取り組みが行われている．また，2013年（平成25）に策定された「健康日本21（第二次）」において「健康寿命の延伸と健康格差の縮小の実現」[2)]が掲げられていることからも，要介護者を減らすための方策を重視する見方がさらに強まっている．このような予防的な取り組みに合わせて，すでに介護保険サービスを利用している高齢者に対する重度化の抑制についても目を向けていく必要がある．その目的には，利用者本人の日常生活自立度の維持ないし改善，利用者家族への介護負担の軽減，国が負担する介護保険給付費の抑制などがあげられ，それらを達成するための一助として機能訓練と題した運動療法が実施されている．

1）施設利用高齢者に必要なアダプテッド・スポーツの特性と種類

要支援・要介護の高齢者が，スポーツ活動などの身体を動かす機会を得る方法として，**介護療養型医療施設**，**介護老人保健施設**や**介護老人福祉施設**，**訪問リハビリテーション**などで実施されている機能訓練があげられる．介護療養型医療施設および介護老人保健施設での機能訓練は，理学療法士，作業療法士といったリハビリテーション専門職が個別に関わり，入院または入所者の場合には長期的にケアを受けることができる．また，自宅で生活をしながら**通所リハビリテーションサービス**を利用することで，同様に個別的な機能訓練を受けることができる．

一方，**特別養護老人ホーム**（以下，特養）で実施されている機能訓練は，必ずしもリハビリテーション専門職による個別的関わりがあるわけではなく，その代わりとなるべく機能訓練指導員を常時配置して実施されていることがほとんどである．機能訓練指導員は，理学療法士・作業療法士・言語聴覚士・看護職員・柔道整復師・あん摩マッサージ指圧師が担当し，運動器に関する専門的知識を駆使しながら機能訓練を実施する．機能訓練指導員の主な役割は，**表11-1**に示す．

表11-1　機能訓練指導員の役割

- 個別のプログラムを作成するために運動器の機能を把握し，運動負荷の種類，量を決定する．
- 実施計画に掲げられたチェック項目を実施日ごとに行い，プログラム全体の進行を管理する．
- 機能訓練指導員は，理学療法士・作業療法士・言語聴覚士・看護職員・柔道整復師・あん摩マッサージ指圧師が担当する．

（「運動器の機能向上マニュアル（改訂版）」厚生労働省，2009.より抜粋）

(1) 自宅から通所利用する高齢者のアダプテッド・スポーツ

要支援・要介護者が通所によるサービスを利用する際は，通所介護施設または通所リハビリテーション施設を利用することが一般的である．利用者の特徴は，施設に入所する高齢者に比べて，自立度が高く生活行動範囲も広い者が多く，自宅（戸建，アパート・マンションなど），サービス付高齢者住宅などから，主に施設による送迎を経て通所をしている．

一方，高齢者の自立度に応じて，短期入所（ショートステイ）のサービスを組み合わせて利用する者もおり，滞在中は入所高齢者と共に身体を動かす活動などに参加をする機会がある．ここでは，通所介護（デイサービス）を例として，その取り組み事例を含めてアダプテッド・スポーツについて解説する．

デイサービスにおいては，要介護の認定を受けている利用者に対して個別機能訓練加算（Ⅰ）（Ⅱ）を算定し，機能訓練指導員が中心となり運動指導にあたる．ただし，この個別機能訓練加算の要件は，個別の訓練計画を立てることが義務付けられているだけであり，いわゆるマンツーマンによる運動指導を必須としているという意味ではない[3]．つまり，デイサービスの機能訓練は，利用者の身体機能や**日常生活動作**（Activities of Daily Living, ADL）に応じたいくつかのグループを構成して，集団的に実施されるのがスタンダードである．さらに，個別機能訓練加算（Ⅰ）では主に，集団での体操，筋力トレーニング，レクリエーションなど心身機能に関わる内容を組み合わせて実施されるのに対し，個別機能訓練加算（Ⅱ）では「身体機能そのものの回復を主たる目的とする訓練ではなく，残存する身体機能を活用して生活機能の維持・向上を図り，利用者が居宅において可能な限り自立して暮らし続けることを目的として実施するもの」とされている．つまり，個別機能訓練加算（Ⅱ）は身体機能だけではなく，ADL（食事，排泄，入浴など）やIADL[*1]（調理，洗濯，掃除など）や，役割の創出や社会参加の実現といった活動への働きかけを行うことが前提となる．なお，個別機能訓練加算（Ⅰ）（Ⅱ）の違いについて，表11-2に示している．

＊1　IADL：Instrumental Activity of Daily Livingの略で，手段的日常生活動作と訳される．例えば，買い物や炊事などの家事全般や，金銭管理や服薬管理といったADLより複雑で高次な動作をさす．

表11-2　個別機能訓練加算（Ⅰ）（Ⅱ）の違い

	個別機能訓練加算（Ⅰ）	個別機能訓練加算（Ⅱ）
評　価	3か月に1回	3か月に1回
計　画	3か月に1回，機能訓練指導員，看護師，介護職員，生活相談員そのほかの職種の者が共同で作成	3か月に1回，機能訓練指導員，看護師，介護職員，生活相談員そのほかの職種の者が共同で作成
訓練内容	複数の機能訓練項目を準備し，項目の選択にあたっては機能訓練指導員が利用者の選択を援助し，選択した項目ごとにグループに分かれてサービスを提供	身体機能そのものの回復を主たる目的とする訓練ではなく，残存する身体機能を活用して生活機能の維持・向上をはかり，利用者が居宅において可能な限り自立して暮らし続けることを目的とする訓練

一方，要支援の認定を受けている利用者については，デイサービスの利用を通じて，介護予防を目的とした機能訓練のみならず，生活環境の調整や居場所と出番づくりなどの環境へのアプローチも含めたバランスのとれた支援を，市区町村による介護予防・日常生活支援総合事業[*2]の枠組みの中で受けることができる．なお，通所リハビリテーションサービスの利用については，従来通り介護保険が適用される．

＊2　介護予防・日常生活支援総合事業：2015年4月に施行された事業で，介護保険から切り離された要支援の介護予防給付の一部（訪問介護と通所介護）が，従来の市区町村で行われていた介護予防事業に移行された．

デイサービスでは，このような様々な対象に応じて機能訓練指導員が中心となってプログラムを作成し，個々に見合った機能訓練が行われている．

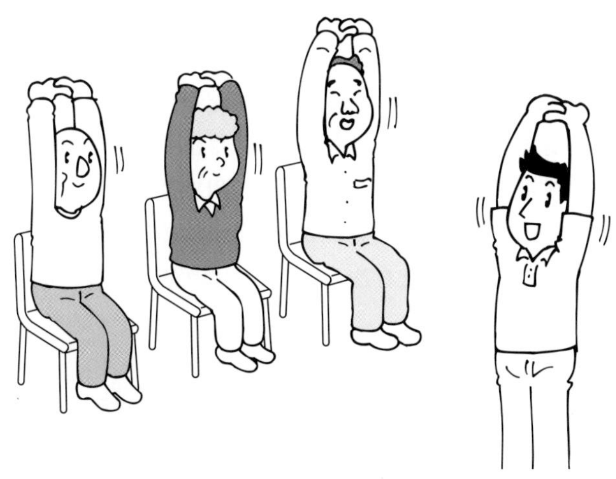

(2) 特別養護老人ホームなどに入所する高齢者のアダプテッド・スポーツ

特別養護老人ホームに入所する高齢者は，多くが後期高齢者である（表11-3）．

表11-3　後期高齢者の状態

- 自力で座位を保てるが，食事・排泄・着替えに関して部分介助が必要
- 食事・排泄・着替えにおいて介助者の全面的な援助を必要とし，1日中ベッドの上で過ごす

（全国国民健康保険診療施設協議会，2011．より）

このような状態にある高齢者は，1日のほとんどを室内で過ごしていることもあり，**廃用症候群**を起こしやすくなるだけでなく，社会参加（人や社会との交流）の機会を少なくさせてしまう恐れがある．したがって，特養の入所者は心身や，ADLを改善するだけでなく，失われた対人関係を取り戻すことが重要であり，特養におけるアダプテッド・スポーツにおいても，それらを視野に入れて取り組んでいくことが求められる．

1つの例として，室内中心の生活からの脱却や利用者間のコミュニティづくりを狙いとして，施設入所の高齢者に対する屋外歩行を集団的に実施した取り組みがあげられる[4)]．屋外歩行を週1回（1回あたり20分程度）実施したところ，利用者の生活満足度や幸福感といった心理的な要素に対して好影響をもたらし，身体機能は維持されることが確認された．

このプログラムの特徴は，エクササイズウォーキングのような連続的な歩行ではなく，景色の変化などに応じて立ち止まり，会話を交えながら間欠的に実施をするところにある．

また，施設近隣の住民との関わりが増えることや，その時の季節を肌で感じることができるといった特徴があることからも，屋外歩行は施設入所高齢者にとって日常生活で必要な要素を含んだプログラムといえる．

一方，特養に入所する高齢者は，身体機能に限らず認知機能の低下などが原因で意思疎通が困難であることが少なくない．この場合，プログラムの目的や効果などが本人に十分理解されないことで，本章であげる実践例がうまく活用できないことが想定される．その場合，例えば普段座位で行っている歯磨きを立位で行ってもらうよう誘導するなど[5)]，日常生活の「している動作」に少し変化を加えることにより活動性の改善を図る取り組みから導入することが有効と考えられる．

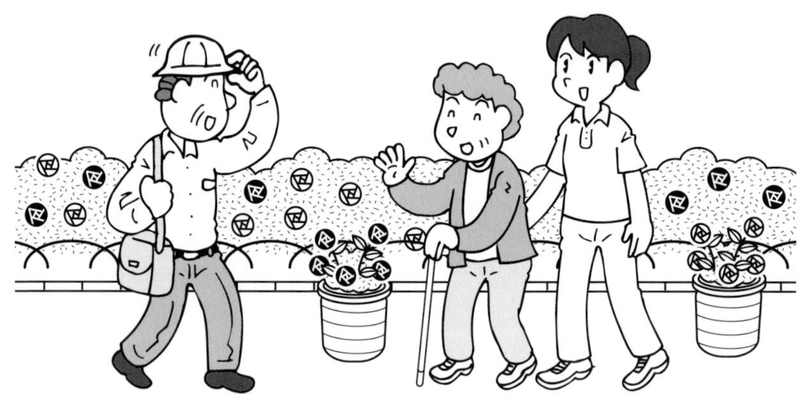

2）施設利用高齢者に必要なアダプテッド・スポーツの実施上の留意点

特養における機能訓練やスポーツ活動のプログラムは，機能訓練指導員などの専門職が個別に作成するのが一般的である．また，集団体操などの参加可否や，実施上留意すべき点も評価する．ここでは，機能訓練やスポーツ活動を実施する上での必要なリスク管理について述べる．

特養利用者の体調管理は，主治医からの情報やその日のバイタルチェックなどをもとに，主に看護師が行う．また，利用者の顔色や身体や気分の変調などを全スタッフで観察する．参加者に対する事前注意として，「運動直前の食事は避ける」「水分補給を十分に行う」「睡眠不足・体調不良のときには無理をしない」「身体に何らかの変調がある場合には，実施担当者に伝える」を周知する[6)]．

「運動器の機能向上マニュアル」（2012）では，**表 11-4** のとおり運動プログラム実施可否の基準が示されており，特養利用者に対するサービス提供の際に参考になる．

表11-4　運動プログラム実施可否の基準

以下に該当する場合は，運動を実施しない．

1．安静時に収縮期血圧180mmHg以上，または拡張期血圧110mmHg以上である場合．
2．安静時脈拍数が110拍／分以上，または50拍／分以下の場合．
3．いつもと異なる脈の不整*3がある場合．
4．関節痛など慢性的な症状の悪化．
5．そのほか，体調不良などの自覚症状を訴える場合．

＊3　いつもと異なる脈の不整とは：毎回プログラム実施前に脈拍数だけでなく，不整脈についても観察する．いつもより多く不整脈が発生する場合は，運動を控える．

運動中に留意する点として，正しい運動姿勢を保つこと，疲労の蓄積が見られる場合は，負荷量を減少させて，疲労の回復を図ることがあげられる．そのほか，「顔面蒼白」「冷や汗」「吐き気」「嘔吐」「脈拍・血圧」といった，自覚症状や他覚所見に基づく安全の確認を行う．

運動プログラム終了後は，しばらく対象者の状態を観察し，表11-4や先に述べた自覚症状を訴える場合は，医療機関の受診など必要な対応をとる．

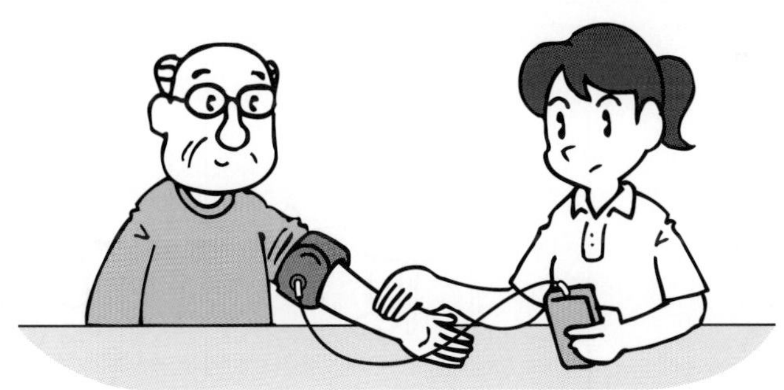

3）施設利用高齢者におけるスポーツの例

(1) ストレッチング・筋力トレーニングの実際

特養で実施されている集団体操は，椅子座位を基本としていることが多い．利用者の自立度に応じて，立位でトレーニングを実施できる場合は，椅子の背もたれや手すりを把持させた状態で行うとよい．以下に，座位で行える基本的なトレーニングの実践例を示す（図11-6）．各種目の共通の留意点として，まず利用者の呼吸が意識的に行われているかどうかを確認すること，目的や効果などを利用者本人に十分に自覚してもらうよう，説明をしながら運動指導を行うことなどがある．

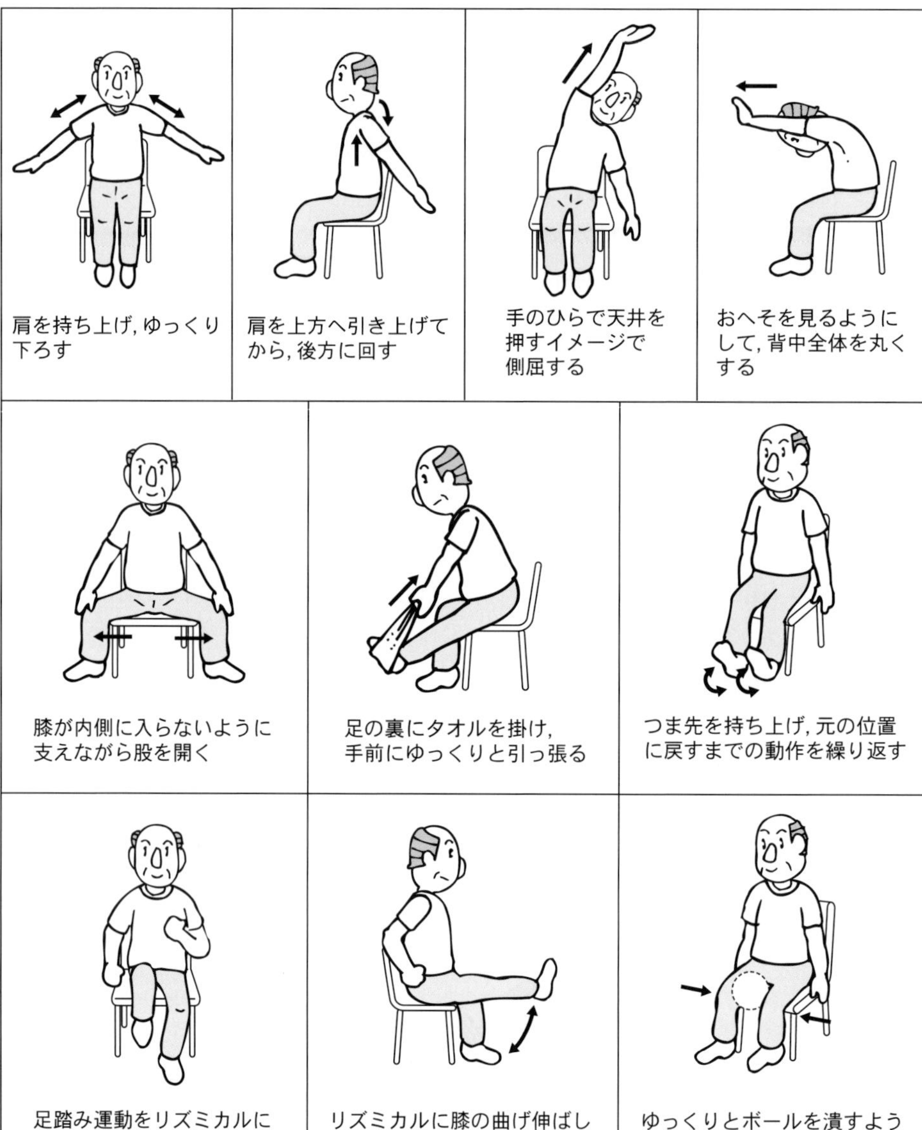

図11-6　座位で行えるトレーニング
「運動器の機能向上マニュアル（改訂版）」厚生労働省より一部改変

(2) 口腔ケアに役立つ活動例「モール送り」

ストローを口にくわえ，ストローの先端にモールを引っかけた状態で，隣の人にモールをリレーする．モールは，先端を互いに結び輪を作る．ストローは，先端の曲がる形状のものを人数分準備する．次に，ストローが曲がっていない方を唇のみでくわえる（歯を使ってくわえてしまうと，唇周辺の筋が十分に働かなくなってしまうため）．ストローにモールをかけ，落とさないように次の人にモールをリレーする．リレーの際には，手を使わずに行うことから，唇やその周辺の筋を持続的に収縮させる能力が求められるため，唇を閉じる力をつけることに役立つ（図11-7）．

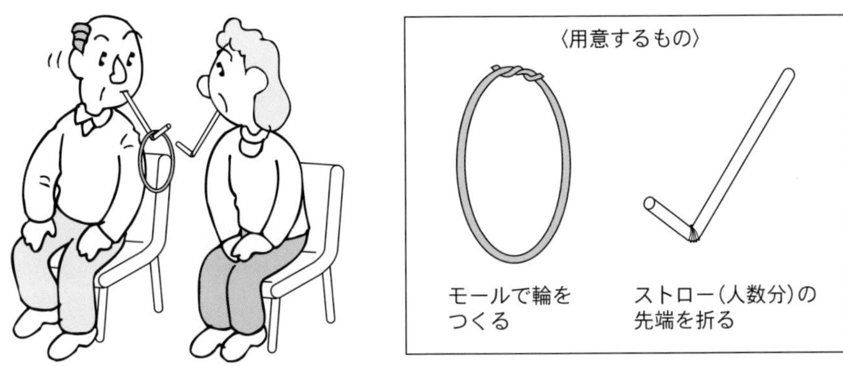

図11-7　モール送り
デンタルサポート総合研究所，「口から元気！はじめよう口腔ケア」，日本小児医事出版社，2010．より引用

モール送りは，複数の人数で実施する活動であるため，対人とのコミュニティを形成するためのレクリエーションとしても活用可能である．人数が集まれば，チームを複数に分け，リレーの競争を行うことで，高齢者が達成感を得ることに役立つと考えられる．さらに，モール送りの上達が見られたら，モールの数を増やしたり，モールの形を星形やハート形に変化させることで，難易度を上げていく．

(3) スポーツ吹矢の効果と実施方法

スポーツ吹矢は，円形の的に向かって吹き出す息の力を使って矢を放ち，当たった位置に応じて得点を出し，その得点を競うスポーツである．性別・年齢問わずゲーム感覚で楽しみながら手軽に参加ができ，さらに健康面においても効果が期待できるスポーツとして注目されている．スポーツ吹矢は，矢を吹く瞬間お腹を引っ込めて，「短く一気に」息を吹き出すという特性があり，主に腹式呼吸を重要視している．腹式呼吸を行い，肺胞を膨らませることにより，プロスタグランジン I_2 という生理活性物質が多く作られ，血栓形成の抑制や血管拡張作用を促す[7]．また，スポーツ吹矢を週5日の頻度で2週間行ったところ，肺活量計による肺機能の数値が改善されたという報告[8]があることからも，スポーツ吹矢は誰もが手軽に取り組めるだけでなく，呼吸・循環機能の維持ないし改善も期待できるスポーツといえる．

なお，このスポーツは「社団法人日本スポーツ吹矢協会」が推奨している，専用の器具を用いて公式のルールに基づいて実施されている．そのほか，ストローなどの生活用具を用いて矢を作成し，ルールを一部変えて取り組んでいる例もある．本章では，「日本レクリエーション協会」による「ストロー吹矢」について紹介する（図11-8）．

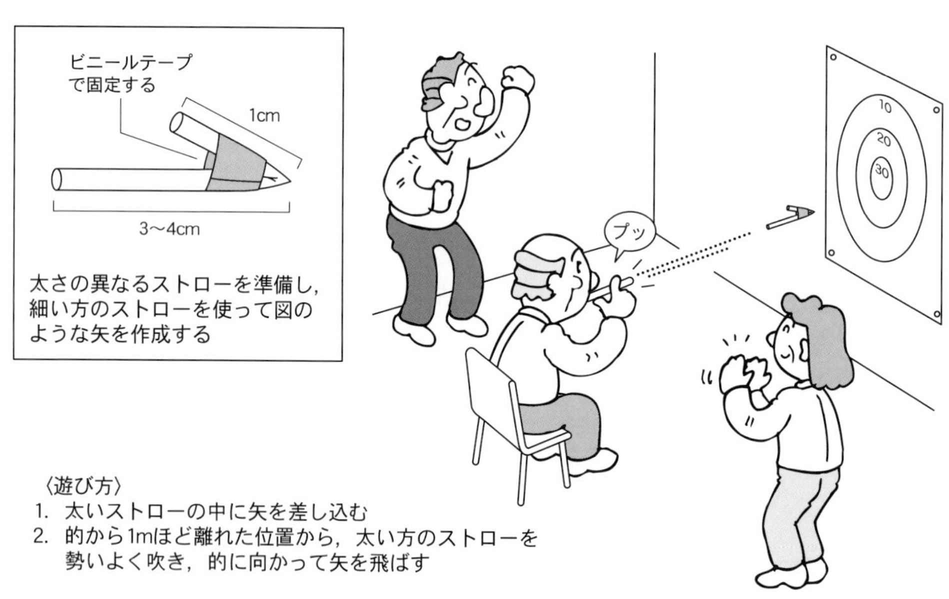

ビニールテープ
で固定する
1cm
3〜4cm
太さの異なるストローを準備し，
細い方のストローを使って図の
ような矢を作成する
プッ
10
20
30
〈遊び方〉
1. 太いストローの中に矢を差し込む
2. 的から1mほど離れた位置から，太い方のストローを
勢いよく吹き，的に向かって矢を飛ばす

図11-8　ストロー吹き矢
（「高齢者いきいきあそび集 第6集」特別増刊43号，日本レクリエーション協会より引用）

4）施設利用高齢者におけるアダプテッド・スポーツの実践例

【事例1】大阪府下にあるデイサービスセンターの取り組み

この施設は，大阪府南部に位置し，利用者定員が20名となっており，主に要支援および比較的軽度の要介護の状態にある利用者が通所している．この施設での活動や機能訓練については，施設内援助を基本としつつも，月2回の買い物体験ツアーや夏祭り，もちつき大会，初詣といった季節ごとの行事が行われている．このような活動を通じて，実際に地域社会の中で参加する機会を積極的につくり，自立を視野に入れた援助に限らず，四季を感じることができる援助など，幅広い視点からのサービス提供を目指している．また，この施設では職員と利用者との意見交換会を定期的に開催し，先に述べたような行事の具体的な企画が行われるなど，利用者の自主性を発揮できる場が設けられている．

集団体操では，水の入ったペットボトルを用いたダンベル体操や（図11-9），足踏み運動など基本的な動作を中心とした体操を（図11-10），利用者個々のペースを尊重しながら毎回行っている．なお，集団体操の実施場所は施設の2階にあり，利用者のほとんどはADL維持を兼ねて職員見守りのもと，階段を使って訓練室まで移動している（一部，昇降機使用）．また，利用者の身体機能に応じて，家庭用ビデオゲームを用いたバランストレーニングを導入し，楽しみながらバランス能力の改善[9) 10)]ないし転倒予防につなげていこうという取り組みをしている．このトレーニングは，ビデオゲーム機専用のバランスボードの上に立ち，テレビ画面の変化に合わせて自分の立位姿勢を調節していき，全身のバランス能力をうまく発揮できる程，ゲームでの得点が高くなる仕組みとなっている（図11-11）．

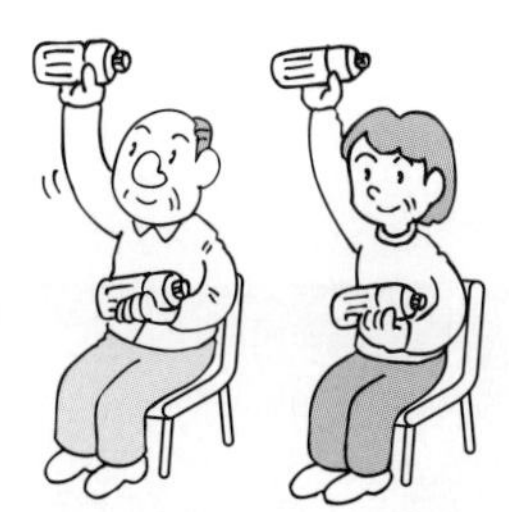

図11-9　ダンベル体操

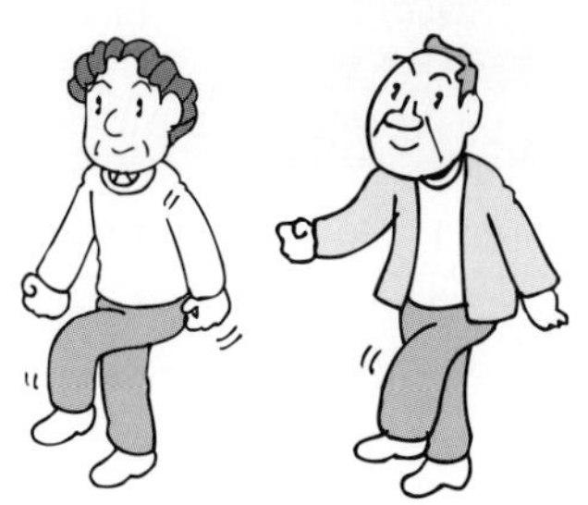

図11-10　足踏み体操

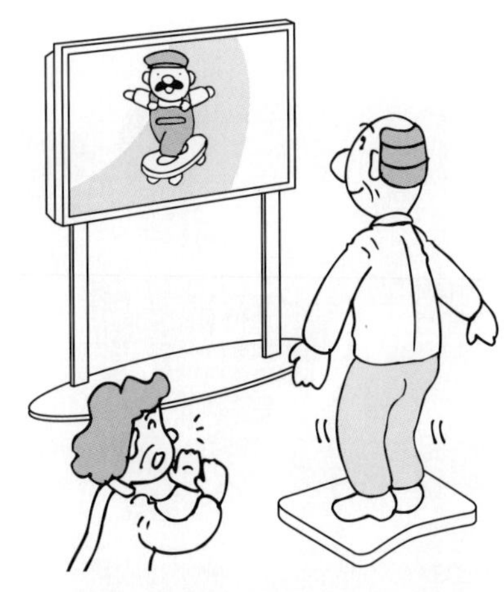

図11-11　家庭用ビデオゲームを用いたトレーニング

【事例2】兵庫県内にある特養の取り組み（入所および通所）

この施設は兵庫県東部に位置し，利用者定員数が入所100名，ショートステイ20名，デイサービス40名であり，常勤の理学療法士が1名，あん摩マッサージ師が1名配置されている．この施設の特徴の1つは，スウェーデンのスンドベルグ市及びフィンランドのオムニア職業学校と「国際交流に関する協定」を締結し，国際交流が盛んに行われていることである．職員が希望をすれば，海外研修を通じてフィンランドの介護技術やトレーニングの方法などが学べる機会が用意されている．

この施設での機能訓練は，ADLに直結した動作の練習や廃用症候群の予防のための基本的な運動が主となるが，利用者の残存機能に応じてトレーニングマシンを用いた運動も積極的に取り入れている（図11-12）．

介護保険サービスを利用する高齢者に対する，マシンを用いた筋力トレーニングの介入に関しては，ADLの維持だけでなく，主観的幸福感といった心理的側面においても効果があることが確認されている[11]．また，マシンを使用することにより，日常生活でほとんど行う機会のない動作が体感でき，脳の活性化が期待できるといわれている[12]．特養を利用する高齢者にとって，このような取り組みは，廃用症候群の予防にとどまらず日常から離れた活動への参加を通じて，満足度や幸福感が得られる可能性があるという点で意義のあるものと思われる．

さらに，この施設では機能訓練に加えて，機器を活用した足浴をフットケアとして取り入れている（図11-13）．足浴は，血液循環が促進されるだけでなく，足関節の機能や歩行動作の改善にも効果があることが確認されている[13]．このようなことからも，マシンを用いたトレーニングと足浴とを組み合わせることで，利用者の身体機能やADLが相乗的に維持ないし改善されていくことが期待できる．

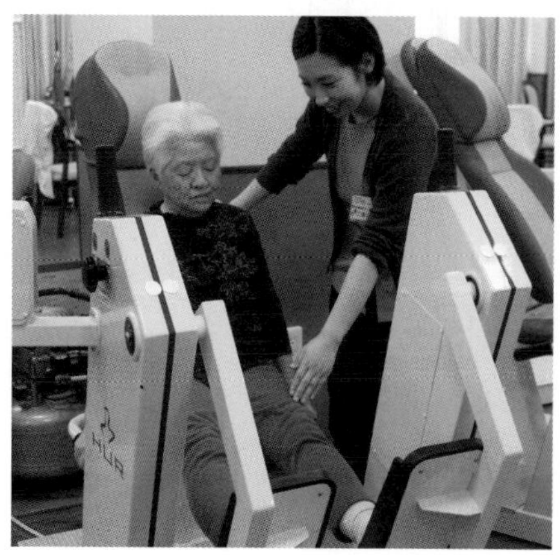

図11-12　フィンランド製の筋力トレーニングマシン

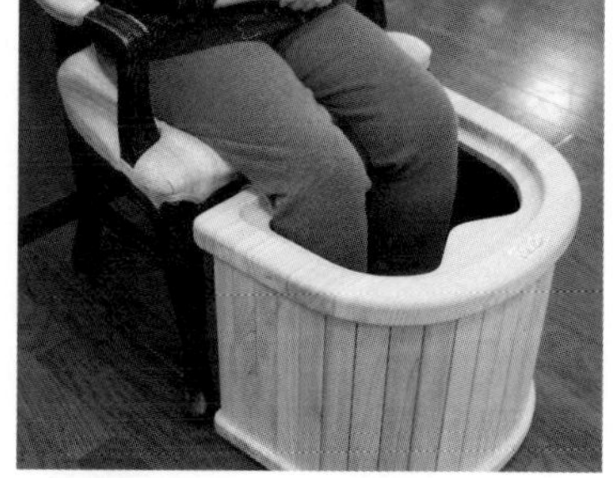
図11-13　フットケアのサービス

第１２章　アダプテッド・スポーツとしてのダンス

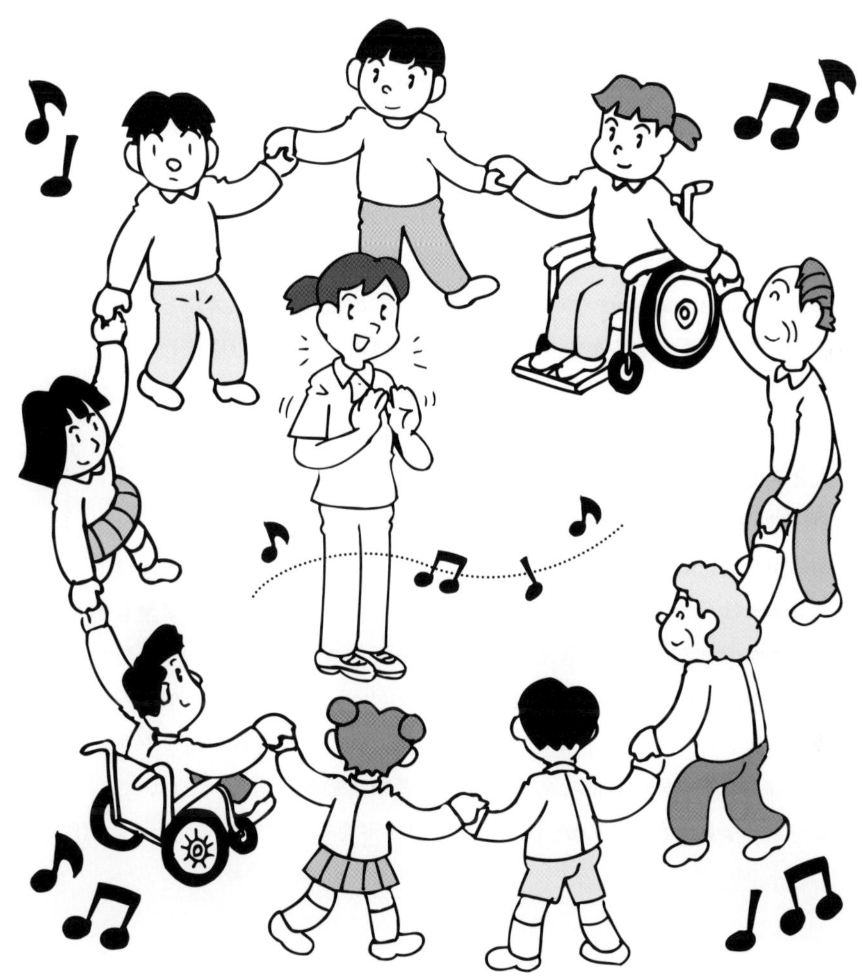

身体や動きを介した，他者とのコミュニケーションを図りながら創造し表現するダンスは，コミュニケーション能力や創造力，表現力が育まれます．また，そのようなダンスは自身や他者を「受容」する体験につながる意義あるものであり，教育・福祉・医療など様々な分野で取り入れられています．

この章では，ダンスの特性である「コミュニケーション」「創造」「表現」という３つのキーワードを通して，１人ひとりの違いを活かした「多様性」を受容することの重要性について考え，学びます．

12.1 アダプテッド・スポーツとしてのダンスの意義

1) ダンスとは

ここでいう「ダンス」とは，指導者が考えた振り付けを覚え，ステップなどの技術を習得し，カウントに合わせて踊るという訓練のようなダンスではない．対象者の身体能力はもちろんのこと，その日の体調や気分に合わせることができるダンスをいう．また，ここでいう「ダンス」は他者との関わりの中で，個人の特性を活かす表現を重視したものをいう．そこで，「Dance for Communication」という言葉や「Community Dance」というダンスに着目したい．

Dance for Communication（コミュニケーションのためのダンス）という言葉を使用したのは，マリアン・チェイスという1940年代におけるアメリカで活躍していたモダンダンス教師である．彼女はワシントンDCの聖エリザベス病院に招かれ，統合失調症などの精神疾患のグループを対象に，セッションを行っていた．モダンダンス教師であったチェイスは，人と人とのふれあいと交流のためにダンスを用いていたのである[1)]．

また，日本においては「NPO法人・ジャパン・コンテンポラリーダンス・ネットワーク」という団体が，Community Danceの確立にむけて1998年より活動をしている．このコミュニティダンスとは，「ダンスの経験の有無，年齢・性別・障害に関わらず誰もがダンスを創り，踊ることができる」という考えのもと，アーティストが関わり，「“ダンスの持っている力”を地域の中で活かしていく」活動を指す[2)]．

以上のようなダンスは，ダンスそのものが目的ではなく，身体や動きを介した他者との関わりを持つことが本来の目的である．障がい者や高齢者，幼児らにおいて，これらのダンスにどのような意義があるのか，以下のキーワードをもとに考えていきたい（図12-1）．

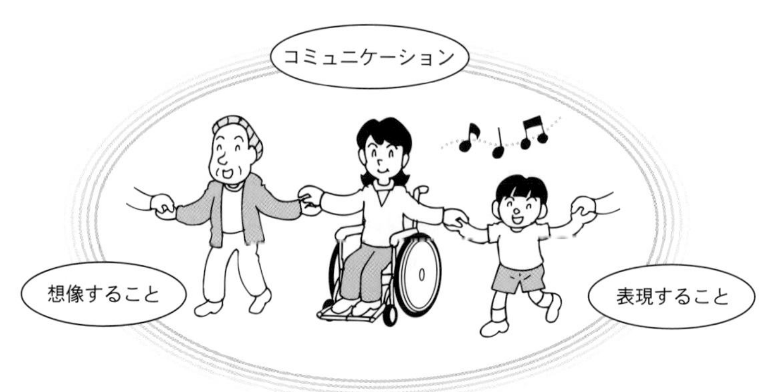

図12-1　ダンスにおける3つの特性

2) ダンスの目的

(1) コミュニケーション

「コミュニケーション」とは，「共に分かち合う」という原義である[3)]．時間と空間を共に分かち合い，動きを介したコミュニケーションをはかる中で，感情も共に分かち合う．

ここで風船を用いた具体的な動きを介したコミュニケーションを紹介する．風船を「渡す」「受け取る」という動きを介してコミュニケーションをはかる．風船をどのように他者へ渡すのか，他者からどのように風船を受け取るのか．「渡す」「受け取る」という単純な動きを介して，他者とコミュニケーションをはかることで，様々な動きが展開され，自己発見や他者理解につながる機会となるのである．

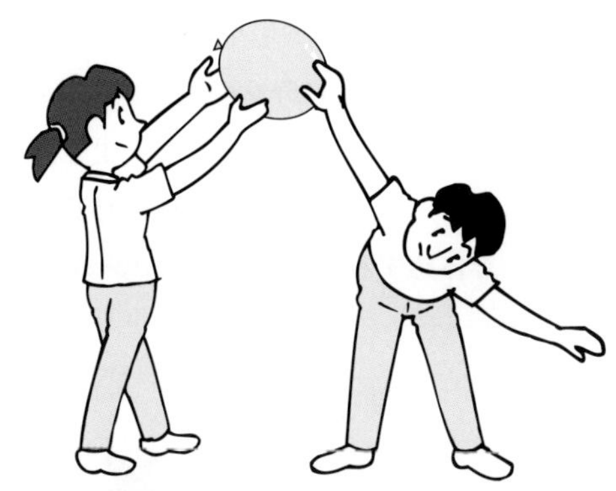

(2) 創造すること

「コミュニケーション」で紹介した，風船を渡す・もらうという単純な動きにおいても，他者とコミュニケーションをはかることで様々な動きの創造が展開される．

また，歩く・座る・立つなどの日常生活における動きに着目しても分かるように，歩き方，座り方，立ち方は十人十色である．

この違いを強調し，発展させながらダンスを創造していくのである．歩くという動きを例に，創造する過程を簡単に紹介する．「体育館の好きなところを歩きましょう」という提案に，参加者は各々に歩き始める．「歩きたくなかったり，歩くことに疲れたら，好きな場所で立ち止まったり，座りましょう」と補足する．すると，参加者の中からは，立ち止まり再び歩き始める人，座り込んで動かなくなる人，他者とおしゃべりをしながら歩く人，他者とすれ違う時にタッチをしようとする人など様々な様子が見られる．ゆっくり歩く人，速く歩く人と速さも様々である．

このように，その時その場で生じる自分の感情を大切にした「即興」を主とし，他者との相互作用を用いてダンスを創造するのである．「この体育館を1分以内に1周しましょう」と指示され，受動的に動くのではなく，「体育館の好きなところを自分自身の心地よい速さで，歩きたいように歩く」という「選択」できる環境が，自発性を促す．そして，他者と共に「即興」を行うということは，自分自身が想像しない出来事が起こり，「歩く」という動き1つにおいても様々な現象が起こる．それがダンスの創造へとつながっていくのである．

(3) 表現すること

歩くという動き1つにおいても，十人十色であるように，1人ひとりの多種多様な違いこそがユニークな表現であり，「偏り」「歪み」といわれる動きも個人の表現であり，唯一無二の表現である．また，気分が乗らずに「したくない」と座り込んでしまう参加者がいたとしても，それは参加者の表現であるため，「させようとするな，わかろうとせよ」というカウンセリングマインドのもと，参加者の選択を尊重することが重要であると考える．また，参加するかしないかという選択ができる環境や，見学も参加の1つとして受容することが大切である．そのような環境が安心して自分を表現できることにもつながるのである．「みんなでつくる発表会」（p.163参照）では，多種多様な表現を称賛している．参加者が想いのままに，ありのままに表現すること，そして，多種多様な表現を称賛するダンスは，参加者にとって受容されることを体感する意義あることであると考える（図12-2）．

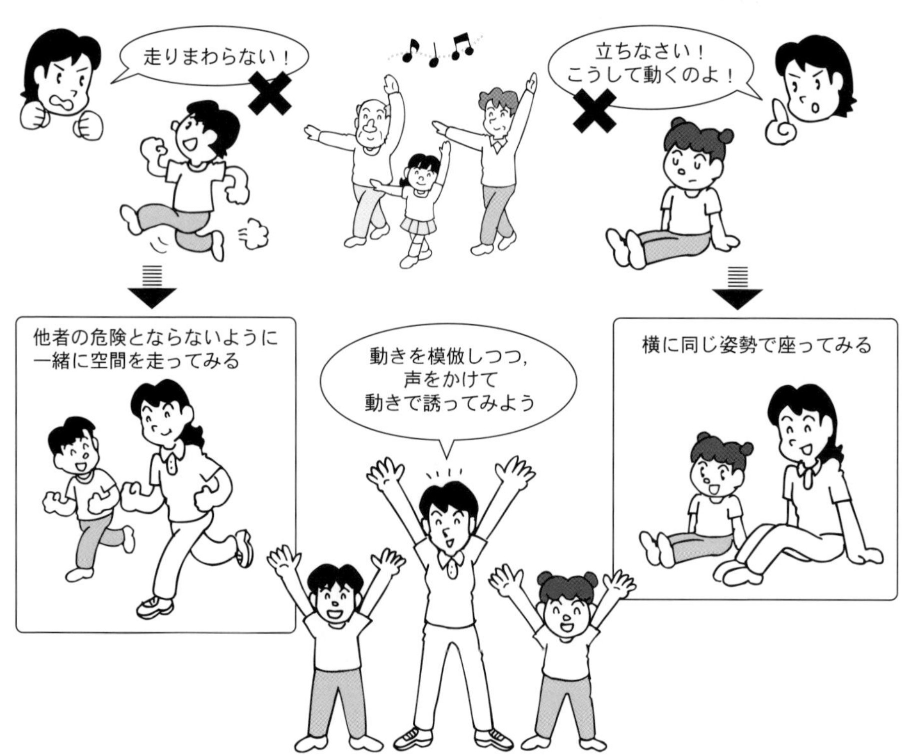
走りまわらない！
立ちなさい！
こうして動くのよ！
他者の危険とならないように
一緒に空間を走ってみる
動きを模倣しつつ，
声をかけて
動きで誘ってみよう
横に同じ姿勢で座ってみる

図12-2　「させようとするな，わかろうとせよ」

12.2 アダプテッド・スポーツとしてのダンスの実際

1) インクルーシブ舞台の創造「みんなでつくる発表会」

「コミュニケーション」,「創造すること」,「表現すること」を通して，障がい者や高齢者，幼児らにおけるダンスの意義を考えた．そこでも紹介したインクルーシブ舞台の創造「みんなでつくる発表会」について紹介する．地域としての障がい者交流促進センター，医療としての精神科総合病院，教育としての大学が連携し，地域交流をねらいとしたインクルーシブ舞台の創造に取り組んでいる．

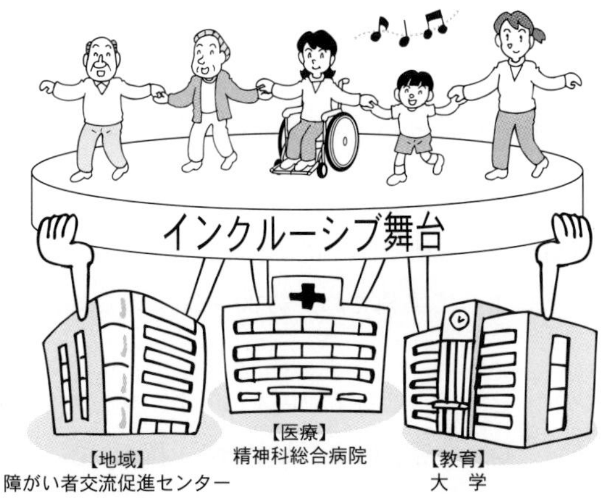

(1) 参加グループ

この発表会には主に5つのグループが参加している．それは知的障害・内部障害・身体障害などを持つ幼児や児童と，その兄弟姉妹を主としたグループ，児童精神科病棟に入院している児童とその児童らに関わるスタッフで構成されたグループ，統合失調症などの精神疾患を持つ成人とそれらに関わるスタッフで構成されたグループ，そして，知的障がいのある成人を主とした2つのグループであり，参加者は総勢約100名にもなる．どのグループにおいても，地域・医療・教育と連携をはかり，発表会にむけて取り組んでいる．

(2) コミュニケーションからの創造

その過程で重要なことは「出会い・つながり・広がる」ということである．新しく出会った他者と，動きを通してコミュニケーションをはかりながら創造し，表現する．多種多様な表現を称賛し，障害や年齢はもちろんのこと，学生や精神科医などの社会的立場をも超え，その時間と空間を共有している．

共有する過程に必要なことは「選択」と「模倣」であると考える．まず，参加者に指示するのではなく，いくつかの「提案」をし，その中から参加者が選択できるようにすることが大切である．その参加者が自ら選択した動きを「その動きいいね！」と言葉かけし，その動きを参加者全員で模倣し，共有するのである．模倣する際，動きを正確に模倣する必要はない．１人の参加者が腕を回しながら跳ぶ動きをしたとする．参加者の中には腰や膝を痛めて跳べない人もいるであろう．跳びたくない人もいるだろう．その際は，腕を回す部分だけを模倣したり，高く跳ばず自身のできる範囲で片足を上げるだけでもよいのである．同じである必要はない．１人ひとりの違いは唯一無二の表現であり，１人ひとりの違いは動きの創造となり，新たな次の展開へとつながる．また，何かしなければならないと思う必要もない．その場で座り，頭をポリポリかくという動きもそれは表現である．無意識に何気なくしている仕草も参加者で共有し模倣すれば，それはただの仕草ではなくなる．「こうしなければならない」ということは決してなく，自身の動きを他者が模倣する体験は受容感を感じる．それが参加者らの楽しさにもつながっていると考える．

2）認知高齢者病棟におけるダンス・ムーブメント・セラピー

情動を伴う運動は，参加者の脳に良い影響を及ぼすとされている事例を紹介する．精神科総合病院における認知高齢者病棟では，週に1回90分間，**ダンス・ムーブメント・セラピー**がダンスセラピストによって実施され，約20～30名の認知高齢者の方が参加している．

ダンス・ムーブメント・セラピーは椅子で円をつくり，座った状態で実施される．主とする内容は想像を誘発し，動きを導き出すことである（図12-3）．

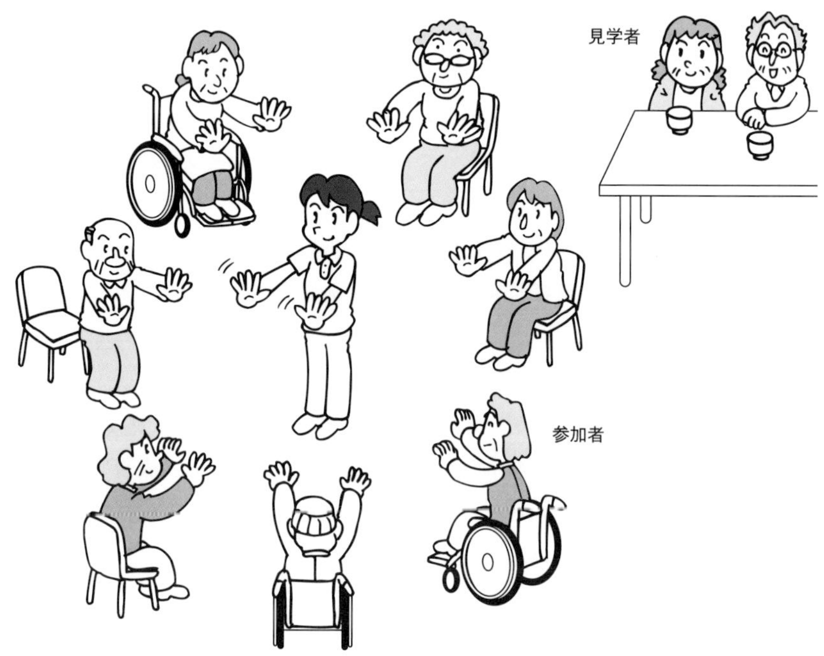

図12-3　ダンス・ムーブメント・セラピー

ダンスセラピストは，参加者に「秋といえば？」と言葉かけする．「紅葉」や「焼き芋」などの返答から,「どの紅葉を観に行こう？」「焼き芋熱いね！でも美味しい！」という様々な想像を誘発する言葉かけのもと，ダンスセラピストは円の中央に立ち，参加者から動きを導き出していく．紅葉が落ちる様子を手の動きで表現したり，紅葉の下で熱々の焼き芋を持つ動きを誇張して行うのである．想像をかき立てる言葉かけにより，参加者から動きを引き出し，1曲の音楽に合わせて，想像から情動を伴った動きで1つの作品を創造する．ダンスセラピストの動きを模倣する参加者，手をたたいて笑う参加者，椅子から立ち上がり踊り出す参加者もいる．

このダンス・ムーブメント・セラピーの効果として，情動を伴う低強度運動（ダンス・ムーブメント・セラピーもその1つ）では，認知高齢者の左脳を賦活することが示されている[4)]．また，こちらが指示して動く受容的な動きより，以上のようなダンスセラピストの言葉かけのもと，参加者自ら能動的に動いた時の方が，脳が活発になることが示唆された．また，イメージを誘導する言葉による身体運動は情動を発生させ，運動機能が低下している認知症患者であっても，動きを喚起し，脳活性する可能性があることが示されたのである[4)]．

3）ダンスを活用した実践例

ここでは小道具を用いたダンスの実践例を紹介する．これらは，イメージをすることが困難な人でも理解しやすく，ダンスに抵抗がある人にとっても取り組みやすい．

実践例に共通して，以下の必要最低限の枠組みを設定し（**表12-1**），動き方や止まり方を発展させるポイントとして，選択と模倣を繰り返すことで，創作・表現していくものである．

表12-1　動きを発展させるポイント

- 動きの速さ（ゆっくり・早く）
- 身体の向き（前・後・左・右）
- 身体の高さ（跳ぶ・背伸び・膝立ち・座る・寝転がる）
- 他者と共に（手をつなぐ・身体の一部をくっつける）

表12-1の4つの要素に着目し，参加者の動きを観察しながら，1つひとつ最低限の枠組みを設定し，1つずつ変化させていくと参加者は混乱せずに楽しむことが可能である．

「Aさんの動き新しいね！」など参加者の動きを丁寧に拾い上げ，「Aさんの動きをみんなで真似してみよう！」と共有することも大切である．最低限の枠組みの中から参加者自身が選択し，模倣するという繰り返しが，参加者の潜在的な能力を導きだし，オリジナルとしての創造と表現につながっていくと考える．

(1) 椅子とりゲーム

椅子を円状に設置し，音楽が止まったら，1人1脚椅子に座るというルールである．その座り方を変化し，工夫することでダンスへと発展させる（図12-4）．

STEP 1　身体の向き

音楽が止まったら，“横向き”か“後ろ向き”で座る．

STEP 2　身体の高さ

音楽が止まったら，椅子の上で“立つ”や“寝転がる”など，身体の一部が椅子に触れていればよいという最低限の枠のもと，身体の高さを変化させる．

STEP 3　他者と共に

1人1脚ではなく，1脚に2人以上で集まり，身体の一部をくっつけて座る．身体接触に抵抗ある方がいる時は，椅子の一部に身体の一部がふれているという言葉を添える．

アダプテッドの方法

- 椅子の並べ方を縦一列や横一列，空間全体に置くなど，工夫する．
- 音楽がなっている間に，椅子の場所を移動させる．
- 音楽が止まったら，座るのではなく，参加者の誰かが座ったら，座る．

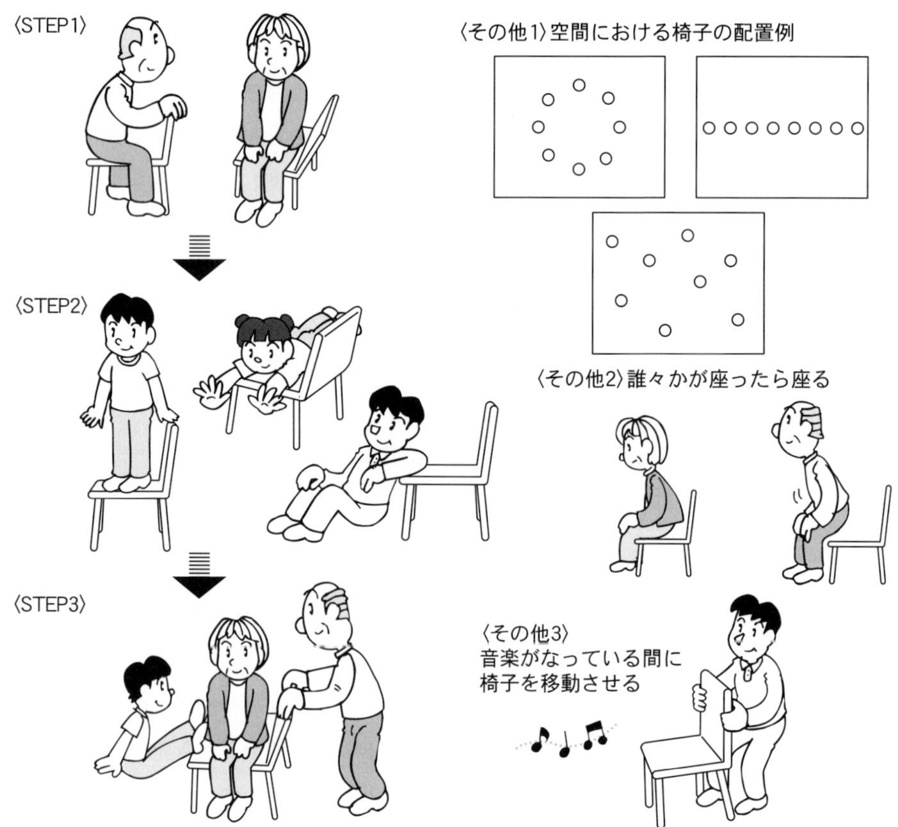

図12-4　椅子とりゲーム

(2) 風船受け渡しゲーム

風船はフワフワ浮き，ボールは跳ねるという特性があるため，それに伴い扱い方が変わり，参加者から生み出される動きにも風船とボールで違いが出てくる．また，風船がこわい人もいるため，どちらを使用すべきか確認が必要となる．

「風船」「ボール」を用いた動きのテーマは「渡す」「受け取る」という内容になる．どのように渡すか，どのように受け取るのかという点が動きを引き出し，発展させるポイントとなる（図12-5）．

STEP 1　動きの速さ

「渡す・受け取る」速さを変化させる．“早く渡してみよう”，“ゆっくり受け取ってみよう”など，様々な速さの変化の組み合わせが可能である．

STEP 2　身体の向き

前後左右の向きを変化させ，「渡す・受け取る」動きを行う．“後ろ向きで渡してみよう”，“横向きで受け取ってみよう”など，参加者は前後左右の向きから選択し，動きを変化させる．

STEP 3　身体の高さ

寝転がって渡す，背伸びをして受け取るなど身体の高さを変化させる．

アダプテッドの方法

- 参加者全員で円で行ったり，2人組みになって行うなど，人数を変化させる．
- 他者との距離を近くしたり，遠くしたり，変化させて行う．
- 「渡す・受け取る」前に何か動作を付け加える．ジャンプしてから渡す，クルンと回ってから受け取る，じっと静止する時間をとってから渡すなど，渡す動きや受け取る動きの前に動作を入れる．

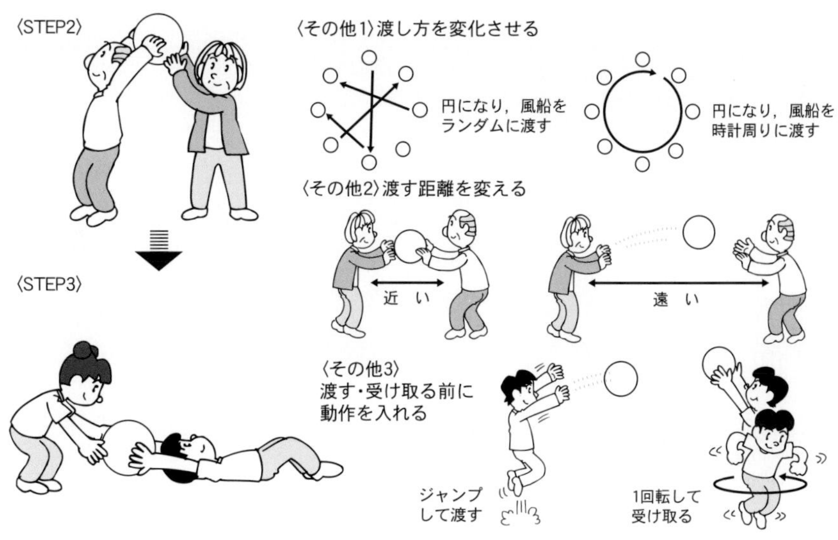

図12-5　風船受け渡しゲーム

column

○○くんのポーズ！

円になり20人程の参加者で踊っていた時，1人の男の子は円には入らず，円に対して背を向けていた．しかし，彼は自身のリズムで身体を揺らし，いろいろな動きを行い踊っていた．その彼がしていた動きの1つを「○○くんのポーズをみんなでしてみよう！」と参加者全員でその動きを行った．その後，彼は円に背を向けることなく，「○○くんのポーズ！」という時は，ビシッと他の参加者らと共にその動きを行っていた．20人いれば20人の参加の仕方があるということ．その違いから新たな展開が生まれることになる．また「こう動くよ」と，させようとするのではなく，その人の動きを模倣し，分かろうとすること．そして，自身の動きを他者と共有することで感じる，受容感の大切さを改めて感じた出来事だった．

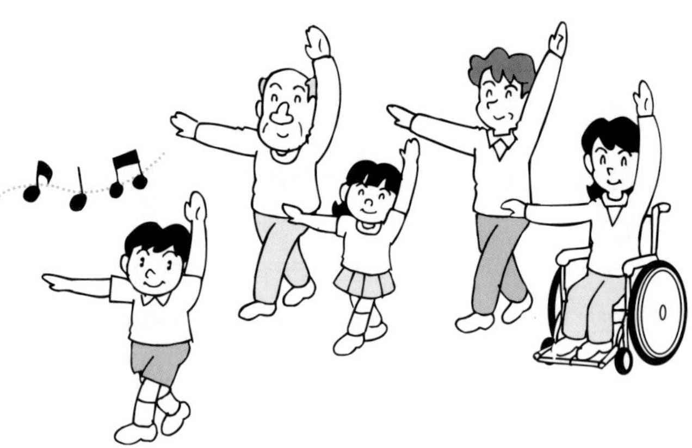

第**13**章　アダプテッド・スポーツとしての　レクリエーション

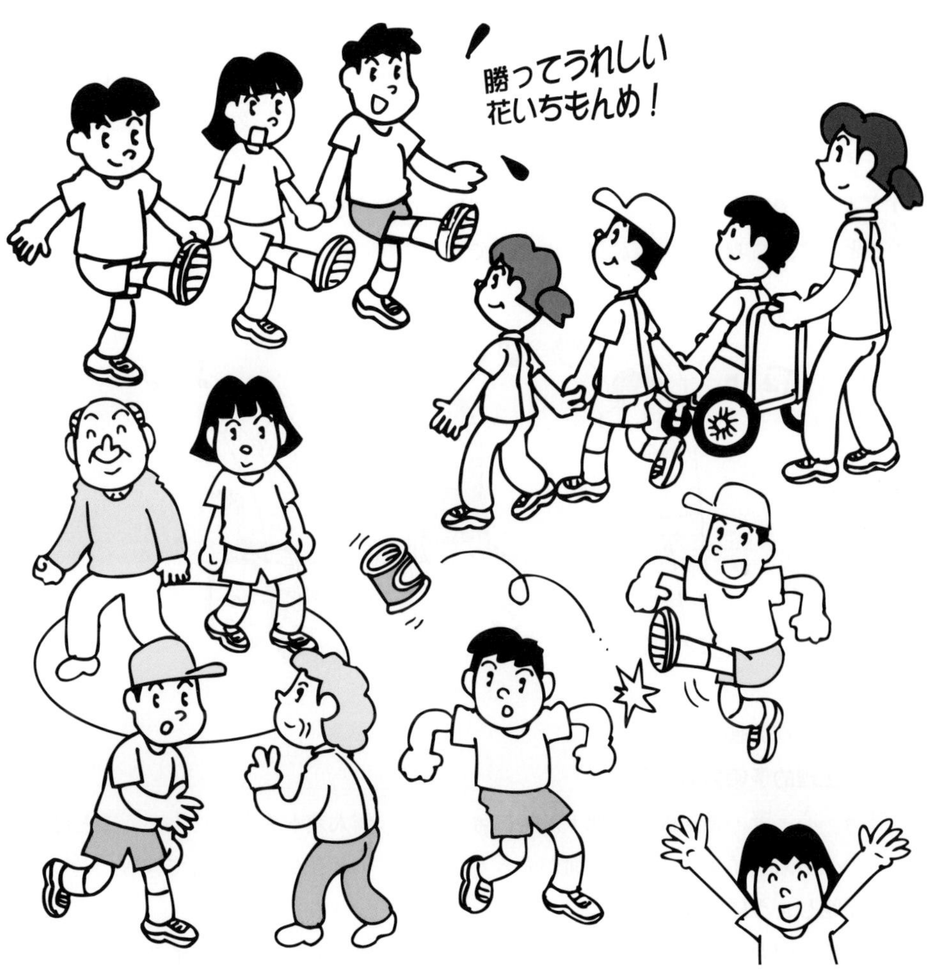

この章では，アダプテッド・スポーツとしてのレクリエーションについて，高齢者・障がい者・子どもといった対象の違いから見られる心身の特徴について，またレクリエーションの効果やその活動意義について解説します．また対象者にあった事例を紹介，その方法について学びます．

13.1 アダプテッド・スポーツとしてのレクリエーションの意義

1）高齢者のレクリエーションの意義

高齢者がレクリエーションをするのには，大切な目的がある．歳をとると若い頃のように思うように身体が動かせなくなったり，すぐ疲れたり動くのが面倒になってしまいがちなのは仕方のないことである．しかし運動不足や引きこもりがちな生活が骨粗しょう症や認知症などを発症させてしまう恐れがある．高齢者が寝たきりになってしまっては，大切な人生を思う存分楽しむことが難しくなってしまう．高齢者がレクリエーションをする目的は，まさにそのような状況を予防することにある．その他，手先を使ったり，脳を使ったりすることで，高齢者の脳が活発になり認知症の発症を予防することができ，手足を動かすことによって身体を健康に保つことができる[1]．

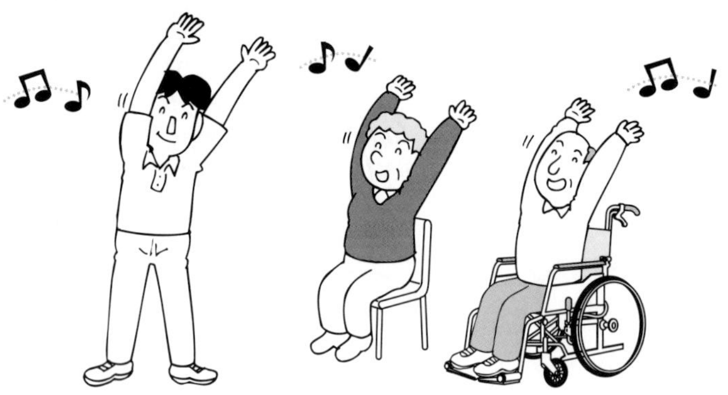

(1) 身体面の衰退的変化

①体力，生理的予備力の低下

呼吸・心・腎・感覚機能の低下が特に著しいが，個人差も大きい．ということは，その人の生活スタイルに依拠する面が大きく，トレーナビリティも期待できる．

②組織が粗しょうになる

柔軟性や弾力性の低下，これは機能面のみならず器質面でも顕著である．つまり組織が粗しょうになって（骨折しやすくなる，動脈硬化に起因する脳溢血など），破綻をきたしやすくなる．

③最高心拍数が低い

加齢によって最高心拍数が低下する．したがって，運動した場合の余裕が若者に対して少ないということになる．

④運動許容量の幅が小さい

運動の安全限界が低下してきているので，高齢になる程，レクリエーションの内容を厳密に規定しなければならない．

⑤回復力の低下・血圧の亢進

加齢に伴う回復力の低下や，軽い運動によっても血圧の上昇が若者に比べて大きいので注意を要する[2) 3) 4)].

(2) 精神面の衰退的変化

精神面の老化は，大別して生物的老化と社会心理的老化に分けられ，それらが微妙に交錯，連鎖して現象化していく．例えば，精神面の機能に最も関係の深い脳およびいろいろな器官は，加齢につれて確かに老化していく．つまり，こうした生物的老化の諸現象によって，精神面の老化が引き起こされてくる．一方，日常生活の暮らしぶり，社会的・文化的環境，特に高齢者を取り巻く社会的慣習や制度は，高齢者を生き方や考え方の面で老人らしく老化させる．このような精神面での老化は社会心理的要因によるものである．

①不安やさみしさの軽減

他の参加者などとのコミュニケーションをとることで，高齢者が抱えている不安や寂しさが軽減し，話をすることにより脳への刺激になるというメリットがある．

②心身の機能維持

レクリエーションは，リハビリテーション目的にも使われることがある．身体の動きや脳の働きを自然に促すことができるため，効率的に心身機能維持をすることができる．

③生きる張り合いになる

レクリエーションに取り組むことで，心身に大きな効果が見られることがある．高齢者が何かに取り組むということ自体も，生きる張り合いになることがあり，気持ちを前向きにしてくれる．

④笑いのある生活

コミュニケーションを伴うレクリエーションでは，その際に考えることや話すことで脳の働きを促すことにつながる．笑うことも健康に良い効果があり，笑いの少ない生活をしがちな高齢者にとって，レクリエーションに取り組むことは大切になってくる．

⑤寝たきりになることを防ぐ

声を出す，指を動かす，身体を動かすなどといったことも，脳の刺激になるうえ，身体機能を高めることにつながり，高齢者が寝たきりになることを防ぐ効果も見込める[2) 3) 4)].

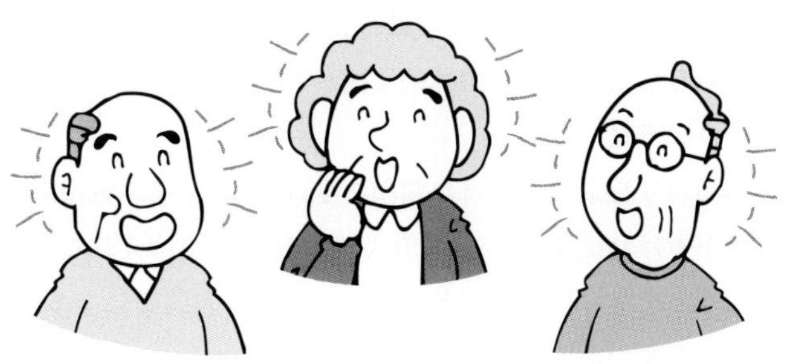

2）障がい者のレクリエーションの意義

(1) 障がい者のレクリエーションの意義

「障害者基本法」第25条には,「国及び地方公共団体は，障害者が円滑に文化芸術活動,スポーツまたはレクリエーションを行うことができるようにするため，施設，設備その他の諸条件の整備，文化芸術，スポーツなどに関する活動の助成その他必要な施策を講じなければならない」とある．実際に，障がい者によるコンサートや障がい者も楽しめる舞台芸術講演，展覧会が開催されたり，文化施設や公共交通機関がバリアフリー化されて利用しやすくなったり，様々な障害の状態に合わせた用具や情報伝達機器が開発されている.

また，全国障害者スポーツ大会，全国ろうあ者体育大会，ジャパンパラリンピック大会,デフリンピック，スペシャルオリンピックス世界大会，パラリンピック競技大会などのスポーツ大会や，障がい者を対象としたレクリエーションの教室やイベントが数多く開催され，多くの障がい者が健康な心と身体を養うとともに，スポーツまたはレクリエーションの楽しさを経験することから障害の困難を乗り越え，自発的に社会参加していこうとする様子が見られる．身体に何らかの障害があるという理由で，生活範囲が狭まることや友人ができないこと,引きこもりがちになってしまうことによる運動不足や,コミュニケーションの欠如などの問題が発生してしまう可能性を指摘する声や，周りの人と同じことができないことによる疎外感や劣等感を感じている人も多いと思われるが，まさに文化芸術活動やスポーツ，レクリエーションがこの課題を克服させてくれるはずである[5)].

(2) 障がいのある人へのレクリエーション支援

大きな目的は，レクリエーションの自立であり，具体的には3つの視点に立った援助を心がける必要がある.

①「個人」に視点をおいた支援

レクリエーションは個人のものである．勿論，集団で行うことで生まれる楽しさもあるが，その場合にも個々人が集団とどのように関わりを持っているのか，集団での活動中にどんな状態にあるのかという視点を持っておく必要がある.

②主体的に関わるための工夫

誰しも，人の手を借りて行うより，自分自身で行う方がより楽しさを覚えることができる．何らかの障害があって，そのままでは行えない場合には遊びのルールを変えたり,用具や場所を工夫するなど，本人が主体的に関われるように条件を整える必要がある.

③人間交流を図るような支援

人間は他人との関わりを通して様々な刺激を受け,経験を積み重ねていく動物である.他人と交わる機会が多ければ多い程,より多くの価値観を受け入れることが可能になり,多様な人生の楽しみ方を身に付けることができる．よい人間関係を多くの人と作れるような支援を心掛ける必要がある[3)].

3) 子どものレクリエーションの意義

(1) 子どものレクリエーションの意義

2012年（平成24）3月，文部科学省の「幼児期の運動指針」によると，幼児は心身全体を働かせて様々な活動を行うので，心身の様々な側面の発達にとって必要な経験が相互に関連し合い積み重ねられていく．このため，幼児期において，遊びを中心とする身体活動を十分に行うことは，多様な動きを身に付けるだけでなく，心肺機能や骨形成にも寄与する．よって生涯にわたって健康を維持したり，何事にも積極的に取り組む意欲を育んだりするなど，豊かな人生を送るための基盤づくりとなることから，以下のような様々な効果が期待できる[6]．

①体力・運動能力の向上

体力は人間の活動の源であり，健康の維持のほか，意欲や気力といった精神面の充実にも大きく関わっており，人が生きていくために重要なものである．特に幼児期は，神経機能の発達が著しく，タイミングよく動いたり，力の加減をコントロールしたりするなどの運動を調整する能力が顕著に向上する時期である．この能力は，新しい動きを身に付けるときに重要な働きをする能力であるとともに，周りの状況の的確な判断や予測に基づいて行動する能力を含んでおり，怪我や事故を防止することにもつながる．このため，幼児期に運動を調整する能力を高めておくことは，児童期以降の運動機能の基礎を形成するという重要な意味を持っている．また，日頃から身体を動かすことは，結果として活動し続ける力（持久力）を高めることにもつながる[7]．

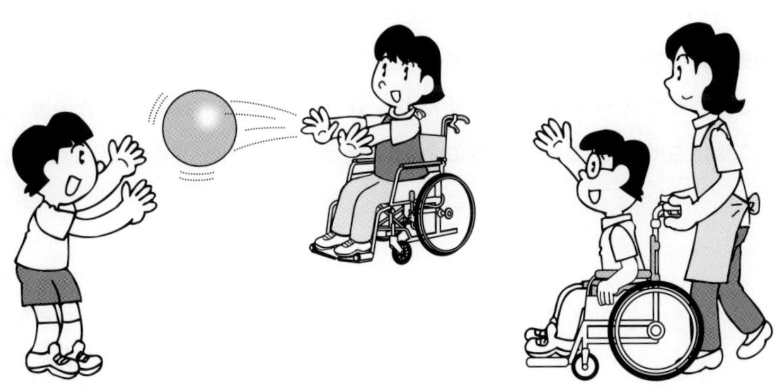

②健康的な身体の育成

幼児期に適切な運動をすると，丈夫でバランスのとれた身体を育みやすくなる．特に運動習慣を身に付けると，身体の諸機能における発達が促されることにより，生涯にわたる健康的で活動的な生活習慣の形成にも役立つ可能性が高く，肥満や痩身を防ぐ効果もあり，幼児期だけでなく，成人後も生活習慣病になる危険性は低くなると考えられる．また，体調不良を防ぎ，身体的にも精神的にも疲労感を残さない効果があると考えられる．

③意欲的な心の育成

幼児にとって身体を動かす遊びなど，思い切り伸び伸びと動くことは，健やかな心を育む効果がある．また，遊びから得られる成功体験によって育まれる意欲や達成感は，身体を活発に動かす機会を増大させるとともに，何事にも意欲的に取り組む態度を養う．

④社会適応力の発達

幼児期には，徐々に多くの友達と群れて遊ぶことができるようになっていく．その中でルールを守り，自己を抑制し，コミュニケーションを取り合いながら，協調する社会性を養うことができる．

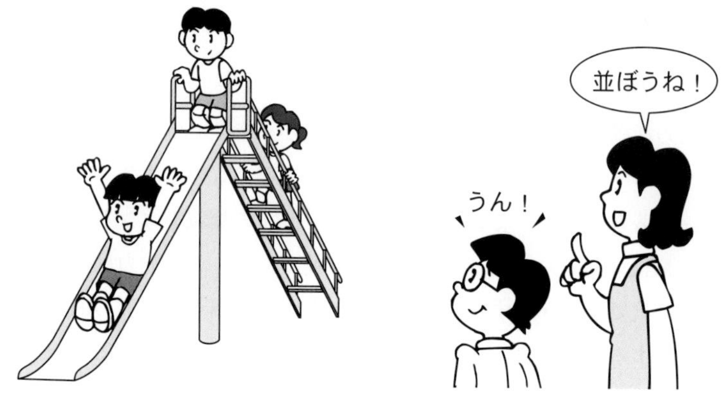

⑤認知的能力の発達

運動を行うときは状況判断から運動の実行まで，脳の多くの領域を使用する．素早い方向転換などの敏捷な身のこなしや状況判断・予測などの思考判断を要する全身運動は，脳の運動制御機能や知的機能の発達促進に有効であると考えられる．幼児が自分たちの遊びに合わせてルールを変化させたり，新しい遊び方を創り出したりするなど，遊びを質的に変化させていこうとすることは，豊かな創造力も育むことにもつながる[6]．

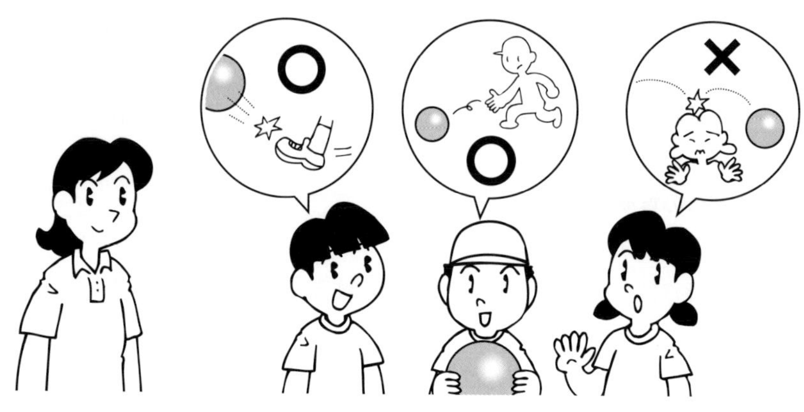

13.2 アダプテッド・スポーツとしてのレクリエーションの実際

1) 高齢・障がい者のレクリエーション・スポーツの紹介

以下に，高齢者向けのレクリエーションのいくつかを紹介する（図13-1）．

ペタンク	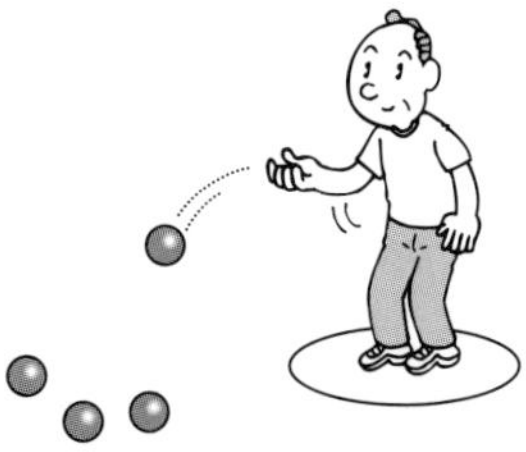	子どもから高齢者まで，対等に競技を行うことができるため世代間交流が図れること，ルールが複雑でなく誰でも直ぐに競技を始めることができ，どこでもほんの少しの場所で気軽にプレイできるスポーツである．
ターゲットバードゴルフ	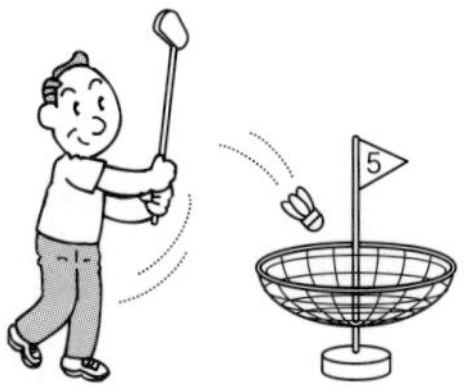	狭い場所でもゴルフが楽しめるようにという思いから，埼玉県で生まれた．ゴルフをミニ化した競技で，ゴルファーはもちろん初心者でもゴルフの楽しさを味わうことができる手軽なスポーツである．
ダーツ	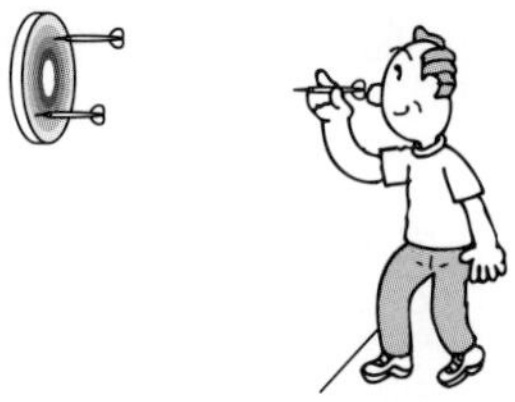	運動量がさ程多くないということで，身体機能の向上，回復効果を含むリハビリテーション及びボケ防止として，今では競技目的だけでなく，教育及び生涯スポーツとして，老若男女問わず親しまれるスポーツである．
ディスコン	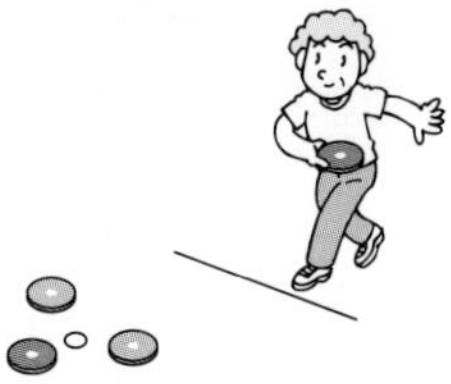	屋内で楽しむボーリングや，冬季オリンピック種目のカーリングに似ている．軽いので車いすの方もできますが，意外と難しく頭も使うチームプレイのスポーツである．
クロッケー	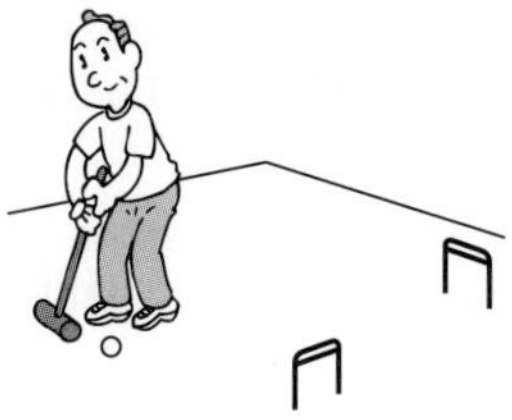	4個の色違いの木製ボールを木槌で打ち，一定の順に配置されたフープ を通過させ，所定の位置に設けられたペグ（標柱）に当てて得点を競う競技．体力的なハンディキャップがほとんどなく楽しめる球技なので，高齢者や女性が若い男性と一緒にプレイできるスポーツである．

図13-1 高齢・障がい者のレクリエーション・スポーツ

2）子どものレクリエーションの紹介

以下に具体的な子ども向けのレクリエーションをいくつか紹介する（図13-2）.

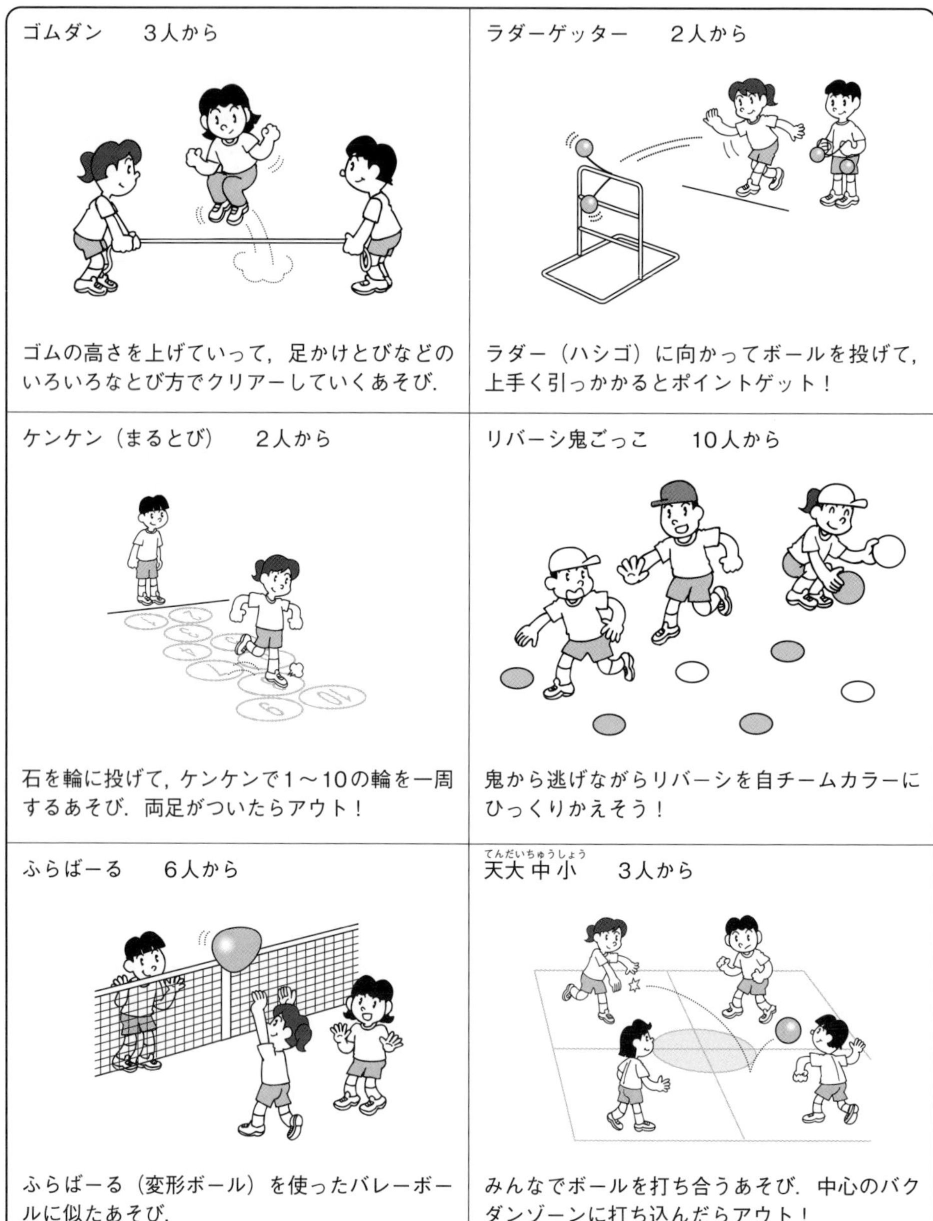
ゴムダン　3人から
ゴムの高さを上げていって，足かけとびなどのいろいろなとび方でクリアーしていくあそび.
ラダーゲッター　2人から
ラダー（ハシゴ）に向かってボールを投げて，上手く引っかかるとポイントゲット！
ケンケン（まるとび）　2人から
石を輪に投げて，ケンケンで1～10の輪を一周するあそび．両足がついたらアウト！
リバーシ鬼ごっこ　10人から
鬼から逃げながらリバーシを自チームカラーにひっくりかえそう！
ふらばーる　6人から
ふらばーる（変形ボール）を使ったバレーボールに似たあそび.
天大中小（てんだいちゅうしょう）　3人から
みんなでボールを打ち合うあそび．中心のバクダンゾーンに打ち込んだらアウト！

図13-2　子どものレクリエーション
（参考：「子どもの体力」日本レクリエーション協会HP）

3）アダプテッド・スポーツとしてのレクリエーションの実践例

【事例1】　こどものレクリエーション（子ども運動教室）

- テ ー マ　『子ども運動教室：運動の苦手な子も障害のある子も一緒に動こう』
- 内　　容　基本動作運動・ボール投げ・縄跳び・マット運動・鉄棒，平均台運動など，レクリエーションの要素を含んだ運動指導を実施
- 開催時期　前期　4月～7月（毎週木曜日　10回プログラム）
  後期　9月～12月（毎週木曜日　10回プログラム）
- 参加人数　50名程度
- 対象年齢　3歳～8歳くらい
- 時　　間　木曜日　16時30～17時40分

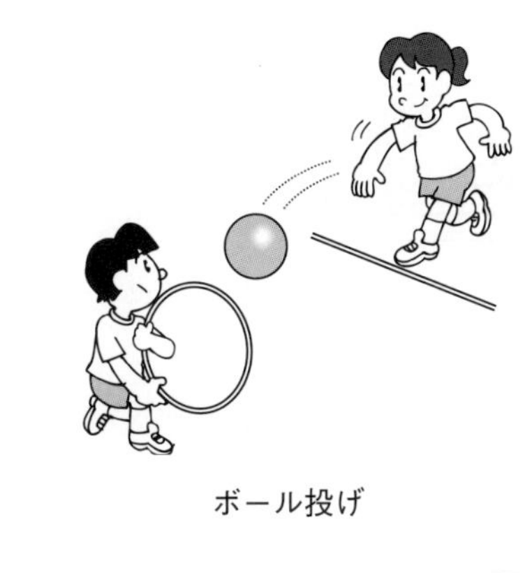

ボール投げ

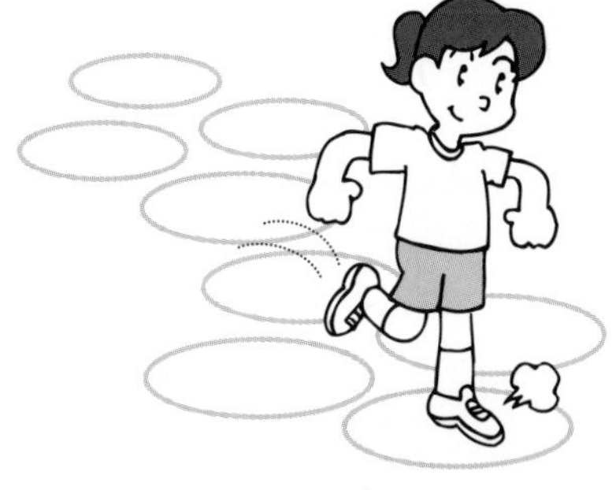

リズム運動

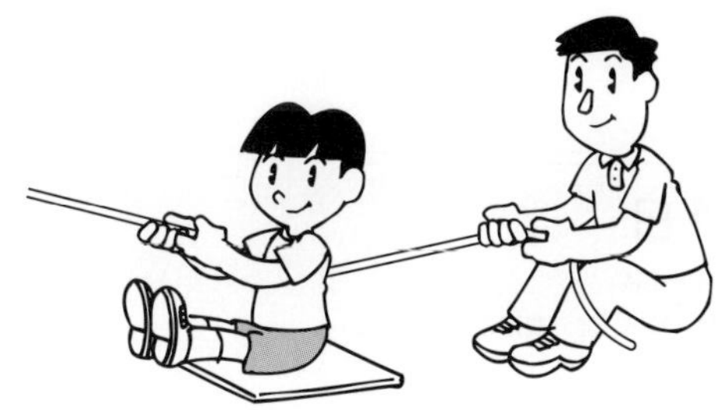

綱渡り遊び

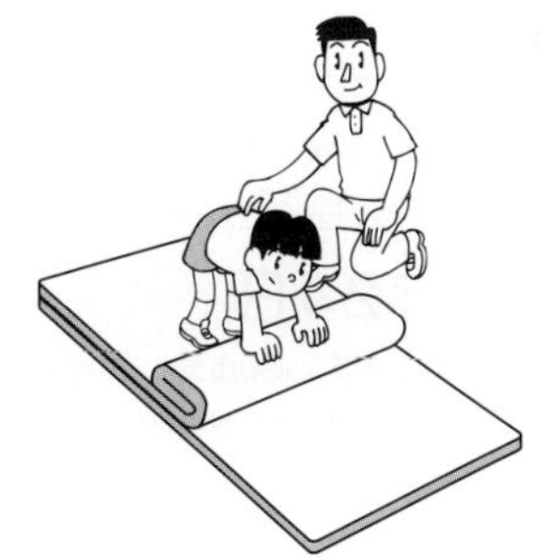

マット運動

〈概要説明〉

大阪体育大学健康福祉実践研究センターでは，年2回（10回プログラム）「子ども運動教室」を開催している．運動の苦手な子どもや障害のある子どもを対象にして，健常者と障害がある子どもたちが一緒に学び，楽しめる運動教室を実施している．そのプログラム内容は，学生たちが中心となり考えられており，レクリエーション的要素を含んだ走・跳・投といった基本運動を中心に楽しく運動するプログラムを実施している．

【事例2】 社会福祉協議会における高齢者のレクリエーション活動(元気の源さんクラブ)

「元気の源さんクラブ」（秋田県藤里町）：体力・健康づくり講座モデル事業

- **実施プログラム（高齢者体力アッププログラム，かんたん筋力トレーニングなど）**
  秋田元気円熟塾，親子ふれあいスポーツ教室，シェイプアップ教室
- **藤里町における高齢者の社会参加活動（レクリエーション部門）**
  ふじこま大学（高齢者大学），元気の源さんクラブ（レクリエーション活動）
- **元気の源さんクラブの主な内容（藤里町社会福祉協議会）**

いつまでも元気でいられるよう、様々なプログラムで“介護予防”を実践していきます。

概ね60歳以上の方であれば、どなたでも参加できます。

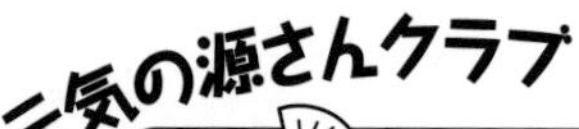

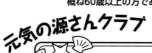

参加費は300円です

8月の予定

3日
午前：かしこく5ハン
午後：転倒予防リハビリ

10日
午前：文字遊び・風船ゲーム
午後：もの作り
「石のペーパーウェイトを作ろう」

17日　※この日の参加費は５００円です
午前：転倒予防
午後：源さん大学「松岡さんの木工教室」

24日
午前：認知症予防&口腔ケア
午後：うつ予防レクレーション

31日
午前・午後
歩けメロス「菅江真澄の足跡を辿る」

〈概要説明〉

社会福祉協議会が介護予防事業として毎週水曜日に行っているレクリエーション活動である．閉じこもり予防，健康指導など，コミュニケーションの場として様々な活動を実践している．その主な内容は，午前中はストレッチ，バランスマットを使った運動．午後は各週で，大きく栄養改善・口腔ケア・もの作り（工作や手芸）・アクティビティ（レクゲーム・歌・踊り等）・転倒予防指導の項目に分け活動を行っている．その他では，栄養改善指導，口腔ケア指導など専門医による講習，運動などが行われている．

第**14**章　アダプテッド・スポーツを実施する上での栄養・食生活支援

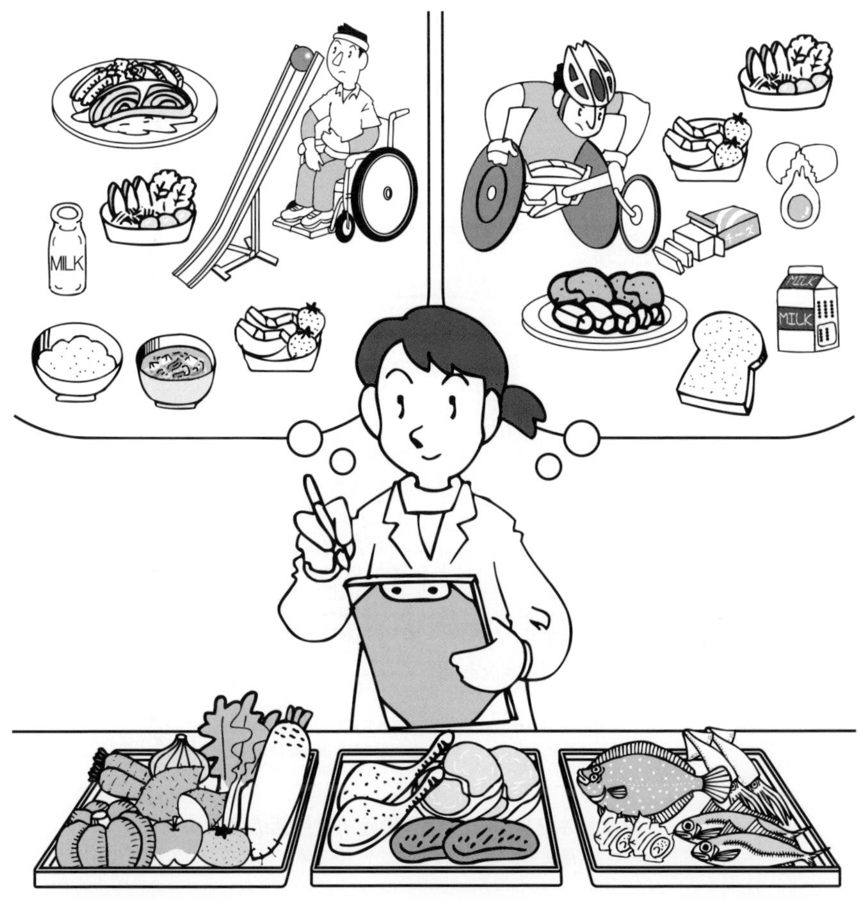

身体づくりの土台となる食生活が，スポーツをする上で重要であることは誰しもが理解していることです．アダプテッド・スポーツ競技者は，肥満ややせの問題，生活習慣病の罹患リスクが高いなど，健康状態に配慮が必要な場合が多くあります．アダプテッド・スポーツ指導において，スポーツの指導だけでなく，栄養・食生活についても支援していくことが，競技力向上や健康の維持・増進に効果的です．障がい者には「どのくらい食べればよいか」といった障がい者のための食生活ガイドラインが示されていません．さらにスポーツをしている障がい者がどのような食生活の実態かといった報告が少ないのが現状です．

そこで，この章ではアダプテッド・スポーツをする障がい者を対象に，これまで明らかになっている実態をふまえ，栄養・食生活支援について学びます．

14.1　栄養・食生活と障がい者の健康づくり

わが国では健康づくり政策として, 2024年より健康日本21（第三次）が開始されている.「全ての国民が健やかで心豊かに生活できる持続可能な社会の実現」というビジョン実現のため, ① 健康寿命の延伸・健康格差の縮小, ② 個人の行動と健康状態の改善, ③ 社会環境の質の向上, ④ ライフコースアプローチを踏まえた健康づくり, の4つの方向性が示された. 栄養・食生活の考え方としては, 生活習慣の改善や, 生活習慣病の予防および重症化, 生活機能の維持・向上などが盛り込まれている（図14-1）.

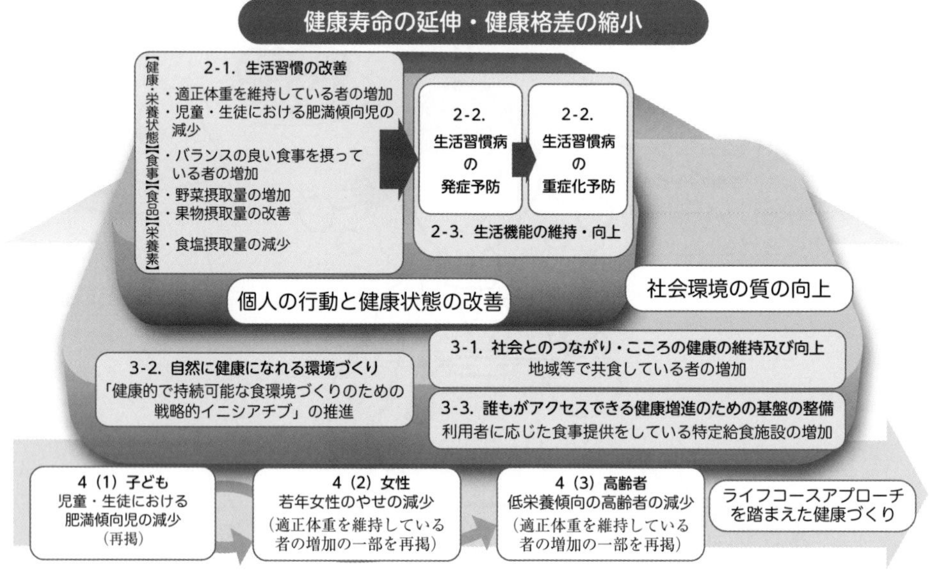

図14-1　「健康日本21（第三次）」栄養・食生活の目標の考え方
（厚生労働省「健康日本21（第三次）推進のための説明資料」より）

現状では障がい者に関しては, リハビリテーションといった考え方が主であり, 健康づくりの視点での取り組みがまだ少ない. 障がい者においても, 個人の健康づくりに焦点をあてた生活機能の維持・向上や社会環境の質の向上を目指した食生活支援が重要となる.

14.2 スポーツをしている障がい者の栄養・食生活

1）スポーツをしている障がい者の栄養・食生活の実態

障がい者専用スポーツセンターの利用者を対象（肢体不自由者）として実施された食生活調査[1) 2) 3)]では，スポーツをしている障がい者の食生活は良好であることが示されている．健康について自己評価をする主観的健康感では「自分は健康であると思うか」という質問に対し，男性では80％，女性では76％が健康であると回答している（図14-2）.

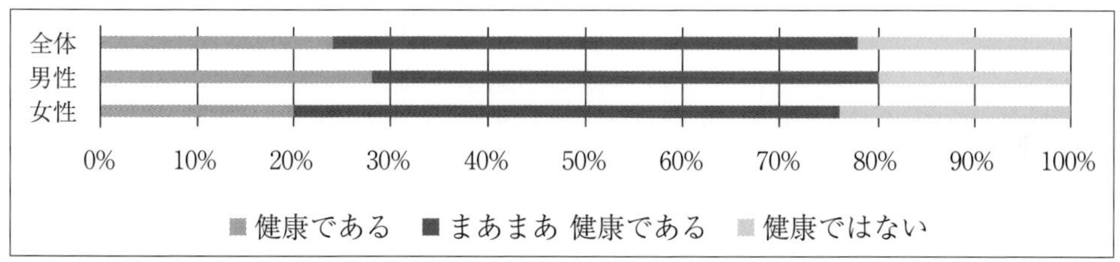

図14-2　スポーツをする障がい者の主観的健康感

障害があっても健康であると自己評価している者が多いのが，スポーツをしている障がい者の特徴であるといえる．食に関する生活の質の質問である「食生活に満足しているか」の質問には，男性は91％，女性は88％と高い割合で食生活に満足していた（図14-3）．スポーツセンターを利用する目的について尋ねたところ，利用者のほとんどが健康の維持・増進のためと回答していた．

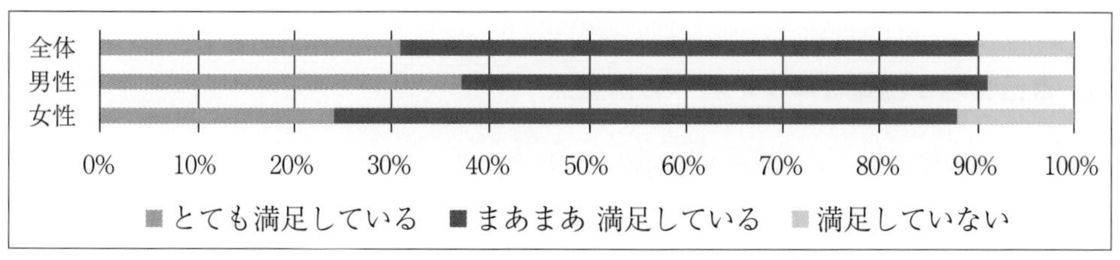

図14-3　スポーツをする障がい者の食生活満足度

2）スポーツをしている障がい者を対象とした栄養・食生活支援者の役割

スポーツをする障がい者が食生活に満足するにはどのような要素が必要であるのかを分析したところ，普段から食事に気を付けている行動をとっていることが明らかとなった[2)]．さらに，気を付けている行動と主食・主菜・副菜を構成する食品10品目との関係を分析すると，野菜や果物，大豆・大豆製品や魚を食べている頻度が高いことが示された[3)]（図14-4）.

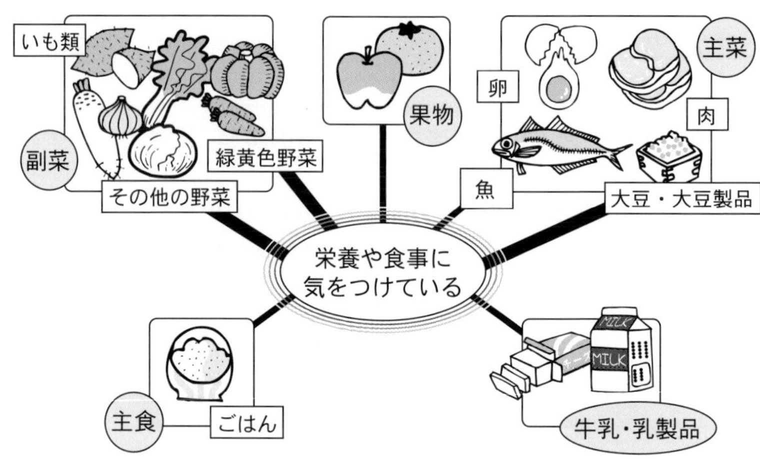

図14-4　スポーツをする障がい者の食生活満足度に関連する要素

食生活に満足することは，好きなものを好きなだけ食べられるということであるとの意見もあるが，スポーツをする障がい者に関しては，健康に配慮した食生活を送ることで食生活に満足しているといった結果であった．

しかし，スポーツをする障がい者全ての食生活が良好であるとは限らない．個別に話を聞いてみると，それぞれの食生活に問題点や課題があるケースも多い．

例えば，生活習慣病のため食事コントロールが必要である，減量しているがなかなか体重が減らない，食が細く体重が増加しない．1人暮らしで外食が多いなど，様々な課題や問題を抱えスポーツをしていることも実情である．食に対して自己決定ができる障がい者の場合，自己管理を主体的にできるように支援することが，指導者の役割として重要である．

3）自己管理が困難な障がい者への留意点

食生活の支援において，重度の知的障がい者で自己決定ができないといったケースもある．本人が自己管理できる状況ではない場合は，保護者などの食事づくりをする支援者が主体となり，食生活の課題を解決していくことが望ましい．知的障がい者のメタボリックシンドロームの予防に関する探索的研究[4]では，知的障がい者が好ましい食行動を実施することの障壁として，食事バランスが悪い，間食を摂り過ぎる，買い食いをしてしまう，食事を摂り過ぎてしまうなどの回答が得られた．その解決方法として，おやつを控える，おかわりしないようにするなど，摂取量を抑えるために支援者が工夫する方策をとり，メタボリックシンドロームを予防したことが示されている．知的障がい者の食事は支援者の食事が大きく影響するため，支援者が健康的な食事を実践することも障がい者自身の健康を担う鍵となる．

14.3 スポーツをしている障がい者の栄養・食生活の留意点と支援

障がい者の食生活支援は「難しい」,「敷居が高い」と感じている人も多い．障害によっては使用する食具や食形態に工夫が必要な場合もあるが，基本的に食べている食品は健常者と変わらないので，あまり難しく考える必要はない．日常の食事の食べ方については，食生活指針[5]が参考にできる（図14-5）．身体に必要な栄養素を摂取することとともに，食事に満足して，おいしく楽しく食べることも重要である．おいしく楽しい食事とは，好きなものを好きなだけ食べていることではなく，健康に気遣った食事のことである．

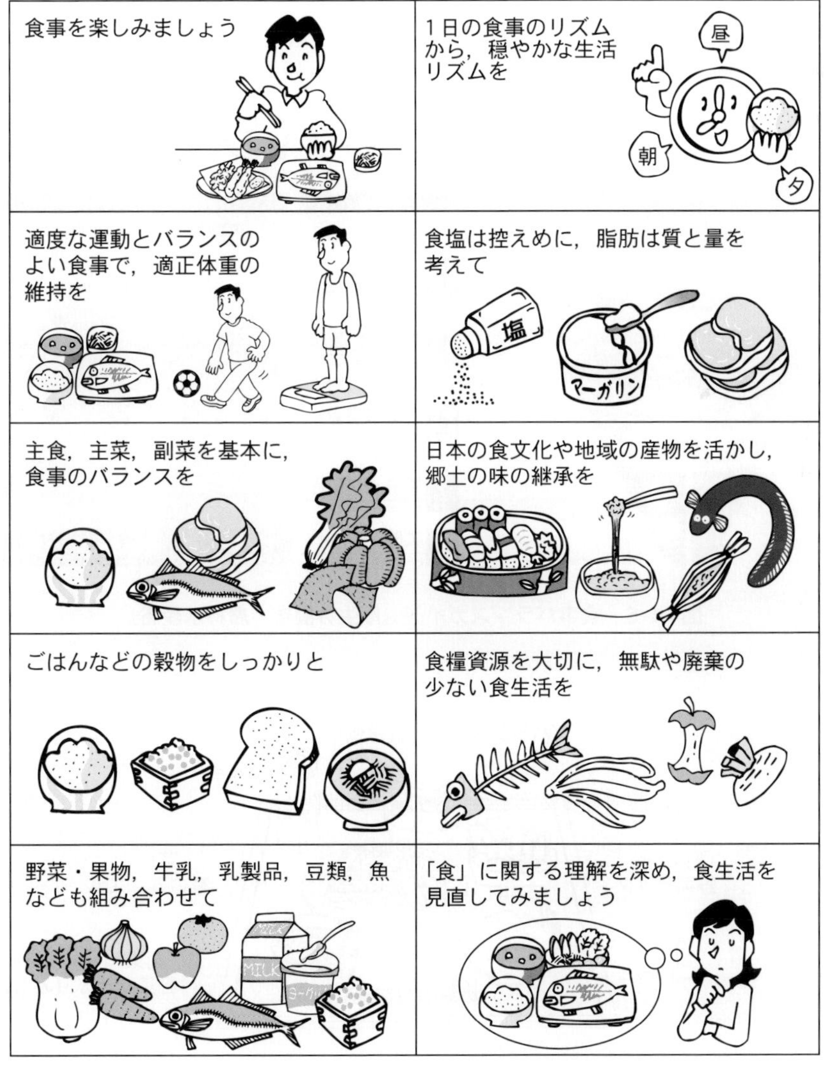
食事を楽しみましょう
1日の食事のリズムから，穏やかな生活リズムを
昼
朝
夕
適度な運動とバランスのよい食事で，適正体重の維持を
食塩は控えめに，脂肪は質と量を考えて
塩
マーガリン
主食，主菜，副菜を基本に，食事のバランスを
日本の食文化や地域の産物を活かし，郷土の味の継承を
ごはんなどの穀物をしっかりと
食糧資源を大切に，無駄や廃棄の少ない食生活を
野菜・果物，牛乳，乳製品，豆類，魚なども組み合わせて
MILK
「食」に関する理解を深め，食生活を見直してみましょう

図14-5　食生活指針（厚生労働省・農林水産省：平成28年6月より作図）

1）日常の食事

身体にとって必要な栄養素を摂取するためには，主食・主菜・副菜を揃えた食事が基本となる．主食とは，ごはん・パン・麺類など，炭水化物が多く含まれている料理である．主菜とは肉・魚・卵・大豆・大豆製品など，たんぱく質が多く含まれる料理である．副菜とは緑黄色野菜・淡色野菜・きのこ・海藻などビタミン・ミネラル・食物繊維が多く含まれている料理である．この主食・主菜・副菜を揃えた食事を1日2回は摂ることが望ましいとされている．さらに1日に1回は果物と乳製品を摂取することでバランスのよい食事を摂ることができる．バランスのよい食事の目安の1つとして，食事バランスガイドが参考にできる（図14-6）．

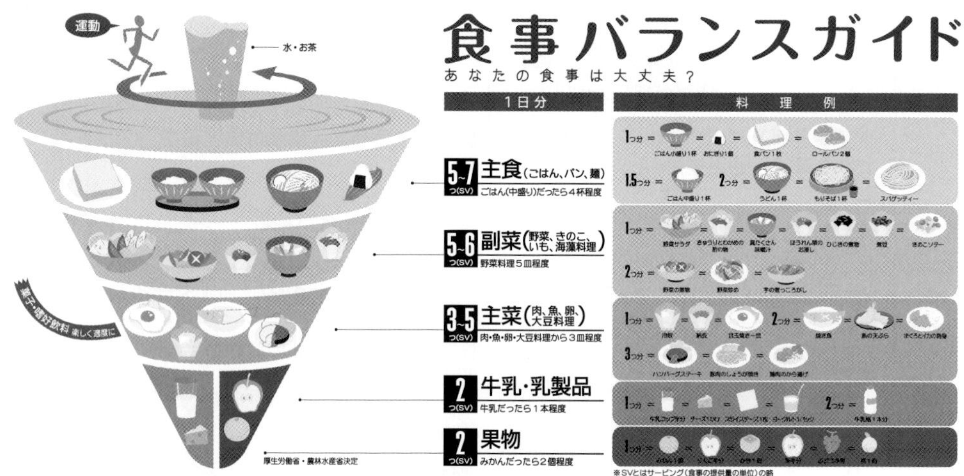

図14-6　食事バランスガイド（厚生労働省・農林水産省）

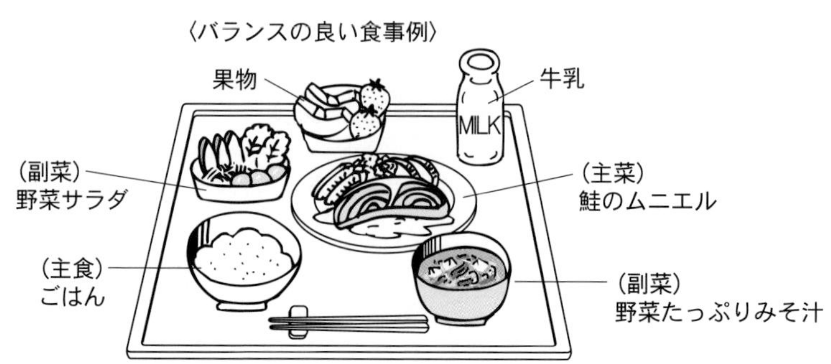

2）スポーツをしている時の水分補給

障がい者がスポーツをする際に，最も留意する必要があるのが水分補給である．体重のおよそ3％の水分が失われると，運動能力低下や体温調節機能の低下が見られることが報告されており，体内の水分量の損失が2％を超えないように，水分補給をすることが推奨されている．

スポーツを初めて実施する者，スポーツ経験が浅い者は熱中症の予防のみならず，二次障害の予防といったことからも水分補給のタイミングや量について，特に配慮する必要がある．カフェインが含まれているコーヒー，紅茶，日本茶，ウーロン茶などをスポーツ中に飲む者もいるが，これらには利尿作用があることから水やスポーツドリンクでの水分補給が推奨される．水分の摂り過ぎにも注意する．また，障害や疾患により水分制限やエネルギー制限がある者もいるため，スポーツ実施前に飲料の内容についても確認しておく．運動強度と水分補給の目安については日本体育協会のHPで掲載されており，参考にできる[5]（表14-1）．水分の必要量は個人差が大きい．そのため，どのくらいの水分が必要かを確認するために，スポーツ前後に体重計測をして，目安量を知ることも効果的な水分補給につながる．

表14-1　日本体育協会による水分補給の目安（日本体育協会HPより）

運動強度			水分摂取量の目安	
運動の種類	運動強度（最大強度の％）	持続時間	競技前	競技中
トラック競技 バスケット サッカーなど	75～100％	1時間以内	250～500mL	500～1000mL
マラソン 野球など	50～90％	1～3時間	250～500mL	500～1000mL/1時間
ウルトラマラソン トライアスロンなど	50～70％	3時間以上	250～500mL	500～1000mL/1時間 必ず塩分を補給

1．環境条件によって変化するが，発汗による体重減少の70～80％の補給を目標とする．気温の高い時には15～20分ごとに飲水休憩をとることによって，体温の上昇が抑えられる．1回200～250mlの水分を1時間に2～4回に分けて補給すること．

2．水の温度は5～15℃が望ましい．

3．食塩（0.1～0.2％）と糖分を含んだものが有効である．運動量が多い程，糖分を増やしてエネルギーを補給する．特に1時間以上の運動をする場合には，4～8％程度の糖分を含んだものが疲労の予防に役立つ．

肢体不自由者では排泄に時間がかかることから，水分をとるのを控えて脱水症状を引き起こすケースもあるため，休憩時間を多めにとることや，スポーツ中に排泄を促す声かけが必要である．脊髄損傷者など障害により発汗できない競技者は，体温が上昇しやすいため，水分補給を促すとともに，こまめに身体を冷やすことも必要である．また，スポーツ後にリフレッシュとしてアルコールを飲む者もいるが，アルコールには利尿作用があるため，過度な飲酒は脱水症状が起こりやすくなる．そのため，適正飲酒を守ることや，飲酒前後に水分をとることも促す．

3) 栄養・食生活支援の実施

食生活の支援については，個人に対するアプローチとともに集団に対するアプローチも必須である．食生活をアセスメントし，問題点や課題を抽出し，改善計画をたて（Plan），計画を実施し（Do），評価し（Check），実施した内容を改善（Act）し，次の課題のアセスメントをするというように**PDCAサイクル**を用いて取り組むとよい（図14-7）．障がい者の場合，個別にアドバイスすることの他に，**セルフヘルプグループ**も有効である．セルフヘルプグループとは，例えば食生活では障がいのある仲間同士で食生活の課題や問題点を抽出し，意見やアドバイスを出しながら解決していくことである．

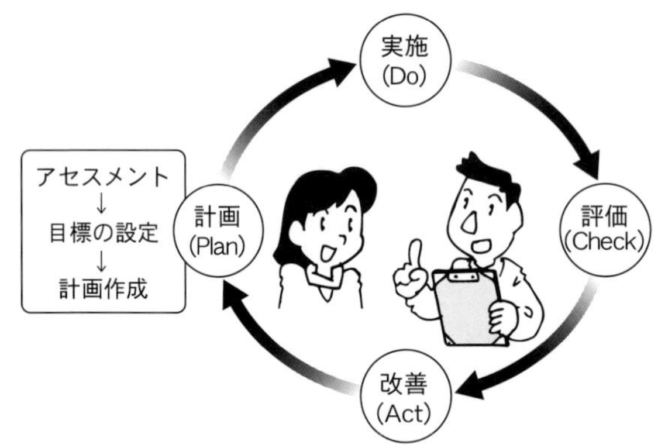

図14-7　PDCAサイクル

4) スポーツをしている障がい者の栄養・食生活支援の事例

(1) 知的障がい者水泳チームでの健康的な食生活の取り組み

①具体的な食生活の取り組み例

知的障がい者の水泳チームでは，選手とともに主に保護者（食事づくりをする人）を対象とした栄養・食生活セミナーを実施している．セミナー後，練習日誌に1日に摂った食事について，食事バランスガイドを使用し，主食・主菜・副菜・牛乳・乳製品・果物が食べられているかをチェックしている．具体的には白抜きになったコマを塗りつぶしてバランスよく食べられたかどうか，保護者と競技者本人が確認する取り組みをしている．

②食生活の取り組みの結果

楽しんで食事をチェックできるため，選手が自主的にコマに色を塗るようになり，バランスが悪い場合は，家族にバランスのよい食事のリクエストをするなどの行動変容が見られている．好き嫌いが少なくなり，食生活のバランスもよくなった，家族の食事のバランスを見直すきっかけとなったと，選手のみならず支援者へもよい効果が見られ，現在も食事バランスガイドを使った食事のセルフチェックをチームで継続している（図14-8）．

「食事バランスガイド」チェックシート

○月　×日　に食べたもの		主食	副菜	主菜	牛乳・乳製品	果物
自分の適量		5〜7つ	5〜6つ	3〜5つ	2つ	2つ
朝食	食パン6枚切（2枚）	2				
	目玉焼き			1		
	野菜サラダ		1			
	ヨーグルト（1カップ）				1	
	りんご1/2					1
昼食	ごはん（中盛1杯）	1.5				
	肉やさい炒め		2	2		
	中華スープ（ワカメ）		0.5			
夕食	ごはん（中盛り1杯）	1.5				
	焼き魚			2		
	ひじきの煮物		1			
	具だくさんみそ汁		1			
間食・おやつ						
合計		5つ	5.5つ	5つ	1つ	1つ

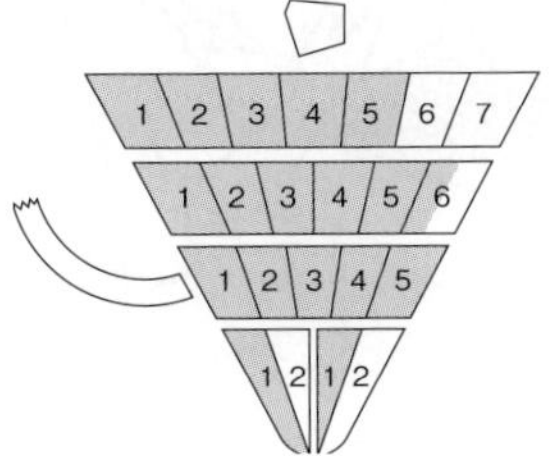

運動
トレーニングジムで
筋トレ30分

感想
牛乳・乳製品と果物が
少なかった。明日は多めに
食べたい。

図14-8　食事バランスガイドの学習媒体例
（農林水産省HPより改変）

(2) 車いすマラソン選手への継続した個別栄養相談

①具体的な相談内容

陸上競技をしているAさんは，2年前に脊髄を損傷した．友人から運動を始めることを勧められ，車いすマラソンを始めたばかりである．Aさんは受傷前より体重が10kg増量し，85kgから75kgの減量を目的に栄養相談を希望した．月に1回の栄養相談を半年間（計6回）実施した．

1回目の栄養相談では，日常の食事の基本的な摂り方を説明した．Aさんから「毎日食べた食品を文字で記録するのは面倒だから嫌だけど，携帯電話の写真でなら記録できそう」と意欲を示したため，2回目の栄養相談まで食事とともに体重も写真で記録してもらった．

②選手の食生活の課題

2回目の相談では，食事の写真から3食の食事バランスはよいが，間食で毎日のようにクッキーやケーキなどの洋菓子を食べることで，体重が増えていることが明らかとなった．また，マラソン練習をした日の補食には，甘い菓子パンや脂っこい鶏の唐揚げなどを食べていた．砂糖や油脂の摂取が多いこともAさんが自己評価したことから，補食の摂り方について説明した．

③食生活の取り組みの結果

3回目の栄養相談では自分が摂っている食事について自己評価ができるようになっていた．さらに家族にも自分の食事についてのリクエストを出せるようになり，家族の協力も得て食事を自分で調節するようになると，3回目の相談以降から体重が減ってきた．

4～6回目の相談では食事の確認のみとなり，半年後は目標体重である75kgとなり，マラソンタイムも5分縮まり，現在も目標体重を維持しながら車いすマラソンを続け，自分の記録に挑戦している．

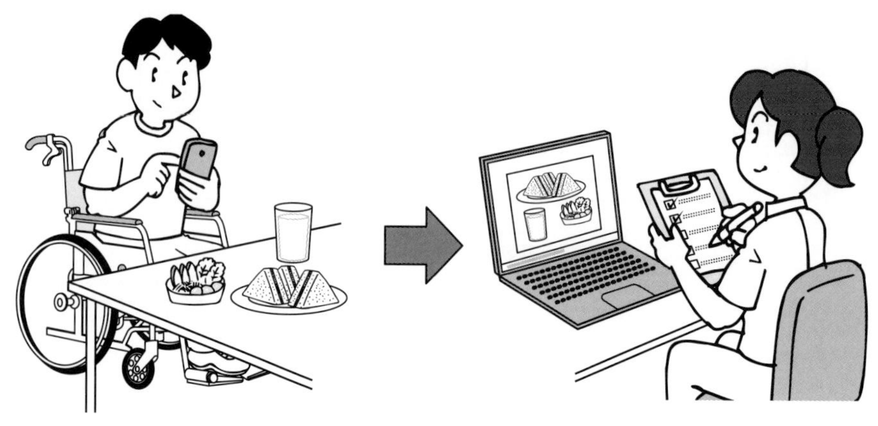

(3) ボッチャ選手の食生活の課題解決 ── PDCA サイクルを用いて

①ボッチャ選手の食生活の問題点

ボッチャ選手の監督・コーチなど，スタッフ15名にグループディスカッションを実施し，選手の食事の問題点および課題をあげてもらった（アセスメント）．

その際に出てきた意見として，下記の3つがあった．

- 選手，スタッフを含め，バランスのよい食事が競技パフォーマンスに結びつくという意識が薄い．
- 自己管理できていない選手へのアプローチが難しい．
- 試合時間に合わせた食事の摂り方が難しい．

②食生活の課題の改善策の取り組み

食生活の課題改善策についても話し合ってもらい，その後3回ある合宿において，実際の公式試合を想定した食事時間を設定し，選手にバランスのよい食事を選択してもらうこととし（Plan)，計画を実施した（Do)．その結果，下記4つの改善が見られた（Check)．

- 実際の試合前，また試合中において選手が食事の摂り方を工夫するようになった．
- スタッフに補食のリクエストをするといった改善が見られた．
- 体調を崩す選手が少なくなった．
- スタッフが食事の時間を意識するようになった．

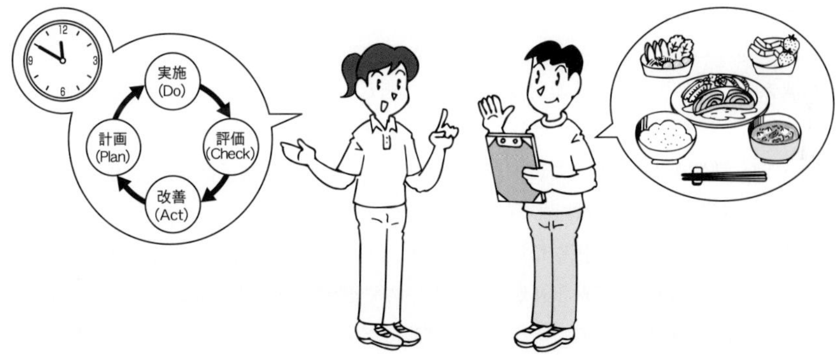

③新たに出てきた食生活課題

最初の取り組みから6か月後に，これまでの合宿中の食生活の取り組みと，今後の取り組みについてディスカッションを実施した．その結果，普段の食事よりも海外遠征での食事が課題となることがわかった（Act)．

【選手が考える食生活課題】

- 海外遠征はストレスがたまり食べ過ぎてしまう．
- 食欲がなくなり食べられず，体調を崩しやすい．
- 海外では料理を多く盛り付けられてしまう．全部食べてしまうため体重が増えやすい．

【スタッフが考える食生活課題】

手足の麻痺などにより食事を選ぶ際に介助が必要な選手が多くいる．ビュッフェやコンビニエンスストアなど料理を運ぶ場面で，介助者が促さないと料理を選ばない（主体性がない）．

④新たに出てきた食生活課題の改善策の取り組み

課題の解決策として，選手とスタッフで話し合い，国内合宿中にビュッフェ形式のレストランで演習し，選手が主体的に料理選択をし，その量を調節するスキルを習得してもらう取り組みが計画され（Plan），実施された（Do）．しかし，介助が必要な選手は料理を主体的に選べないことが多かった（Check）．そのため，選手とスタッフでさらに意見交換をしたところ，要介助の選手の食事選択は，介助者が要望を聞きとれていない可能性があることがわかった．食事時間が限られており，急いで料理の選択をしなくてはならず，そんな中でバランスよく料理を選べないとの意見が出された．このことから，選手と介助者で何度かビュッフェ形式での料理選択を練習するとともに，普段からコミュニケーションをとることが次の課題となった（Act）．その後も食生活の課題をチームで共有し，意欲的に改善に取り組んでいる．

column

視覚障がい者の水分補給

水泳チームの取り組みで練習前後の体重を計測し，練習後にどのくらい体重が減っているかを確認した．このチームでは特に視覚障害の選手の体重減少が大きく，水分摂取量が少なかった．練習が3時間あったにも関わらず，水分量が少ない選手はなんと500 mLのペットボトル2/3程しか水分が減っていなかったのである．

視覚障害の選手に水分を摂らない理由を尋ねたところ，見えないために，プールサイドに置いてある自分のボトルがどれか分からないので面倒になり飲まない，ボトルを探すのに時間がかかるため我慢してしまう，自分が飲んだ量が把握できていない，水分摂取が不十分である自覚がなかった，練習が次々に進むため飲んでよいタイミングが分からず，コーチに言い出せないなどの意見が出された．

その後，コーチから水分補給を促すように時間をとってもらい，どのくらい水分が摂取できているか声をかけ，休憩時間をこまめにとる取り組みを実施したところ，視覚障害の選手もしっかりと水分補給ができるようになったのである．今後の課題としては選手から積極的に「水分補給をしたい！」と申し出てもらえることである．

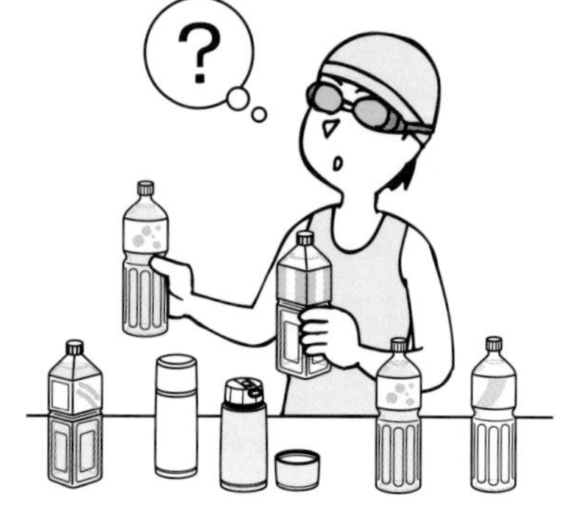

【巻末資料1】

年　代	わが国の情勢	世界の情勢
古代		古代中国で，身体障害や疾患を治療するための最も初期の運動療法が存在した 初期のギリシャやローマの文化には，身体活動と健康との関係が認識されていた
紀元前5世紀		戦争の傷兵を馬に乗せて治療，「治療体操」の実施
18世紀 19世紀　1800年代		フランスやドイツで運動療法が実施される（スポーツの活用） スウェーデンのPer Henrik Ling（1776-1839）が，フランスのJean Marc Itard(1775-1839)の取り組みを発展させた感覚運動トレーニングによる医療体操を発展させた アメリカでは，医療体操が疾病予防や健康増進のために利用されてきたので，初期の体育は医療行為の生活を有していたことから，最初の体育教師は内科医が担当した 一方，感覚運動トレーニングは，特別支援教育の教師や知覚運動の専門家に使われた
1880年		イギリスで下肢切断者が国王の前で競走
1888年		ベルリンで聴覚障害者スポーツクラブ設立
20世紀　1910年		ドイツ聴覚障害者スポーツ協会創設
大正期	第一次世界大戦終了後，視覚障がい者や聴覚障がい者を対象にしたスポーツ大会が開催された記録がある　聴覚障害　視覚障害	第一次世界大戦以後，多くの傷病兵が生まれたことで，彼らの治療の一環としてのスポーツへの関心が高まる
1924年		国際ろう者スポーツ委員会(ICSD)設立（世界初の国際的な障がい者スポーツ組織） パリで第1回世界ろうあ者スポーツ競技大会開催（9ヵ国132人が参加，のちのデフリンピック）
1928年	全日本盲学校体育連盟設立	ドイツで視覚障害者スポーツ団体設立
1932年		上肢や下肢の切断者による全米ゴルフ協会が設立
1940年～1944年 1963年	臨時東京第三陸軍病院の入院患者（戦傷病者）の職業訓練の一貫で，縄跳び，自転車乗り，登山，体操や剣術，野球，バスケットボールなどが実施された	ストーク・マンデビル病院に脊髄損傷科開設，グットマン博士初代科長に就任，脊髄損傷者の治療にスポーツを積極的に導入（リハビリテーションにパンチボールによる訓練を導入）
1945年		ストーク・マンデビル病院でグットマン博士は，車いすでのポロ，バスケットボール，卓球等を導入，治療としてのスポーツに加えて，レクリエーションとしてのスポーツの性格を持つようになる
1948年		グットマン博士，ロンドン・オリンピックに合わせてストーク・マンデビル病院内での16名の車いす患者（男14・女2，英国退役軍人）によるアーチェリー大会を開催，パラリンピックの原点といわれている
1949年	国立身体障害者更生指導所が神奈川県相模原に開所，増田弥太郎（運動療法士）らにより，運動療法やスポーツ療法ともいえる指導が行われる	ドイツで戦傷者の第一回スポーツ大会開催
1950年		ドイツで切断者の第一回スキー大会開催
1951年	都道府県が開催する身体障害者スポーツ大会が東京都で開催される	ドイツ身体障害者スポーツ協会設立
1952年		第一回国際ストーク・マンデビル大会（オランダが参加，総勢130名参加）
1953年	東京都戸山町に国立身体障害者更生指導所が移転すると，そこで増田弥太郎は，ビニールプールを使った水泳指導を実施	
1957年		グットマン博士が国際会議で「身体障害者のリハビリテーションにおけるスポーツの重要性」を発表
1960年	国立別府病院整形外科科長・中村裕博士，ストーク・マンデビル病院国立脊髄損傷者センターに留学，グットマン博士の指導を受ける（スポーツを医療の中に取り入れ，残存機能の回復と強化を訓練し治療する手法を日本で実践することを決意） 国立別府病院や神奈川県国立箱根療養所で，車椅子バスケットボールがリハビリテーションの一環として紹介される	国際ストーク・マンデビル大会委員会(ISMGC；International Stoke Mandeville Games Comittee)設立（イギリス，オランダ，ベルギー，イタリア，フランスの5ヵ国，初代会長にグットマン博士就任） オリンピック開催のローマで国際ストーク・マンデビル大会を開催（23ヵ国，400名参加，のちにIPCにより第一回パラリンピックと位置づけられる）

グットマン博士による業績：医療にスポーツが積極的に取り入れられた．グットマン博士の言葉「失った機能を数えるな，残った機能を最大限に活かせ」

運動療法・治療体操の起源

運動療法や医療体操としてAPA/APEがヨーロッパからアメリカに拡がり，世界中に広められる

各国で競技団体が設立

世界大戦による傷病兵の増加とリハビリテーションとしてのスポーツの導入

国際的なスポーツ大会が開催されるようになる

基礎的な組織の設立

リハビリテーションとしてのスポーツの始まりと拡がり

年		
1962年	国際身体障害者スポーツ大会準備委員会設立（社会福祉事業振興会会長・葛西嘉資氏が委員長に就任，グットマン博士を師事していた中村裕博士に協力を依頼）	
1963年	厚生省から身体障害者のスポーツの振興を積極的に推進することや運営費に対し予算補助を行うという社会局長通知が出される（同年よりほとんどの都道府県で大会が実施されるようになる）	
1964年	東京オリンピック直後に国際ストーク・マンデビル大会を開催，同時にすべての身体障がい者を対象とした国内特別大会を開催，のちにIPCにより第二回パラリンピックと位置づけられる（パラリンピックとは，日本のマスコミが「Paraplegia（対麻痺者）」＋「Olympic」＝「Paralympic」という発想から名づけた愛称が始まり，のちにparallel＋Olympicと解釈されるようになる）	国際身体障害者スポーツ機構（ISOD; International Sports Organization for the Disabled）結成（その後，一時解散）
身体障害	中村裕博士，外国人選手と日本人選手の格差を痛感（外国人選手は明るく健常者と同様の生活，一方，日本人選手はほとんどが自宅や療養所で要支援の生活），身体障がい者が自立できる施設の必要性を訴える	
1965年	日本身体障害者スポーツ協会設立	
	全国身体障害者スポーツ大会が国民体育大会秋季大会の直後に開催されるようになる（「身体障害者の機能回復と社会の障害についての理解を深めること」をめざす）	
1966年	障害者スポーツ指導者講習会が始まる	
1967年		ISODが16ヵ国が加盟する組織として再結成
1969年		ISODの事務局がフランスからイギリスに移り，グットマン博士が会長に就任
1974年	大阪市に全国で初めて在宅の障がい者を対象とした「大阪身体障害者スポーツセンター」が開設される	ISOD主催の対麻痺者，切断者，視覚障がい者等による競技会が17ヵ国，212人の選手と7ヵ国のオブザーバーの参加により，イギリスで開催
	極東・南太平洋身体障害者競技連盟（FESPIC）設立	
1975年	第一回FESPIC大会（大分）を開催	
	日本車椅子バスケットボール連盟設立	
1976年	日本身体障害者アーチェリー連盟設立	モントリオール・オリンピック後，第五回国際ストーク・マンデビル大会（トロント）開催（ISMGCと国際身体障害者スポーツ機構（ISOD）の共催，脊髄損傷者に加え，視覚障がいと切断の選手が出場）
		第一回冬季身体障害者スポーツ大会がスウェーデン・エーンシェルスヴィークで開催，視覚障がいと切断の選手が出場，のちに第一回冬季パラリンピックと位置づけられる）
1978年		国際脳性麻痺者スポーツ・レクリエーション協会（CP-ISRA）設立
		国際ストーク・マンデビル大会に，脳性麻痺者が参加するようになる
1980年		国際視覚障害者スポーツ協会（IBSA）設立
1981年	国際障害者年の記念行事として第一回大分国際車いすマラソン大会が開催される	
1982年		ISMGF, ISOD, IBSA, CP-ISRAの4団体により国際障害者スポーツ調整機構（ICC; International Coordination Committee）発足
1985年	（財）日本身体障害者スポーツ協会公認障がい者スポーツ指導者制度創設	国際オリンピック組織委員会（IOC）はICCがオリンピック年に開催する国際身体障害者スポーツ大会を「Paralympic（パラリンピック）」と名乗ることに同意（Parallel＋Olympic＝Paralympicとして用いる）
1986年		国際ろうスポーツ委員会（ICSD）と国際知的障害者スポーツ連盟（INAS-FID）がICCに加盟

国際的なスポーツ大会（身体障がい者・パラリンピックレガシーとして，後の障がい者スポーツ振興やリハビリテーションセンターや厚生年金病院の建設などの環境整備が進められるきっかけ

基礎的な組織の設立

障がい者スポーツセンターの建設

競技の紹介・普及・大会開催

各種競技団体の設立

指導者制度の確立

国際的なスポーツ大会が開催されるようになる

国際的なスポーツ組織の統合

急激な記録向上

世紀	年	国内	国外
	1988年		ICC主催のソウル・パラリンピック大会が開催（その他の機能障がい者は出場するも，ろう者と知的障がい者の出場は認められていなかった，オリンピックで使用された会場をパラリンピックも使用，初めてオリンピックと連動して開催された）
	1989年		多くの障害者スポーツ競技連盟を統括し国際パラリンピック委員会（IPC; International Paralympic Comittee）設立，パラリンピックは「機会均等と完全参加」と「障がい者のスポーツのエリート性」を表す言葉となる
	1991年	国立身体障害者リハビリテーションセンター（埼玉県所沢市）に，総合的なリハビリテーション体育専門職を養成する学院が付設される（体育系の知識と技能を習得した4年生大学卒業生を対象に2年間の専門教育を実施）	
	1992年	「国連障害者の10年」の最終年記念事業として第一回全国精神薄弱者スポーツ大会（ゆうあいピック，のちの全国知的障がい者スポーツ大会）が東京都で開催される　[知的障害]	
	1994年	スペシャルオリンピックス日本設立	
	1998年	長野パラリンピック開催	ヨーロッパ以外で初めて冬季パラリンピック開催（長野）
	1999年	日本身体障害者スポーツ協会から日本障害者スポーツ協会に名称変更 日本パラリンピック委員会設立	
	2000年	日本障害者スポーツ協会が日本体育協会に加盟	シドニー・パラリンピック大会期間中，サマランチIOC会長とステッドワードIPC会長が「オリンピック開催国はオリンピック終了後，引き続き，パラリンピックを開催しなければならない」との基本合意
21世紀	2001年	全国身体障害者スポーツ大会と全国知的障がい者スポーツ大会（ゆうあいピック）が2001年合併し，第一回全国障がい者スポーツ大会が宮城県で開催される（「競技を通じて，スポーツの楽しさを体験するとともに，社会の障害に対する理解を深めることによって，障がい者の社会参加を推進する」ことをめざす）	スイス・ローザンヌでIOCとIPCの会長が両機関の協力関係について協議，より詳細な内容を合意（①オリンピック組織委員会はパラリンピックも担当する，②オリンピックで使用する会場は，可能な限りパラリンピックでも使用する）より強固な連携を確認
	2002年	陸連の規則改正により視覚障がい者が陸連主催大会に出場可能になる 日本障害者スポーツ協会が日本アンチドーピング機構に加盟	
	2003年	21世紀における障害のある人のためのスポーツ振興：パラリンピアンズ発足	
	2008年	精神障害者バレーボールが全国障がい者スポーツ大会の正式競技になる	
	2011年	スポーツ基本法の成立　[精神障害]	
	2015年	スポーツ庁の設置（障がい者スポーツの裾野拡大と競技力向上）	
	2020年	COVID-19の世界的な汎流行により東京2020オリンピック・パラリンピックが延期	
	2021年	東京2020オリンピック・パラリンピックが1年遅れで開催，日本のメダルラッシュに沸く	

流れ（図中の矢印）：
- 障がい者スポーツセンターの建設（〜1991年）
- 競技の紹介・普及・大会開催（〜1994年）
- 各種競技団体の設立（〜1991年）
- 指導者制度の確立
- 強化事業の開始（1991年〜）
- インテグレーション（統合）の流れ（1998年〜）
- 新聞に掲載（社会面からスポーツ面へ）（1998年〜）
- 国際的なスポーツ組織の統合（〜1991年）
- 急激な記録向上
- 緩やかな記録向上・記録の頭打ち・高度化

参考文献

・難波真理，齊藤まゆみ「障害者スポーツの歴史と展望」現代スポーツ評論29，p.127〜134, 2013.

・高橋　明「障害者とスポーツ」岩波新書，p.98〜122，2004.

・しょうけい館（戦傷病者資料館）報道発表資料「義肢に血が通うまで〜戦傷病者の社会復帰と労苦〜」2014.
（http：//www.mhlw.go.jp/file/04-Houdouhappyou-12101000-Shakaiengokyoku-Engo-Engokikakuka/0000051285.pdf）

・藤田紀昭「障害者スポーツの環境と可能性」創文企画，p.56〜63，2013.

【巻末資料 2】

JPSA「2030 年ビジョン」(概要)

2021 年 3 月
公益財団法人日本障がい者スポーツ協会（JPSA）

【東京大会のレガシーを更なるパラスポーツの振興に繋げていくための課題】
1. パラスポーツの普及拡大のための環境整備
2. パラスポーツの競技力の向上と，普及拡大との「好循環」を推進するための体制強化
3. 「好循環」を持続させるための更なるパラスポーツの理解促進とファンの拡大
4. パラスポーツの更なる発展に向けた JPSA の万全な基盤づくり

【パラスポーツ振興の理念】
1. 多様性を尊重し，一人ひとりの個性を活かす
2. スポーツの価値を全ての人が共有する
3. スポーツを通じて障がい者の社会参加を広げる

< パラスポーツ もうひとつのスポーツ >
○ 一般のスポーツをベースに障がいの種類や程度に応じてルール等を工夫しているスポーツ
○ 障がいのある人のために考案されたスポーツ
○ 障がいの有無に関わらず共に楽しめるスポーツ

「ミッション 3」
競技力の向上とパラスポーツの価値・魅力の向上
○ 世界を目指すパラアスリートの活躍支援
〜「JPC 戦略計画」参照〜
○ 日本オリンピック委員会等との連携強化
○ 日本での主要国際大会開催（2030 札幌冬季パラ等）
○ スポーツインテグリティの向上（ガバナンス強化等）

「ミッション 4」
パラスポーツを通じた国際協力の推進
○ 国際協力 〜「JPC 戦略計画」参照〜

【JPC 戦略計画】
< 戦略 1 >
世界を目指すパラアスリートの活躍支援
○トップアスリートの強化（国際大会派遣，重点強化競技のメダル獲得に向けた強化等）
○ アスリート発掘・育成（育成パスウェイ構築等）
○ 競技団体強化（マネジメント力向上研修等）

< 戦略 2 >
パラリンピックムーブメントの推進
○ パラスポーツの価値向上（知的財産管理等）
○ パラスポーツ教育（I' mPOSSIBLE 等）
○ アスリート教育（人間力向上 インテグリティ・ハラスメント研修会，教育プログラム開発等）
○ 国際協力（国際機関の役員・委員輩出等）

「ミッション 5」
共生社会実現に向けた国民の意識変革の促進
○ パラスポーツ大会等の開催
（競技力向上とファン拡大のためのジャパンパラ大会等）
○ パラスポーツの理解促進および広報
（パラスポーツ・共生社会推進月間 < 8 月 > 等）

「ミッション 6」
JPSA の万全な基盤づくりの実現
○ 組織体制の強化（業務遂行体制の見直し等）
○ 財政基盤の充実・安定化（企業スポンサー制度等）

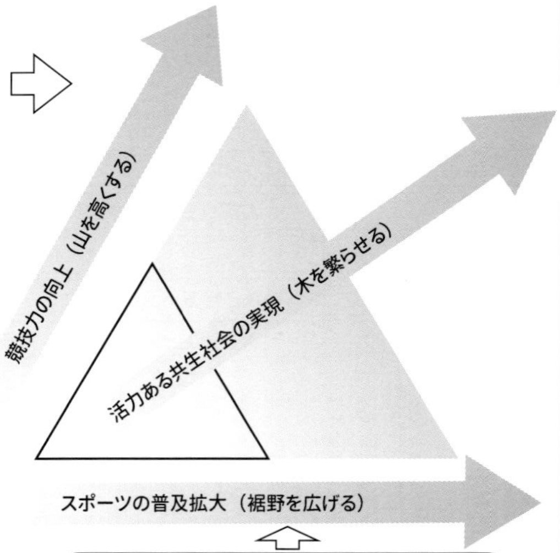

競技力の向上（山を高くする）

活力ある共生社会の実現（木を繁らせる）

スポーツの普及拡大（裾野を広げる）

「ミッション 1」
パラスポーツの普及拡大の実現
○ 普及拡大の環境づくり（全国障害者スポーツ大会，学校でのパラスポーツ理解の環境づくり等）
○ 指導者の育成（スポーツサポーター導入など指導者数の拡大等）
○ 振興に関する連携・協働（日本スポーツ協会との連携等）
○ パラスポーツに関する調査・研究（大学との協働等）

「ミッション 2」
全国における行政，学校，関係諸団体等との強い連携・協働
○ 県市等での振興（専任コーディネーター配置等）
○ 県市等での関係団体間の連携（ブロック連絡協議会活用等）

【JPSA のビジョン】
「パラスポーツを普及・拡大する（裾野を広げる）」取り組みと，「競技力の向上を図る（山を高くする）」取り組みを「好循環」させることによる「パラスポーツの振興」を通じて，多様性を認め合う
「**活力ある共生社会の実現**（木を繁らせる）」を目指す

【2030 年目標】〜「数字」はミッションと連動 〜

「1」○ 障がい者成人の週 1 回以上のスポーツ実施率目標（文部科学省）達成への貢献
○ 障がい者スポーツ指導者資格保有者が全国で 5 万人

「2」○ 全国の全ての県市等において障がい者が日常的にスポーツを楽しむ環境が整いスポーツに参加
○ 全国の全ての県市等において障がい者スポーツ協会，同指導者協議会，行政が連携を深め，三者が主体的にパラスポーツ振興を推進

「3」○ パラリンピック金メダルランキング
夏季（2028）で世界トップ5
冬季（2030）で世界トップ3
○ パラリンピック・デフリンピック等の各種実施競技の国際大会を日本で毎年開催
○ 全ての競技団体の法人化とガバナンスコードを遵守した自律的な運営の実現

「4」○ 国際機関（IPC 等）の役員や競技運営役員等を輩出

「5」○ 意識調査でパラスポーツ・共生社会に関する国民の理解・意識変革が着実に進展

「6」○ 部門を超えて対応できる柔軟な JPSA 組織の実現
○ JPSA オフィシャルパートナーの拡大（40 社）と「JPC スポンサー制度」の新設による財政基盤の確立

【巻末資料3】

障がい者スポーツ協会協議会　　令和3年10月11日現在

No	団体名	電話	FAX
1	公益財団法人北海道障がい者スポーツ協会 〒060-0002 北海道札幌市中央区北2条西7丁目1　かでる2・7 4F	011-261-6970	011-261-6201
2	特定非営利活動法人青森県障害者スポーツ協会 〒030-0122 青森県青森市野尻字今田52-4　青森県身体障害者福祉センターねむのき会館2階	017-764-3050	017-728-8092
3	一般社団法人岩手県障がい者スポーツ協会 〒020-0831 岩手県盛岡市三本柳8-1-3　ふれあいランド岩手内	019-637-5055	019-637-7626
4	一般社団法人宮城県障害者スポーツ協会 〒983-0836 宮城県仙台市宮城野区幸町4-6-2　宮城県障害者福祉センター内	022-257-1005	022-257-1062
5	一般社団法人秋田県障害者スポーツ協会 010-0922 秋田県秋田市旭北栄町1-5　秋田県社会福祉会館5階	018-864-2750	018-874-9467
6	山形県障がい者スポーツ協会 〒990-2231 山形県山形市大字大森385　山形県身体障害者福祉会館内	023-686-4084	023-686-4084
7	公益財団法人福島県障がい者スポーツ協会 〒960-8670 福島県福島市杉妻町2-16　福島県庁文化スポーツ局スポーツ課内	024-521-8042	024-521-7879
8	茨城県障害者スポーツ・文化協会 〒310-8555 茨城県水戸市笠原町978-6県庁舎16階　茨城県保健福祉部障害福祉課分室内	029-301-3375	029-301-3378
9	特定非営利活動法人栃木県障害者スポーツ協会 〒320-8508 栃木県宇都宮市若草1-10-6　とちぎ福祉プラザ障害者スポーツセンター内	028-624-2761	028-624-2761
10	一般社団法人群馬県障害者スポーツ協会 〒379-2214 群馬県伊勢崎市下触町238-3　群馬県立ふれあいスポーツプラザ内	0270-63-2600	0270-61-8009
11	一般社団法人埼玉県障害者スポーツ協会 〒330-8522 埼玉県さいたま市浦和区大原3-10-1　埼玉県障害者交流センター内	048-822-1120	048-822-1121
12	一般社団法人千葉県障がい者スポーツ協会 〒263-0016 千葉県千葉市稲毛区天台6-5-1 千葉県障害者スポーツ・レクリエーションセンター内	043-253-6111	043-253-9389
13	公益社団法人東京都障害者スポーツ協会 〒162-0823 東京都新宿区神楽河岸1-1 セントラルプラザ12F	03-5206-5586	03-5206-5587
14	公益財団法人神奈川県身体障害者連合会 〒221-0825 神奈川県横浜市神奈川区反町3-17-2　神奈川県社会福祉センター内	045-311-8736	045-316-6860

15	新潟県障害者スポーツ協会 〒950-0121 新潟県新潟市江南区亀田向陽1-9-1　新潟ふれ愛プラザ内	025-383-3610	025-381-1478
16	富山県障害者スポーツ協会 〒931-8443 富山県富山市下飯野70-4	076-413-2248	076-413-2304
17	石川県障害者スポーツ協会 〒920-8557 石川県金沢市本多町3-1-10　石川県社会福祉会館1F内	076-264-3135	076-264-3136
18	しあわせ福井スポーツ協会 〒918-8027 福井県福井市福町3-20　福井運動公園事務所内	0776-43-9712	0776-43-9713
19	山梨県障害者スポーツ協会 〒400-0005 山梨県甲府市北新1-2-12　県福祉プラザ1F	055-252- 0100	055-251-3344
20	公益財団法人長野県障がい者スポーツ協会 〒381-0008 長野県長野市大字下駒沢586　長野県障がい者福祉センター（サンアップル）内	026-295-3661	026-295-3662
21	一般社団法人岐阜県障害者スポーツ協会 〒500-8385 岐阜県岐阜市下奈良2-2-1　岐阜県福祉・農業会館5階	058-058-1568	058-273-9308
22	公益財団法人静岡県障害者スポーツ協会 〒420－0856 静岡県静岡市葵区駿府町1－70　静岡県総合社会福祉会館内	054-221-0062	054-651-2600
23	社会福祉法人愛知県社会福祉協議会 福祉生きがいセンター　障害者福祉・スポーツ部 〒461-0011 愛知県名古屋市東区白壁1-50　愛知県社会福祉会館1階	052-212-5523	052-212-5522
24	三重県障がい者スポーツ協会 〒514-0113 三重県津市一身田大古曽670-2 三重県身体障害者総合福祉センター内	059-231-0800	059-231-0801
25	一般社団法人滋賀県障害者スポーツ協会 〒520-0807 滋賀県大津市松本1丁目2-20　農業教育情報センター5階	077-522-6000	077-521-8118
26	一般社団法人京都障害者スポーツ振興会 〒606-8106 京都府京都市左京区高野玉岡町5　京都市障害者スポーツセンター内	075-712-7010	075-712-7015
27	大阪府障がい者スポーツ協会 〒590-0137 大阪府堺市南区城山台5-1-2　大阪府立障がい者交流促進センター内	072-296-6311	072-296-6313
28	公益財団法人兵庫県障害者スポーツ協会 〒650-8567 兵庫県神戸市中央区下山手通5-10-1　兵庫県健康福祉部障害福祉局ユニバーサル推進課内	078-362-3237	078-362-9040
29	奈良県障害者スポーツ協会 〒636-0344 奈良県磯城郡田原本町宮森34-4　奈良県心身障害者福祉センター内	0744-33-3393	0744-33-1199
30	和歌山県障害者スポーツ協会 〒641-0014 和歌山県和歌山市毛見1437-218　和歌山県子ども・女性・障害者相談センター内	073-445-7314	073-446-0036

31	一般社団法人鳥取県障がい者スポーツ協会 〒680-8570 鳥取県鳥取市東町1丁目220 鳥取県庁議会棟別館	0857-50-1071	0857-50-1074
32	公益財団法人島根県障害者スポーツ協会 〒690-0011 島根県松江市東津田町1741-3　いきいきプラザ島根内　社会福祉法人島根県社会福祉協議会　地域福祉部　障がい者福祉係内	0852-20-7770	0852-32-5982
33	岡山県障害者スポーツ協会 〒700-0807 岡山県岡山市北区南方2-13-1　岡山県総合福祉･ボランティア･NPO会館　岡山県福祉相談センター内	086-235-4075	086-235-4088
34	一般社団法人広島県障害者スポーツ協会 739-0036 広島県東広島市西条町田口295-3広島県立障害者ﾘﾊﾋﾞﾘﾃｰｼｮﾝｾﾝﾀｰｽﾎﾟｰﾂ交流ｾﾝﾀｰ内	082-426-3333	082-425-6789
35	公益社団法人 山口県障害者スポーツ協会 〒753-0092 山口県山口市八幡馬場36番地の1　山口県身体障害者福祉センター内	083-901-4065	083-901-4064
36	徳島県障がい者スポーツ協会 〒770-0005 徳島県徳島市南矢三町2-1-59　徳島県立障がい者交流プラザ1F　社会福祉法人徳島県社会福祉事業団内	088-634-2000	088-634-2020
37	香川県障害者スポーツ協会 〒761-8057 香川県高松市田村町1114　かがわ総合リハビリテーションセンター内	087-867-7687	087-866-7690
38	愛媛県障がい者スポーツ協会 〒790-0843 愛媛県松山市道後町2-12-11　愛媛県身体障がい者福祉センター内	089-924-2101	089-923-3717
39	社会福祉法人高知県社会福祉協議会　高知県立障害者スポーツセンター 〒781-0313 高知県高知市春野町内ノ谷1-1　高知県立障害者スポーツセンター	088-841-0021	088-841-0065
40	一般社団法人福岡県障がい者スポーツ協会 〒816-0804 福岡県春日市原町3-1-7　福岡県総合福祉センター 6F	092-582-5223	092-582-5228
41	一般社団法人 佐賀県障がい者スポーツ協会 〒840-0851 佐賀県佐賀市天祐1-8-5　総合福祉センター　勤労身体障害者教養文化体育館内	0952-24-3809	0952-24-3818
42	一般社団法人長崎県障害者スポーツ協会 〒852-8104 長崎県長崎市茂里町3-24　長崎県総合福祉センター県棟401号	095-894-9686	095-849-4703
43	熊本県障害者スポーツ・文化協会 〒861-8039 熊本県熊本市東区長嶺南2－3－2　熊本県身体障害者福祉センター内	096-383-6553	096-383-6554
44	大分県障がい者スポーツ協会 〒870-8501 大分県大分市大手町3-1-1　大分県福祉保健部障害者社会参加推進室内	097-533-6006	097-506-1736
45	宮崎県障がい者スポーツ協会 〒880-0007 宮崎県宮崎市原町2-22　宮崎県福祉総合センター内	0985-27-7417	0985-41-5277
46	鹿児島県障害者スポーツ協会 〒890-0021 鹿児島県鹿児島市小野1-1-1　ハートピアかごしま3F	099-228-6271	099-228-6710

47	特定非営利活動法人沖縄県障がい者スポーツ協会 〒900-0026 沖縄県那覇市奥武山町51番地2　沖縄県体協スポーツ会館309号室	098-880-2459	098-987-0819
48	一般社団法人札幌市障がい者スポーツ協会 〒063-0802 北海道札幌市西区二十四軒2条6丁目　札幌市身体障害者福祉センター内	011-612-1184	011-641-8966
49	仙台市障害者スポーツ協会 〒983-0039 宮城県仙台市宮城野区新田東4-1-1　新田東総合運動場内宮城野体育館2階	022-236-8690	022-236-8691
50	さいたま市		
51	千葉市		
52	相模原市		
53	横浜市		
54	川崎市障害者スポーツ協会 〒210-0834 神奈川県川崎市川崎区大島1-8-6 南部身体障害者福祉会館内3F 公益財団法人川崎市身体障害者協会内	044-245-8041	044-246-6943
55	新潟市		
56	静岡市		
57	浜松市		
58	名古屋市障害者スポーツ協会 〒465-0055 愛知県名古屋市名東区勢子坊2-1501　名古屋市障害者スポーツセンター内	052-703-6633	052-704-8370
59	公益財団法人 京都市障害者スポーツ協会 〒606-8106 京都府京都市左京区高野玉岡町5番地　京都市障害者スポーツセンター	075-702-3370	075-702-3372
60	社会福祉法人大阪市障害者福祉・スポーツ協会 〒546-0034 大阪府大阪市東住吉区長居公園1-32 大阪市長居障がい者スポーツセンター内 障がい者スポーツ振興部スポーツ振興室	06-6606-1631	06-6606-1638
61	堺市		
62	社会福祉法人神戸市社会福祉協議会 〒651-0086 兵庫県神戸市中央区磯上通3-1-32　こうべ市民福祉交流センター4階	078-271-5330	078-271-5367
63	岡山市		
64	広島市障害者スポーツ協会 〒732-0052 広島県広島市東区光町2-1-5　広島市心身障害者福祉センター内	082-263-3394	082-263-3394
65	北九州市障害者スポーツ協会 〒802-0061 福岡県北九州市小倉北区三郎丸3-4-1　北九州市障害者スポーツセンター「アレアス」内	093-383-2115	093-922-0041
66	福岡市障がい者スポーツ協会 〒810-0062 福岡県福岡市中央区荒戸3-3-39　福岡市市民福祉プラザ3階	092-781-0561	092-781-0565
67	熊本市		

（公財）日本パラスポーツ協会ホームページ：
https://www.parasports.or.jp/about/conference.html（障がい者スポーツ協会協議会）より引用

【引用・参考文献】

1章

1) 「機能訓練と楽しいスポーツ」全国身体障害者総合福祉センター，1989.
2) DePauw, K.P. and Sherrill, C., Adapted physical activity: Present and future. Physical Education Review, 17: 6-13, 1994.
3) Joseph P. Winnick,Adapted physical education and sport, p5, 1990.
4) Doll-Tepper, G. and DePauw, K.P., Theory and practice of adapted physical activity: Research perspective. Sport Science Review, 5: 1-11, 1996.
5) 矢部京之助，草野勝彦，中田英彦編著「アダプテッド・スポーツの科学～障害者・高齢者のスポーツ実践のための理論～」矢部京之助『序章　アダプテッド・スポーツとは何か』市村出版，pp.3-4, 2004.
6) （社）日本体育学会 監修「最新スポーツ科学事典」平凡社，2006.
7) 藤原進一郎，田中信行「障害のある人のスポーツガイド1．障害のある人のスポーツを知ろう」汐文社，2001.
8) 文部科学省「スポーツ庁の組織構成」文部科学白書，2015. http://www.mext.go.jp/b_menu/hakusho/html/hpab201601/detail/1376605.htm
9) DePauw K.P., Inclusive physical activity, meaningful movement & the third millennium. *The José María Cagigal Lecture at the 1997 AIESEP World Congress - Rio de Janeiro*, 204-221. http://ruc.udc.es/bitstream/2183/10994/1/CC%2059%20art%2013.pdf
10) 南雲直二（監修：大田仁史）「リハビリテーション心理学入門－人間性の回復をめざして－」荘道社，2002.
11) 渡　正「障害者スポーツの臨界点」新評論，2012.

2章

- 木村哲彦 他「車いす」福祉図書出版，1986.
- Bengt Engstrom．(高橋正樹　訳)「車椅子ハンドブック──からだにやさしい車椅子のすすめ」三輪書店，1994.
- 二瓶隆一 他「頸髄損傷のリハビリテーション」協同医書出版社，1998.
- 岩倉博光 編集「脊髄損傷Ⅰ──治療と管理」医歯薬出版，1990.
- 落合慈之 監修「リハビリテーションビジュアルブック」学研，2011.
- （公益財団法人）日本障がい者スポーツ協会 編集「障害者スポーツ指導教本（初級・中級）」ぎょうせい，2012.
- 坂本雅昭 監訳「慢性疾患を有する人への運動指導テキスト（診断・治療からフィットネスまで）」ナップ，2004.
- 沢村誠志「切断と義肢」医歯薬出版，2007.
- リハビリテーション体育研究会「障害者・高齢者のためのリハビリテーション体育」サンウェイ出版．2011.
- 日本リハビリテーション医学会 監修「障害者スポーツ」医学書院，1996.
- 金岡恒治・赤坂清和 編集「ジュニアアスリートをサポートするスポーツ医科学ガイドブック」メジカルビュー社，2015.
- 相馬りか「障害者スポーツ用具の技術動向」『科学技術動向』7.8月号（151号），2015.
- 塩田琴美 企画編集「障がい者スポーツから広がるスポーツの輪（誰もが楽しめる生涯のスポーツ

としてのガイドブック)」笹川スポーツ研究プロジェクト，2016．
- (公益財団法人) 日本障がい者スポーツ協会「かんたん！パラリンピックガイド冬季大会編」2015．

3章

- 医療体育研究会 編「脳血管障害の体育」大修館書店，1994．
- 福井圀彦，藤田　勉，宮坂元麿 編著「脳卒中最前線第3版」医歯薬出版，2006．
- (公益社団法人) 東京都障害者スポーツ協会「障害者スポーツの手引きVol.1――脳血管障害者への運動のススメ」2010．
- (公益社団法人) 東京都障害者スポーツ協会「高齢障害者・低体力者のためのスポーツ＆フィットネスマニュアル」2014．

4章

1) 安藤隆男・藤田継道 編「よくわかる肢体不自由教育」ミネルヴァ書房，2015．
2) 芝田徳造・正木健雄・久保健・加藤徹 編「すべての人が輝くみんなのスポーツを」クリエイツかもがわ，2015．
3) 日本ボッチャ協会ホームページ：http://www.japan-boccia.net/
4) 日本ハンドサッカー協会ホームページ：http://handsoccer.jimdo.com/
5) 全国特別支援学校肢体不自由教育校長会 企画「DVD ハンドサッカーを楽しもう」2008．

5章

1) 日本眼科医会HP・報道用資料「視覚障害がもたらす社会損失額，8.8兆円‼」www.gankaikai.or.jp/press/20091115_socialcost.pdf
2) 三島濟一 総編集「眼の辞典」朝倉書店，2003．
3) Iwase Aiko, Suzuki Yasuyuki, Makoto Araie, Yamamoto Tetsuya, Abe Haruki, Shirato Shiroaki, et al., The prevalence of primary open-angle glaucoma in Japanese, The Tajimi Study. Ophthalmology, 111 (9), 1641-1648. (2004)

6章

1) 及川　力，橋本有紀，齊藤まゆみ，稲垣　敦「聴覚障害児童・生徒の体格，体力・運動能力に関する調査研究」リハビリテーションスポーツ，2007．
2) 及川力，橋本有紀，齊藤まゆみ，稲垣　敦「在籍した学校の違いが聴覚障害者の体力に及ぼす影響――聾学校卒業生と通常校卒業生，両校経験者の比較」障害者スポーツ科学，2005．
3) こえとら　http://www.feat-ltd.jp/service/communication-support/
4) 中村有紀「デフリンピック選手候補の競技環境と意識に関するアンケート調査報告書」筑波技術大学障害者高等教育研究支援センター，2009．

7章

1) 矢部京之助，草野勝彦，中田英雄「アダプテッド・スポーツの科学」市村出版，2004．
2) (公益財団法人) 日本障がい者スポーツ協会 編集「障害者スポーツ指導教本 (初級・中級)」ぎょうせい，2012．
3) 藤田紀昭「障害者スポーツの世界」角川学芸出版，2008，
4) 大南英明 監修「改訂版 障害のある子どものための体育・保健体育」東洋館出版社，2013．

8章

1) 大西　守「精神障害者スポーツの歴史と今後の課題」

（日本スポーツ精神医学会編集『スポーツ精神医学』）診断と治療社，2009.

2）岡村武彦「精神障害者フットサルの動向」
（日本スポーツ精神医学会編集『スポーツ精神医学』）診断と治療社，2009.

3）地域における障害者スポーツ普及促進に関する有識者会議「地域における障害者スポーツ普及促進について」平成28年3月31日.

4）小野寺孝一，宮下充正「全身持久性運動における主観的強度と客観的強度の対応性－Rating of perceived exertion の観点から」体育学研究 21: 191-204，1976.

5）古林俊晃，寺尾安生，宇川義一「スポーツプログラム参加による精神障がい者の感情の変化」
スポーツ精神医学，2006.

6）古林俊晃「精神障害者通所施設におけるスポーツプログラムの効果的な活用」
東北文化学園大学医療福祉学部リハビリテーション学科紀要リハビリテーション科学，2011.

9章

1）国立障害者リハビリテーションセンター　発達障害情報・支援センター「発達障害を理解する」
（http://www.rehab.go.jp/ddis/　閲覧日：2016年1月15日）

2）神庭重信，神尾陽子「DSM-5を読み解く1」中山書店，2014.

3）山本淳一, 加藤哲文「応用行動分析学入門　障害児者のコミュニケーション行動の実現を目指す」
学苑社，1997.

4）山口佳小里 他「第22回職業リハビリテーション研究・実践発表会発表論文集」
障害者職業総合センター，2014.

10章

1）中井昭夫「チャイルド・サイエンス」VOL.10，2014.

2）木村　順「発達障害の子の感覚遊び・運動遊び 感覚統合をいかし，適応力を育てよう」
講談社，2010.

11章

1）日本老年医学会「フレイルに関する日本老年医学会からのステートメント」2014.

2）健康・体力づくり事業財団「解説　健康日本21（第二次）──健康長寿社会を創る」，2015.

3）藤田健次「デイサービス機能訓練指導員の実践的教科書」日総研出版，2012.

4）Ryo Takeuchi，et al., The influence of different exercise intervention programs on changes in quality of life and activity of daily living levels among geriatric nursing home residents, *J Physical Therapy Sci.* 26, 133-136, 2011.

5）全国国民健康保険診療施設協議会「特別養護老人ホームにおけるリハビリテーションの手引き」
2011.

6）厚生労働省「運動器の機能向上マニュアル（改訂版）」2012.

7）林督　元「スポーツ吹矢入門」ぶんぶん書房，2015.

8）永崎孝之 他「吹矢が呼吸機能に及ぼす影響－呼吸理学療法への応用に向けて－」
九州看護福祉大学紀要，2007.

9）渡辺充伸「wii Fit™を用いた後期高齢者の転倒予防への取り組み」骨折，2010.

10）松尾　篤 他「家庭用ゲーム機器を使用した運動介入が身体機能・脳活動に及ぼす影響」
第25回健康医科学研究助成論文集，2010.

11）竹内　亮 他「在宅高齢者における筋力向上トレーニング介入がADLと主観的幸福感に及ぼす影響」障害者スポーツ科学，2007.

12）竹内孝仁「在宅高齢者支援の戦略と戦術．リハビリテーション」日本老年医学会雑誌，2008．
13）本多容子 他「男性高齢者に対する足浴の転倒予防効果の検討」人間工学，2010．

12章

1）平井タカネ 編著「ダンスセラピー入門」岩崎学術出版社，2006．
2）佐藤範一 監修「コミュニティダンスのすすめ」
NPO法人・ジャパン・コンテンポラリーダンス・ネットワーク，2010．
3）竹内敏晴「『出会う』ということ」藤原書店，2009．
4）平山久美「認知症高齢者に対するダンス/ムーブメントセラピーの脳機能や自律神経機能の効果について」筑波大学大学院体育系修士研究論文集第36巻，2014．

13章

1）日本レクリエーション協会HP高齢者の体力つくり支援事業
http://www.recreation.or.jp/business/sports/old/
2）千葉和夫「福祉文化ライブラリー——高齢者レクリエーションのすすめ」中央法規出版，1993．
3）みんなの介護「高齢者のためのレクリエーション」
http://www.minnanokaigo.com/guide/recreation/
4）「高齢者 レクリエーションの目的と効果」 http://ep-recreation.biz/
5）澤村　博，近藤克之 編「これからのレジャーレクリエーション」弓箭書院，2012．
6）「老人の特徴」 http://www.magiccity.ne.jp/~nurse/deta-bank/kango/sinia/tokutyou.htm
7）日本レクリエーション協会HP子どもの体力
http://www.recreation.or.jp/kodomo/play/undou_asobon/

14章

1）中村彩希，秦希久子，稲山貴代「障がい者スポーツコミュニティに所属している成人肢体不自由者の食生活の包括的評価」栄養学雑誌72，91-100，2014．
2）中村彩希，秦希久子，稲山貴代「障がい者スポーツコミュニティに属する肢体不自由者の食生活満足度と関連する行動/行動と関連する中間要因，準備要因」
日本健康教育学会22，285-296，2014．
3）辰田和佳子，秦希久子，稲山貴代「障がい者スポーツコミュニティに属する成人肢体 不自由者の食事に『とても気をつける』行動と 関連する望ましい食物摂取行動」
日本健康教育学会誌23，195-204，2015．
4）荒井弘和，小嶋宏子，山崎由美「知的障害者のメタボリックシンドローム予防に関する探索的研究」日本健康教育学会誌19，15-25，2011．
5）日本体育協会「熱中症を防ごう」
http://www.japan-sports.or.jp/medicine/tabid/919/Default.aspx

【索　　引】

サ行

タ行

ナ行

ハ行

マ行

ヤ行

ラ行

ワ行

イラスト アダプテッド・スポーツ概論 ISBN 978-4-8082-6050-7

2017年 4月 1日 初版発行
2024年 9月 1日 4刷発行

著者代表 © 植 木 章 三
発 行 者 鳥 飼 正 樹
印 刷
製 本 株式会社メデューム

発行所 株式会社 **東京教学社**
郵便番号 112-0002
住 所 東京都文京区小石川 3-10-5
電 話 03（3868）2405
F A X 03（3868）0673
http://www.tokyokyogakusha.com